食品学 II

食品の分類と利用法

改訂第4版

編集

和泉秀彦・熊澤茂則

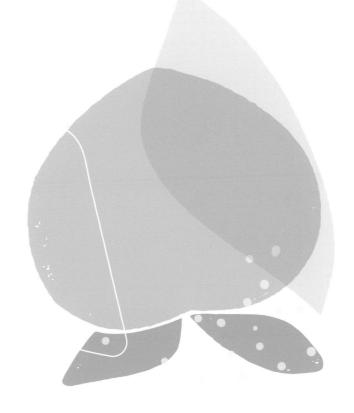

南江堂

執筆者一覧

熊澤　茂則　くまざわ　しげのり　静岡県立大学食品栄養科学部食品生命科学科教授

草野　由理　くさの　ゆり　中部大学応用生物学部食品栄養科学科准教授

三宅　義明　みやけ　よしあき　愛知淑徳大学健康医療科学部健康栄養学科教授

間崎　剛　まさき　たけし　名古屋学芸大学管理栄養学部管理栄養学科講師

江崎　秀男　えさき　ひでお　椙山女学園大学名誉教授

伊藤　圭祐　いとう　けいすけ　静岡県立大学食品栄養科学部食品生命科学科准教授

阿部　尚樹　あべ　なおき　東京農業大学応用生物科学部食品安全健康学科教授

宮下　和夫　みやした　かずお　帯広畜産大学産学連携センター特任教授

和泉　秀彦　いずみ　ひでひこ　名古屋学芸大学管理栄養学部管理栄養学科教授

山田千佳子　やまだ　ちかこ　名古屋学芸大学管理栄養学部管理栄養学科准教授

中田理恵子　なかた　りえこ　奈良女子大学生活環境学部食物栄養学科准教授

井上　裕康　いのうえ　ひろやす　奈良女子大学生活環境学部食物栄養学科教授

中瀬　昌之　なかせ　まさゆき　南九州大学健康栄養学部食品開発科学科教授

(掲載順)

今回，日本食品標準成分表 2020 年版（八訂）（以下，食品成分表（八訂））および日本人の食事摂取基準（2020 年版）の発刊に伴い，『食品学Ⅰ－食品の化学・物性と機能性』と『食品学Ⅱ－食品の分類と利用法』をそれぞれ第 4 版として改訂した．

食品成分表（八訂）の主な変更点は，調理済み食品に関する情報を充実，炭水化物の細分化とエネルギー算出方法の変更，および食品成分表（七訂）追補の検討結果を全体に反映させたことがあげられる．また，日本人の食事摂取基準（2020 年版）の主な改定のポイントとしては，50 歳以上のより細かな年齢区分による摂取基準の設定，高齢者のフレイル予防の観点および若年層の生活習慣病予防の観点からの摂取基準の設定，さらには，根拠に基づく政策立案の推進に向けて，目標量のエビデンスレベルを対象栄養素ごとに新たに設定した点である．これらは，日本人の食生活の変化に対応するとともに，健康寿命の延伸を目指し，生活習慣病予防の観点を重視したものといえる．

『食品学Ⅰ』『食品学Ⅱ』は，1990 年に出版された "栄養・健康科学シリーズ" の『食品学総論』および『食品学各論』を前身として発刊され，前身の教科書発刊から 30 年以上もの間，管理栄養士・栄養士養成課程の大学・短期大学・専門学校における食品学の教科書として利用されてきた．

食品成分表（八訂）および日本人の食事摂取基準（2020 年版）の改訂・改定により数値等の修正はしたものの，改訂版の編集方針は従来通りであり，ここに再掲する．

1) 管理栄養士国家試験のガイドラインにそった内容とし，いままでに国家試験に出題された内容と今後出題が予想される重要事項を網羅している．
2) 数値データは，食品成分表（八訂）などをはじめ，現時点でできる限り最新のものに準拠している．
3) 幅広い知識に基づいた理解が得られることを考え，多くの英文表記や化学構造式を掲載している．
4) 『食品学Ⅰ』と『食品学Ⅱ』はそれぞれ独立した書籍であるが，姉妹書として一貫した編集方針と執筆体制で構成されている．『食品学Ⅰ』は基礎成分ごとによる記述で，化学，生理学，物理学との関連を意識しており，食品科学の基礎として位置づけられる．『食品学Ⅱ』は食品の素材ごとによる記述であり，内容は食品の加工・貯蔵学までに及んでいる．一部重複した項目も取り上げているが，もう一方を参照しなくてもよいように完結しつつ，通読することでより深い学習ができる構成としている．

管理栄養士・栄養士は，生活習慣病の一次予防において中心的役割を果たす職種であり，食品の栄養・おいしさ・機能を十分に理解した上で，その責務を全うしていただきたいと思う．管理栄養士・栄養士だけでなく，食品・栄養関連の学生諸氏ならびに食品に関連する仕事に携

わる多くの方々に，本書を大いに活用していただければ大きな喜びである．
　本書出版にあたって（株）南江堂の山内加奈子氏および笠井由美氏に多大なご尽力をいただきました．心よりお礼申し上げます．

2021年12月

和泉秀彦，熊澤茂則

初版の序

　1990 年に "栄養・健康科学シリーズ" として『食品学総論』および『食品学各論』の初版が出版されて以来すでに 17 年になる．この間この 2 書籍は多くの読者に恵まれ，2002 年の改訂第 3 版まで版を重ねてきた．また『食品学総論』は韓国語版も出版された．

　17 年の歳月の間に食品成分表は四訂から現在の五訂増補に改訂された．2000 年には「健康日本 21」が通達され，これを中核として国民の健康づくり・疾病予防を積極的に推進するために，2002 年に健康増進法が成立した．生活習慣病を予防するためには，食生活が最も重要な要因の一つとなる．広く国民に望ましい食品摂取のあり方を示した「食事バランスガイド」も発表された．

　本書にとって大きな状況変化は，2002 年の栄養士法の改正により，管理栄養士課程のカリキュラムが大幅に変更されたことであった．専門基礎分野では従来の科目である食品学，食品加工学，食品衛生学および調理学を合わせて「食べ物と健康」という新しい科目区分に再編成された．

　このような変化を受け，『食品学総論』は『食品学Ⅰ―食品の化学・物性と機能性』，『食品学各論』は『食品学Ⅱ―食品の分類と利用法』として再出発をすることとなった．構成・内容を大きく見直すとともに執筆者も大幅に入れ替わった．「食べ物と健康」で学ぶ内容のうち，従来科目の区分の「食品学」「食品加工学」を両書籍でカバーしている．編集方針は以下のとおりである．

1) 管理栄養士養成課程のガイドライン改正にあわせて新しい内容を盛り込み，いままで国家試験で出題された内容と今後出題が予想される重要事項を網羅していること．
2) 数値データは五訂増補日本食品標準成分表等の最新のデータを反映し，法規・規準についても最新のものに準拠していること．
3) 単に覚えるべき事項の羅列ではなく，幅広い知識に基づいた理解が得られることを考え，多くの英文表記や化学構造式を掲載していること．
4) 本文中のキーワードを色文字で示し，図表を効果的に配置して効率的に学習が進むよう配慮すること．
5) 章末問題はもちろん国家試験の対策を考えたものであるが，章末問題の解答を意識しながら本文を読めば各章の重要なポイントの理解が効率的に進むよう工夫していること．

　『食品学Ⅰ』『食品学Ⅱ』は，それぞれが独立した書籍であるが，姉妹書として一貫した編集方針・執筆体制で構成しているので，両書籍をあわせて利用していただく場合には以下のような利点も持つことを期待している．

1) 食品学全般の最新情報が詳しく記載されており，栄養士，管理栄養士の資格を取得した後も，実務を遂行する上で役立つ．

2) 『食品学Ⅰ』が基礎成分ごとによる記述で，『食品学Ⅱ』は食品素材ごとによる記述である．一部重複した項目も取り上げているが，それぞれの基本的な編集方針を反映した配置あるいは内容であり，もう一方を参照しなくてもすむように完結している．

3) 栄養士，管理栄養士養成課程以外の食品学や食品化学を扱う学部・学科の参考書としても適当である．また食品会社に勤務する食品科学技術者や食品関連の報道・マスコミ関係者にもそれぞれの領域で活用していただける内容を網羅している．

　本書『食品学Ⅱ』で解説する食品素材の特徴は，その対象が多岐にわたることと成分が複雑なことにある．どちらも，多くの食品が生物（動物，植物，微生物）組織そのものやその代謝産物に由来することに起因している．また，対象をある特定の食品素材に限定しても，その成分組成は産地，収穫時期，品種等に大きく影響され，加工・調理等の人為的な因子により，さらに複雑度が増すことが多い．編集にあたっては，これら多くの食品素材とその利用法について，知っておくべき基本的事項にしぼって説明をするとともに，素材によって注目すべき機能性成分・生理活性物質を有する場合は，できるだけ取り上げるようにしていることも本書の特色となっている．

　本書が管理栄養士養成課程の学生諸氏をはじめとして，食品，栄養関係の学生諸氏の教科書として，また食品技術者の座右の書としてご活用いただければ，編者にとっては大きな喜びである．

　本書出版にあたって（株）南江堂の多田哲夫氏，松本　岳氏および上田美野里氏に多大なご尽力，ご努力をいただきました．心からお礼申し上げます．

2007 年 8 月

加藤保子，中山　勉

目　　次

❶ 序　論

食品はほとんどの場合，植物・動物・微生物などの，①生物そのもの，②その器官（刺身，生野菜，果物など），③その一部を加工したもの（ハム，煮野菜など），④その代謝産物（ビールなどの酒類），⑤その成分（油脂など），⑥以上①〜⑤の組み合わせ，から成り立っている．姉妹書の『食品学Ⅰ』ではさまざまな食品に共通する成分の解説が中心であるが，本書『食品学Ⅱ』では食品を分類して，グループ別に解説する．したがって両者を通して読むことにより，食品の全体像が理解できるようになっている．

序論では，食品がどのように分類されているかをあらかじめ理解するため，基本的な分類法について解説を行い，さらに他の章では扱っていない，「主要栄養素による分類」について述べる．なお，本書は基本的に日本食品標準成分表に沿った章立てをしている．

❶ 生産様式による分類

この分類は職業分類に密接に関連する．まず一次生産（農林水産業）の様式に対応して，以下のような項目が考えられる．（　）内には本書における章と節を示す．
- 農業：農産物（穀類（第3章 A），いも類（第3章 B），豆類（第3章 C），種実類（第3章 D），野菜類（第3章 E），果実類（第3章 F））
- 林業：農産物（きのこ類（第3章 G））
- 畜産業：畜産物（食肉類（第4章 A），牛乳（第4章 B），卵類（第4章 C））
- 水産業：水産物（魚介類（第4章 D），藻類（第3章 H））

次に，二次生産により供給される食品は以下のように分類される．
- 油脂関連：油糧食品（第5章）
- 調味料関連：甘味料，調味料，香辛料（第6章）
- 飲料関連：嗜好飲料（第6章）
- 醸造業：微生物利用食品（第7章）

さらに，これらの食材を組み合わせた食品も多く存在する．
- 調理加工食品：（第9章）

❷ 原料による分類

この分類では原料を植物・動物・微生物さらに無機物に分類する．

・植物性食品：第3章
・動物性食品：第4章
・微生物を利用した食品（発酵食品，ただし原料には植物性食品を用いる場合が多い）：第7章
・鉱物性食品（無機物からなる食品）：ミネラルウォーター，食塩など

---

column │ 植物性食品の分類と系統樹との関係

　図に野菜と果物の系統樹を示す．この中で，きのこ類（担子菌類），わらび・ぜんまい（シダ類），ぎんなん（裸子植物）を除いて，多くは被子植物に属する．本書を含めて，食品学や栄養学分野で一般的に用いられている食品の分類は生物系統樹による分類とまったく関係がない場合があることに注意が必要である．たとえばいも類は，さといも（サトイモ科），やまのいも（ヤマノイモ科），ヤーコン（キク科），さつまいも（ヒルガオ科），じゃがいも（ナス科）など，さまざまな科から構成される．

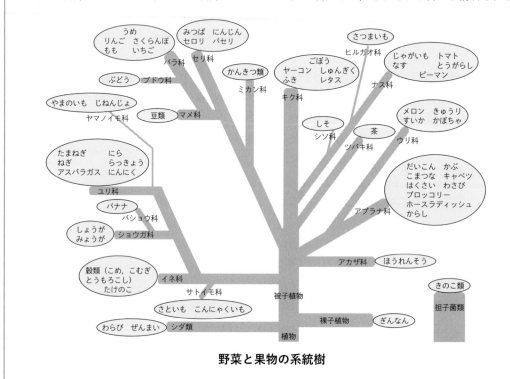

野菜と果物の系統樹

---

❸ 主要栄養素による分類

　「食と健康」の問題に関連して，「〜するためには」あるいは「〜にならないようにするためには」，何をどれだけ食べればよいかということに，多くの人が関心を持っている（“〜”には健康あるいは疾病に関する用語が入る）．これを知るためには，生産様式や原料による分類よりも，栄養素に基づいた分類のほうがわかりやすく，今までもさまざまなタイプが提案されてきた．ここではその代表的なものについて述べる．ただし，このような分類は国，民族，習慣，時代，対象とする年代などによって大きく異なるものである．

a. 6つの基礎食品群

　1981（昭和56）年に（旧）厚生省公衆衛生局長から「栄養教育としての6つの基礎食品の普及について」という通知があったが，これは，栄養教育を通じた食生活の改善・向上を目的としたものである．6つの基礎食品とは栄養成分の類似している食品を6群に分類することにより，バランスのとれた栄養を摂取するために，具体的にどのような食品をどのように組み合わせて食べるかを誰にでもわかるようにしている（**表1-1**）．以下，（　）内の数字は本書における関連の章と節を示す．

　第1類：基本的にはたんぱく質の供給源となり，副次的には脂肪，カルシウム，鉄，ビタミンA，ビタミンB_1，ビタミンB_2の供給源にもなる（第3章C，第4章A，C，D）．

　第2類：牛乳と乳製品は特にカルシウムの供給源となり，さらにたんぱく質とビタミンB_2の供給源になる（第4章B）．骨ごと食べられる魚（小魚）はたんぱく質とカルシウムを多く含み，鉄，ビタミンB_2の供給源になる（第3章H，第4章D）．

　第3類：可食部100g中，カロテンを600μg以上含む野菜は緑黄色野菜と定義される．緑黄色野菜は主としてカロテンの供給源となり，さらにビタミンC，カルシウム，鉄，ビタミンB_2を含んでいる（第3章E）．

　第4類：第3類以外の野菜および果実類が含まれ，主としてビタミンCの供給源として重要であり，さらにカルシウム，ビタミンB_1およびビタミンB_2を含んでいる（第3章B，E，F）．

　第5類：糖質性のエネルギー源となる食品であり，穀類とその加工品および糖質含量の多い菓子類も含まれる．なお，いも類にはビタミンB_1，ビタミンCなども比較的多く含まれる（第3章A，B）．

　第6類：脂肪性エネルギー源となる食品で，植物油，マーガリン，動物脂肪および油脂を主成分とした食品が含まれる（第5章）．

表1-1　6つの基礎食品

	食品類別	食品名
第1類	魚 肉 卵 だいず	魚，貝，いか，たこ，かに，かまぼこ，ちくわなど 牛肉，豚肉，鳥肉，ハム，ソーセージなど 鶏卵，うずら卵など だいず，豆腐，納豆，生揚げ，がんもどきなど
第2類	牛乳・乳製品 骨ごと食べられる魚	牛乳，スキムミルク，チーズ，ヨーグルトなど めざし，わかさぎ，しらす干しなど 注：わかめ，こんぶ，のりなど海藻を含む
第3類	緑黄色野菜	にんじん，ほうれんそう，こまつな，かぼちゃなど
第4類	その他の野菜 果物	だいこん，はくさい，キャベツ，きゅうり，トマト*など みかん，りんご，なし，ぶどう，いちごなど
第5類	こめ，パン，めん，いも	飯，パン，うどん，そば，スパゲティなど さつまいも，じゃがいも，さといもなど 注：砂糖，菓子など糖質含量の多い食品を含む
第6類	油脂	てんぷら油，サラダ油，ラード，バター，マーガリンなど 注：マヨネーズ，ドレッシングなど多脂性食品を含む

*トマトはカロテン含量が600μg未満であるが，摂取量および頻度などを勘案の上，栄養指導上は緑黄色野菜に分類されている．

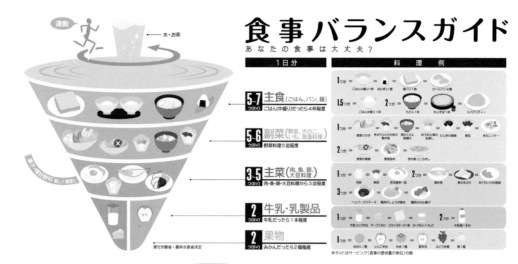

図 1-1 食事バランスガイド

「食事バランスガイド」には英語版もあり，どちらの名称とイラストも国内の著作権および国際条約による著作権保護の対象となっている．農林水産省の「食事バランスガイド」のホームページにはイラスト等の利用に関するガイドラインが示されており，これに従う限り自由な使用ができる．
［農林水産省，厚生労働省：食事バランスガイドより引用］

b. 食事バランスガイド

　食事バランスガイドは，食生活の指針として 2005（平成 17）年に厚生労働省と農林水産省の共同により策定され，食事の望ましい組み合わせとおおよその量をイラストで示したものである．

　わが国では主食と副食といった分け方がされている．これは糖質エネルギーの摂取をごはん中心の穀類に求め，ごはんを食べるために副食として "おかず" が存在しているという考え方に基づいている．副食はさらに主菜，副菜，汁物などに分けられる．一方，欧米ではこのような分け方は絶対的なものでなく，むしろ前菜，メインディッシュ，デザートといった，コース料理の順番で分類される場合もある．食習慣による分類は料理品目別になりやすく，厳密な分類はむずかしいが，わかりやすいことが特徴である．

　インターネットで「食事バランスガイド」をキーワードとして検索すると，該当する農林水産省のサイトにおいてさまざまな仕様のコマをモチーフにしたイラストが閲覧できるが，**図 1-1** はそのうちの 1 つである．厚生労働省のサイトには次のような説明が書かれている．

　①食事バランスガイドは，「何を」「どれだけ」食べたらよいかを食べるときに食卓で目にする状態，すなわち主に「料理」で示されていることが最大の特徴である．コマの形で示すことにより，食事のバランスがわるくなると倒れてしまうこと，コマは回転（＝運動）することにより初めてバランスが確保できることから，食事と運動の両方が大切であるというメッセージが込められている．

　②「何を」に当たる「主食」「副菜」「主菜」「牛乳・乳製品」「果物」の 5 つの料理区分を，「どれだけ」食べたらよいかは，「つ（SV）」という単位で示されている．これは「1 つ」「2 つ」と数えやすい「つ」と，1 回当たりに提供される食事の標準的な量である「サービング（SV）」という単位が組み合わされたものである．

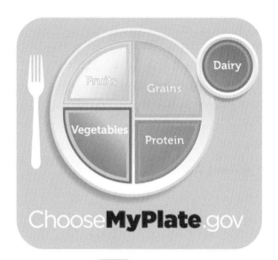

図 1-2　MyPlate
［アメリカ農務省ホームページより引用］

　2010（平成22）年の日本人の食事摂取基準（2010年版）の改定を踏まえ，料理区分ごとの摂取の目安（SV）の基礎となるエネルギー量の区分の変更と，SVの変更も行われている．たとえば，身体活動量ふつう以上の12～69歳男性では，主食は6～8つ（SV），副菜は6～7つ（SV），主菜は4～6つ（SV），牛乳・乳製品2～3つ（SV），果物2～3つ（SV）が1日の目安になる．

c. MyPlate（マイプレート）

　MyPlateはいわば上記「食事バランスガイド」のアメリカ版であり，2011（平成23）年にアメリカ農務省（United States Department of Agriculture, USDA）によりインターネットのサイトとして提示された．インターネットで"MyPlate"で検索するとトップページが簡単にみつかる（**図1-2**）．トップページには大きな皿（plate）の上に，4種類の食材（果物Fruits，野菜Vegetables，穀物Grains，たんぱく質Proteins（肉，魚，豆類）が示されており，また，カップと思われる右上の円には乳製品（Dairy）が示されている．このサイトは食品に関する広範囲の情報が検索できる階層構造を持ち，さまざまな活用法が考えられる．たとえば「Dairy」をクリックすると，次の画面で乳製品を選択するときのアドバイスや，乳製品の保管法などを知ることができる．また，個人の性別，年齢，体重，身長などを入力することにより，個人の食事診断や必要な調理法を作成することが可能である．このようにMyPlateは単なる食材や栄養素の分類にとどまらず，個人を対象とした栄養相談や栄養教育の機能もあわせ持つ包括的な食育プログラムである．

練 習 問 題

(1)「食事バランスガイド」に関する記述である．正しいのはどれか．1つ選べ．

① 「健康日本21」を具体的な行動に結び付けるためのツールである．

② 1日に「何を」「どれだけ」食べたらよいかの目安を示している．

③ 1食で摂る，おおよその量を示している．

④ コマのイラストの上から2番目は，「主菜」である．

⑤ 推奨される1日の身体活動量を示している．

2 食品成分表

食品成分表は，正式名称を日本食品標準成分表という．その作成目的は，国民が日常摂取する食品の成分に関する基礎データを，個人レベルでの食生活はもとより，栄養指導，行政，研究などの幅広い分野へ提供することにある．そのため，利用者はその立場に応じて有効な活用方法を工夫する必要があり，食品成分表の性質，内容を正確に理解することが重要となる．

❶ 食品成分表の特徴

食品成分表における原則的な収載条件をまとめると，以下のようになる．

①原材料的食品から加工食品まで，わが国において日常摂取される食品を対象とする

②成分値は標準成分値（1年を通じて普通に摂取している食品についての全国的な平均値）とする

③1食品1成分値とする

④廃棄部位を除いた可食部100g当たりの成分値を収載する

食品成分は，原材料的食品の場合，品種，生産条件等の各種の要因によって，また加工食品の場合，原材料の配合割合，加工方法により，さらに調理食品についてはその調理方法により成分値に差異が生ずる．食品成分表はこれらの点を考慮し，分析値，文献値等に基づく標準的な成分値を，1食品1成分値として収載している．ただし，季節や生産条件などにより著しく成分値が異なる場合は，区別した成分値が収載されている．

食品成分表は1950（昭和25）年に初版が発刊されて以来，時代の食嗜好などに応じて，対象とする食品数，成分項目などの改訂を繰り返してきた（**表2-1**）．近年では5年ごとの改訂に加え，次期改訂版公表までの各年に，その時点で収載が決定した食品，成分項目等を加えた「追補」が公表されるようになっている．

食品成分表は2020（令和2）年に全面改訂され，それまでに七訂追補として公表された内容も反映した日本食品標準成分表2020年版（八訂）（以下，成分表2020年版）が作成された．その際，用いたアミノ酸，脂肪酸，利用可能炭水化物，糖アルコール，食物繊維，有機酸の分析値は，それぞれ別冊として，日本食品標準成分表2020年版（八訂）アミノ酸成分表編（以下，アミノ酸成分表2020年版），同脂肪酸成分表編（以下，脂肪酸成分表2020年版）および同炭水化物成分表編（以下，炭水化物成分表2020年版）にまとめられている．なお，これらは電子書籍として無償公開されている．

表 2-1 収載食品数および成分項目数の変化

		初 版 昭和 25 年	...	日本食品標準成分表 2015 年版 （七訂）	日本食品標準成分表 2020 年版 （八訂）
収載食品数		540	...	2,191	2,478
食品群	1 穀 類	55	...	159	205
	2 いも及びでん粉類	8	...	62	70
	3 砂糖及び甘味類	21	...	27	30
	4 豆 類	22	...	93	108
	5 種実類	12	...	43	46
	6 野菜類	118	...	362	401
	7 果実類	48	...	174	183
	8 きのこ類	9	...	49	55
	9 藻 類	20	...	53	57
	10 魚介類	73	...	419	453
	11 肉 類	43	...	291	310
	12 卵 類	10	...	20	23
	13 乳 類	11	...	58	59
	14 油脂類	12	...	31	34
	15 菓子類	56	...	141	185
	16 し好飲料類	22	...	58	61
	17 調味料及び香辛料類	—	...	129	148
	18 調理済み流通食品類	—	...	22	50
成分項目数		14	...	52	54

［文部科学省科学技術・学術審議会資源調査分科会：日本食品標準成分表 2020 年版（八訂）を参考に著者作成］

❷ 食品成分表 2020 年版の概要

　収載食品数は 2,478 食品となり，主な特徴は以下のようになる．

① エネルギー値の算出方法の変更

　これまでエネルギーは，食品ごとに修正 Atwater 係数等の種々のエネルギー換算係数を乗じて算出していたが，「組成成分を用いる計算」に変更し，FAO/INFOODS の推奨に従うものになった．それに伴い，新たに糖アルコール，食物繊維総量，有機酸をエネルギー産生成分とし，表頭項目として配置した（**表 2-2**）．また，たんぱく質，脂質および炭水化物（利用可能炭水化物，糖アルコール，食物繊維，有機酸）の組成は，成分表 2020 年版の別冊としてそれぞれアミノ酸成分表編，脂肪酸成分表編，炭水化物成分表編としてまとめられ，今回，同時に作成された．

② 調理後食品に関する情報提供の充実

　これまで「調理加工食品類」としていた 18 群を「調理済み流通食品類」と変更し（**表 2-1**），その対象を加工済みの状態で流通する食品とした．一般家庭などでの小規模調理食品や原材料の大部分をその食品が占める調理済み食品については，その原材料食品が属

表 2-2　成分表 2020 年版の成分項目と表示単位

食品番号	索引番号	食品名	廃棄率	エネルギー		水分	たんぱく質		脂　質			炭水化物						有機酸	灰分	無機質												
							アミノ酸組成によるたんぱく質	たんぱく質	脂肪酸のトリアシルグリセロール当量	コレステロール	脂質	利用可能炭水化物（単糖当量）	利用可能炭水化物（質量計）	差引き法による利用可能炭水化物	食物繊維総量	糖アルコール	炭水化物			ナトリウム	カリウム	カルシウム	マグネシウム	リン	鉄	亜鉛	銅	マンガン	ヨウ素	セレン	クロム	モリブデン
			%	kJ	kcal		g		mg		g									mg									μg			

可食部 100 g 当たり																			
ビタミン																	アルコール	食塩相当量	
ビタミン A					ビタミン D	ビタミン E				ビタミン K	ビタミン B₁	ビタミン B₂	ナイアシン	ナイアシン当量	ビタミン B₆	ビタミン B₁₂	葉酸	パントテン酸	ビオチン	ビタミン C			備考
レチノール	α-カロテン	β-カロテン	β-クリプトキサンチン	β-カロテン当量	レチノール活性当量		α-トコフェロール	β-トコフェロール	γ-トコフェロール	δ-トコフェロール														
μg						mg	μg		mg				μg	mg	μg	mg			g			

［文部科学省科学技術・学術審議会資源調査分科会：日本食品標準成分表 2020 年版（八訂）より引用］

する食品群に分類されている．

a．収載食品

1）分類・食品番号と索引番号（通し番号）

　収載食品は**表 2-1** に示す 18 の食品群に分類され，さらに，大，中，小分類および細分の四段階に区分されている．大分類は動植物の名称で，それを五十音順に配列している．中分類および小分類は原材料的なものから順次加工度の高いものの順に配列している．これらの分類は食品番号として表される（5 桁の食品番号のうち，初めの 2 桁は 1 から 18 の食品群，次の 3 桁は小分類または細分を示す）．

　さらに，収載食品にはそれぞれ索引番号が付されており（**表 2-2**），食品の検索時に活用されている．

2）食品名

　原材料的食品では学術名または慣用名が，加工食品では一般に用いられている名称や食品規格基準などにおいて公的に定められている名称が用いられている．他の広く用いられている別名は，備考欄に記載されている．

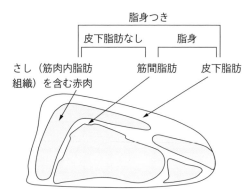

図 2-1 牛肉および豚肉の細分化
皮下脂肪の厚さを5mmとしている．ただし，もともとの厚さが5mm以下の場合は，その厚さとする．

b. 食品群別の留意点

1）魚介類

刺身は，皮つきを除き，調理による成分変化が生じないため，「生」に含まれている．

2）肉　類

牛肉および豚肉は，脂肪組織の有無により，「脂身つき」および「皮下脂肪なし」，「赤肉」，部位によっては「脂身」の成分値が収載されている（**図 2-1**）．

肉類に含まれる炭水化物の量は，植物性の食品群と比べて微量であるため，差し引きによる値は不適当である．そのため，炭水化物の成分値は，原則として全糖および有機酸の分析値に基づいたものとなっている．

3）油脂類

「オリーブ油」はオリーブの果肉より採油したバージンオイルと呼ばれるもので，輸入品の成分値を収載している．「ごま油」は，一般の植物油のように精製したものと，ゴマの種子を煎った後，圧搾法により採油し，精製を行わずにろ過した，特徴的な芳香を有する油がある．成分値は，精製油の結果を収載している．「サフラワー油」は，「べにばな油」とも呼ばれ，ベニバナの種子から採油したものである．

4）し好飲料類

アルコール飲料類は，酒税法でいう「酒類」に当たるものとし，同法の「アルコール分1度以上の飲料をいう」の定義に該当するものとしている．水分値は，乾燥減量分からアルコール分を差し引いて求められている．

茶と青汁は硝酸イオンを，茶とコーヒーはカフェインおよびタンニンを，ココアはテオブロミン，カフェインおよびタンニンを多く含む．これらの各成分値は備考欄に記され，炭水化物の成分値は，水分，たんぱく質，脂質，灰分のほかにこれらの成分値も差し引かれたものになっている．

5）調味料及び香辛料類

調味料に含まれる酢酸量は備考欄に記されている．

アルコールや酢酸が含まれるものの炭水化物の成分値は，水分，たんぱく質，脂質，灰分のほかに，酢酸およびアルコールの成分値を差し引いて求められている．また水分値は乾燥減量からアルコールおよび酢酸の量を差し引いて求められている．

表 2-3 成分値の表示に用いられている記号

表　示	意　味
0	食品成分表の最小記載量の 1/10（ヨウ素，セレン，クロムおよびモリブデンにあっては 3/10，ビオチンにあっては 4/10．以下同じ）未満または検出されなかった 食塩相当量については算出値が最小記載量（0.1 g）の 5/10 未満であった
Tr （微量，トレース）	最小記載量の 1/10 以上含まれているが 5/10 未満であった
—	未測定
(0)	文献などにより含まれていないと推定され，測定していない
(Tr)	文献などにより微量に含まれていると推定されるが，測定していない
（　）	無機質，ビタミン等において，類似食品の収載値から類推や計算により求めた

注：「アミノ酸組成によるたんぱく質」，「脂肪酸のトリアシルグリセロール当量」および「利用可能炭水化物（単糖当量)」については，諸外国の食品成分表の収載値や原材料配合割合レシピなどをもとに計算した場合には，（　）を付けて数値を示した.
［文部科学省科学技術・学術審議会資源調査分科会：日本食品標準成分表 2020 年版（八訂）より引用］

6）調理済み流通食品類

以下のものを「調理済み流通食品」としている.

・食品会社や配食サービス事業者が製造・販売する調理食品で，工業的に生産されている冷凍食品，レトルトパウチ製品，そう菜などを対象としている
・フライ用冷凍食品類などのように，最終段階の調理を行っていない食品も含む
・原則として日本農林規格などの公的な規格基準のあるもの
・流通量の多いもの
・医療用の食品およびベビーフードは対象としない

　なお，カップめんは穀類，つけもの類は野菜類，ジャムは果実類，魚介の缶詰は魚介類，ハムなどの肉類の調理済み流通食品は肉類，「あんパン」などの菓子パン類は菓子類に，それぞれ収載されている.

c．収載成分

　成分項目とその表示単位は**表 2-2**に，また成分値に表示されている記号については**表 2-3**に示す.

1）廃棄率と可食部

　廃棄率とは，食品全体あるいは購入形態に対する廃棄部位の重量の割合（パーセント）をいい，廃棄部位とは，通常の食習慣において廃棄される部位のことで，備考欄に記載されている. また可食部とは，収載食品から廃棄部位を除いたものとしている.

2）エネルギーと利用可能炭水化物

① エネルギーの計算方法

　成分表 2020 年版において，エネルギーは，原則として，可食部 100 g 当たりのアミノ酸組成によるたんぱく質，脂肪酸のトリアシルグリセロール当量，利用可能炭水化物（単糖当量)，糖アルコール，食物繊維総量，有機酸およびアルコールの量（g）に，各成分項

表 2-4 適用したエネルギー換算係数

成分名	換算係数 (kJ/g)	換算係数 (kcal/g)	備　考
アミノ酸組成によるたんぱく質/ たんぱく質	17	4	
脂肪酸のトリアシルグリセロール 当量/脂質	37	9	
利用可能炭水化物（単糖当量）	16	3.75	
差引き法による利用可能炭水化物	17	4	
食物繊維総量	8	2	成分値は AOAC 2011.25 法，プロスキー 変法またはプロスキー法による食物繊 維総量を用いる
アルコール	29	7	
糖アルコール[*] 　ソルビトール 　マンニトール 　マルチトール 　還元水あめ 　その他の糖アルコール	 10.8 6.7 8.8 12.6 10	 2.6 1.6 2.1 3.0 2.4	
有機酸[*] 　酢酸 　乳酸 　クエン酸 　リンゴ酸 　その他の有機酸	 14.6 15.1 10.3 10.0 13	 3.5 3.6 2.5 2.4 3	

[*]糖アルコール，有機酸のうち，収載値が 1 g 以上の食品がある化合物で，エネルギー換算係数を
　定めてある化合物については，当該化合物に適用するエネルギー換算係数を用いてエネルギー計
　算を行う．
　　［文部科学省科学技術・学術審議会資源調査分科会：日本食品標準成分表 2020 年版（八訂）より
　引用］

目のエネルギー換算係数を乗じて算出されることになった（**表 2-2**，**表 2-4**）．ただし，
アミノ酸組成によるたんぱく質，脂肪酸のトリアシルグリセロール当量，利用可能炭水化
物（単糖当量）の成分値がない場合は，それぞれたんぱく質，脂質，差引き法による利用
可能炭水化物の成分値を用いて計算されている．なお，以上の成分値については，**表 2-5**
にその概要を示す．

　また利用可能炭水化物（単糖当量）の成分値がある食品でも，その確からしさにより，
差引き法による利用可能炭水化物を用いてエネルギー計算されたものもある（**図 2-2**）．

② 利用可能炭水化物の成分値と確からしさ

　成分項目群「利用可能炭水化物」については，単糖当量および質量計，差引き法による
利用可能炭水化物の 3 項目あり，これらの算出方法は**表 2-5** に示すとおりである．これ
らのうち，エネルギーの計算においては，「利用可能炭水化物（単糖当量）」あるいは「差
引き法による利用可能炭水化物」のどちらかが用いられていることになる．これは，水分
の多い食品では，エネルギー産生成分の収載値の合計が小さくても，各成分項目の合計値
は FAO/INFOODS の指針（FAO/INFOODS，2012）の許容範囲内に入るものの，エ
ネルギー値が不適切に小さくなっていたことに起因している．このため，エネルギー計算

表 2-5　一般成分の測定法の概要

成　分		測　定　法
水　分		常圧加熱乾燥法，減圧加熱乾燥法，カールフィッシャー法または蒸留法．ただし，アルコールまたは酢酸を含む食品は，乾燥減量からアルコール分または酢酸の質量をそれぞれ差し引いて算出
たんぱく質	アミノ酸組成による たんぱく質	アミノ酸成分表 2020 年版の各アミノ酸量に基づき，アミノ酸の脱水縮合物の量（アミノ酸残基の総量）として算出[*1]
	たんぱく質	改良ケルダール法，サリチル酸添加改良ケルダール法または燃焼法（改良デュマ法）によって定量した窒素量からカフェイン，テオブロミンおよび/あるいは硝酸態窒素に由来する窒素量を差し引いた基準窒素量に，「窒素-たんぱく質換算係数」（表 2-6）を乗じて算出．その食品において考慮した窒素含有成分は次のとおり 　　コーヒー，カフェイン；ココアおよびチョコレート類，カフェインおよびテオブロミン 　　野菜類，硝酸態窒素；茶類，カフェインおよび硝酸態窒素
脂　質	脂肪酸のトリアシルグリセロール当量	脂肪酸成分表 2020 年版の各脂肪酸量をトリアシルグリセロールに換算した量の総和として算出[*2]
	コレステロール	けん化後，不けん化物を抽出分離後，水素炎イオン化検出-ガスクロマトグラフ法
	脂　質	溶媒抽出-重量法：ジエチルエーテルによるソックスレー抽出法，酸分解法，液-液抽出法，クロロホルム-メタノール混合抽出法，レーゼ・ゴットリーブ法，酸・アンモニア分解法，ヘキサン-イソプロパノール法またはフォルチ法
炭水化物	利用可能炭水化物 （単糖当量）	炭水化物成分表 2020 年版の各利用可能炭水化物量（でん粉，単糖類，二糖類，80 ％エタノールに可溶性のマルトデキストリンおよびマルトトリオースなどのオリゴ糖類）を単糖に換算した量の総和として算出[*3] ただし，魚介類，肉類および卵類の原材料的食品のうち，炭水化物としてアンスロン-硫酸法による全糖の値が収載されているものは，その値を推定値とする
	利用可能炭水化物 （質量計）	炭水化物成分表 2020 年版の各利用可能炭水化物量（でん粉，単糖類，二糖類，80 ％エタノールに可溶性のマルトデキストリンおよびマルトトリオースなどのオリゴ糖類）の総和として算出 ただし，魚介類，肉類および卵類の原材料的食品のうち，炭水化物としてアンスロン-硫酸法による全糖の値が収載されているものは，その値に 0.9 を乗じた値を推定値とする
	差引き法による利用可能炭水化物	100 g から，水分，アミノ酸組成によるたんぱく質（この収載値がない場合には，たんぱく質），脂肪酸のトリアシルグリセロール当量として表した脂質（この収載値がない場合には，脂質），食物繊維総量，有機酸，灰分，アルコール，硝酸イオン，ポリフェノール（タンニンを含む），カフェイン，テオブロミン，加熱により発生する二酸化炭素などの合計（g）を差し引いて算出
	食物繊維総量	酵素-重量法（プロスキー変法またはプロスキー法），または，酵素-重量法・液体クロマトグラフ法（AOAC 2011.25 法）
	糖アルコール	高速液体クロマトグラフ法
	炭水化物	差引き法．100 g から，水分，たんぱく質，脂質および灰分の合計（g）を差し引く．硝酸イオン，アルコール，酢酸，ポリフェノール（タンニンを含む），カフェインまたはテオブロミンを多く含む食品や，加熱により二酸化炭素などが多量に発生する食品ではこれらも差し引いて算出．ただし，魚介類，肉類および卵類のうち原材料的食品はアンスロン-硫酸法による全糖
有機酸		5 ％過塩素酸水で抽出，高速液体クロマトグラフ法，酵素法
灰　分		直接灰化法（550 ℃）

[*1]〔可食部 100 g 当たりの各アミノ酸の量×(そのアミノ酸の分子量−18.02)/そのアミノ酸の分子量〕の総量

[*2]〔可食部 100 g 当たりの各脂肪酸の量×(その脂肪酸の分子量＋12.6826)/その脂肪酸の分子量〕の総量．ただし，未同定脂肪酸は計算に含まない．12.6826 は，脂肪酸をトリアシルグリセロールに換算する際の脂肪酸当たりの式量の増加量〔グリセロールの分子量×1/3−(エステル結合時に失われる) 水の分子量〕

[*3] 単糖当量は，でん粉および 80 ％エタノール可溶性のマルトデキストリンには 1.10 を，マルトトリオースなどのオリゴ糖類には 1.07 を，二糖類には 1.05 をそれぞれの成分値に乗じて換算し，それらと単糖類の量を合計したもの

〔文部科学省科学技術・学術審議会資源調査分科会：日本食品標準成分表 2020 年版（八訂）より引用〕

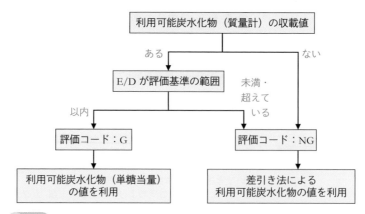

図 2-2 評価コードを利用した確からしさを決めるフローチャート

評価基準：Horwitz 式を用いた適用範囲を乾物量で除した値
E：以下に示す一般成分等の合計からから水分を除いた量（g）
　一般成分等：水分およびアミノ酸組成によるたんぱく質あるいはたんぱく質，
　脂肪酸のトリアシルグリセロール当量で表した脂質あるいは脂質，利用可能炭
　水化物（質量計），食物繊維総量，糖アルコール，有機酸，アルコール，灰分，
　硝酸イオン，ポリフェノール，カフェイン，テオブロミン，加熱により発生す
　る二酸化炭素など
D：100 g から水分を差し引いた乾物量（g）

においては，利用可能炭水化物（質量計）を利用する際の確からしさを，一般成分等の合計値から水分を除いた量と 100 g から水分を差し引いた乾物量との比を用いて評価している（**図 2-2**）.

　また「アミノ酸組成によるたんぱく質」および「脂肪酸のトリアシルグリセロール当量で表した脂質」は国際連合食糧農業機関（FAO）が 2003 年に公表した技術ワークショップ報告書（以下，FAO 報告書）が推奨する分析方法から得た成分値であり，また「たんぱく質」や「脂質」は FAO 報告書が許容する分析方法による成分値である. 両者による成分値を比較すると，本表に収載されている多くの食品では，FAO 報告書が推奨する分析方法による成分値のほうが，許容する分析方法による成分値より低い値になっている. これは，テアニンなどのたんぱく質構成アミノ酸ではない遊離アミノ酸などのような，食品中の未測定成分が要因である. 以上のような理由から，「差引き法による利用可能炭水化物」の値は，食品成分表における収載値の確からしさを保証するために収載されている.

③ エネルギー換算係数

　一部の糖アルコールおよび有機酸を除き，原則として，FAO／INFOODS の指針（FAO／INFOODS, 2012）が勧める**エネルギー産生成分ごとの換算係数**を利用している（**表 2-4**）.

　表示単位はキロカロリー（**kcal**）に加えてキロジュール（**kJ**）がある. これは，両単位のエネルギー換算係数を用いて算出されたものである. エネルギー換算係数は，キロカロリー（kcal）に加えてキロジュール（kJ）の単位でも提示され（**表 2-4**），それぞれの単位の係数で算出された値が収載されている（**表 2-2**）.

3) 一般成分

　一般成分とは**水分**，成分項目群「**たんぱく質**」に属する成分，成分項目群「**脂質**」に属

表 2-6　窒素-たんぱく質換算係数

食品群	食品名	換算係数
1　穀類	アマランサス	5.30
	えんばく，オートミール	5.83
	おおむぎ	5.83
	こむぎ，玄穀，全粒粉	5.83
	小麦粉，フランスパン，うどん・そうめん類，中華めん類，マカロニ・スパゲッティ類，ふ類，小麦たんぱく，ぎょうざの皮，しゅうまいの皮	5.70
	小麦はいが	5.80
	こめ，こめ製品（赤飯を除く）	5.95
	ライ麦	5.83
4　豆類	だいず，だいず製品（豆腐竹輪を除く）	5.71
5　種実類	アーモンド	5.18
	ブラジルナッツ，らっかせい	5.46
	その他のナッツ類	5.30
	あさ，えごま，かぼちゃ，けし，ごま，すいか，はす，ひし，ひまわり	5.30
6　野菜類	えだまめ，だいずもやし	5.71
	らっかせい（未熟豆）	5.46
10　魚介類	ふかひれ	5.55
11　肉類	ゼラチン，腱（うし），豚足，軟骨（ぶた，にわとり）	5.55
13　乳類	乳，チーズを含む乳製品，その他（シャーベットを除く）	6.38
14　油脂類	バター類，マーガリン類	6.38
17　調味料及び香辛料類	しょうゆ類，みそ類	5.71
上記以外の食品		6.25

［文部科学省科学技術・学術審議会資源調査分科会：日本食品標準成分表 2020 年版（八訂）より引用］

する成分（コレステロールを除く），成分項目群「炭水化物」に属する成分，有機酸および灰分をいう．これらの成分値の概要は **表 2-5** に示す．

4）成分項目群「たんぱく質」に属する成分

基準窒素量に窒素-たんぱく質換算係数（**表 2-6**）を乗じて算出したたんぱく質とともに，アミノ酸組成によるたんぱく質の成分値を収載している．基準窒素量とは，全窒素量から硝酸態窒素量，カフェインおよびテオブロミン由来の窒素量を差し引いて求めたものをいう．

5）成分項目群「炭水化物」に属する成分

利用可能炭水化物，食物繊維総量，糖アルコールおよび炭水化物としている．利用可能炭水化物には，単糖当量，質量計，差引き法による利用可能炭水化物の 3 項目があり（**表 2-2**），このうち「単糖当量」あるいは「差引き法による利用可能炭水化物」の収載値のいずれかが，エネルギー算出時に用いられる．エネルギーの計算に用いた収載値の右に「※」を付けて明示している．

6）食物繊維

本表では，食物繊維総量が，エネルギー計算に関する成分として，成分項目群「炭水化

物」に併記された．食物繊維総量は，**プロスキー変法**による高分子量の「水溶性食物繊維（Soluble dietary fiber）」と「不溶性食物繊維（Insoluble dietary fiber）」を合計した「食物繊維総量（Total dietary fiber）」，**プロスキー法**による食物繊維総量，あるいは，**AOAC 2011.25 法**による「低分子量水溶性食物繊維（Water：alcohol soluble dietary fiber）」，「高分子量水溶性食物繊維（Water：alcohol insoluble dietary fiber）」および「不溶性食物繊維」を合計した食物繊維総量のいずれかである．「プロスキー変法」，「プロスキー法」および AOAC 2011.25 法による成分値，また水溶性食物繊維，不溶性食物繊維等の食物繊維総量の内訳については，炭水化物成分表 2020 年版別表 1 に収載されている．AOAC 2011.25 法による収載値とプロスキー変法（あるいはプロスキー法）による収載値がある場合，本表には AOAC 2011.25 法によるものが収載されている．

　アラビノースは腸管壁から吸収されず，またヒトに静注した場合には，ほとんど利用されないとされる．小腸で消化/吸収されない場合，大腸に常在する菌叢によって分解利用されることになり，食物繊維の挙動と同じと考えられる．したがって，アラビノースのエネルギー換算係数は，食物繊維と同じ，$8\,kJ/g$（$2\,kcal/g$）とした．ただし，アラビノースは食物繊維の定義からは外れるが，利用可能炭水化物とも考えられないことから，今後の検討事項となっている．

7）糖アルコール

　エネルギー産生成分として，成分項目群「炭水化物」に収載した．

8）炭水化物

　従来同様，いわゆる「差引き法による炭水化物」のことで，すなわち，水分，たんぱく質，脂質，灰分などの合計を 100 g から差し引いた値のこととしている．

9）有機酸

　これまで，酢酸以外の有機酸は差引き法による炭水化物に含まれていた．成分表 2020 年版では酢酸に加え，乳酸，クエン酸などの既知の有機酸を炭水化物とは独立して配列した．

d．その他の成分項目における留意点

1）ビタミン A

　レチノール，α-カロテン，β-カロテン，β-クリプトキサンチン，β-カロテン当量およびレチノール活性当量が示されている．β-カロテン当量は，α-カロテン，β-カロテンおよび β-クリプトキサンチンの測定値から，以下の式に従って算出される．

$$\beta\text{-カロテン当量}\,(\mu g)$$
$$= \beta\text{-カロテン}\,(\mu g)+1/2\alpha\text{-カロテン}\,(\mu g)+1/2\,\text{クリプトキサンチン}\,(\mu g)$$

またレチノール活性当量は，次式に基づき算出されている．

$$\text{レチノール活性当量}\,(\mu g) = \text{レチノール}\,(\mu g)+1/12\beta\text{-カロテン当量}\,(\mu g)$$

2）ビタミン K

　ビタミン K には，K_1（フィロキノン）と K_2（メナキノン類）があるが，両者の生理活性はほぼ同等である．そのため，成分値は原則としてビタミン K_1 と K_2（メナキノン-4）

の合計で示されている．ただし，メナキノン–7 を多量に含む食品（糸引き納豆，金山寺みそなど）では，メナキノン–7 含量に 447.7／649.0 を乗じてメナキノン–4 換算値とした後，ビタミン K 含量に合算された値となっている．

3）ビタミン B$_1$

成分値はチアミン塩酸塩相当量で示されている．

4）ナイアシン

ナイアシンは，体内で同じ作用をもつニコチン酸，ニコチン酸アミドなどの総称であり，成分値はニコチン酸相当量で示されている．

5）ナイアシン当量（niacin equivalents, NE）

ナイアシンは，食品から供与される以外に生体内でトリプトファンから一部生合成され，トリプトファンの活性はナイアシンの 1／60 とされている．日本人の食事摂取基準（2020 年版）で用いられているナイアシン当量（NE）を考慮し，ナイアシンとトリプトファンのそれぞれの分析値を用いた次式に従って，ナイアシン当量を算出している．

$$ナイアシン当量(mg\,NE) ＝ ナイアシン(mg) ＋ 1／60\,トリプトファン(mg)$$

なお，トリプトファン量が未知の場合には，たんぱく質量の約 1 ％をトリプトファン量として算出される．

6）ビタミン B$_6$

ビタミン B$_6$ は，ピリドキシン，ピリドキサール，ピリドキサミンなど，同様の作用をもつ 10 種以上の化合物の総称で，成分値はピリドキシン相当量で示されている．

7）ビタミン B$_{12}$

ビタミン B$_{12}$ は，シアノコバラミン，メチルコバラミン，アデノシルコバラミン，ヒドロキソコバラミンなど，同様の作用をもつ化合物の総称で，成分値はシアノコバラミン相当量で示されている．

8）ビタミン C

食品中のビタミン C は，L–アスコルビン酸（還元型）と L–デヒドロアスコルビン酸（酸化型）として存在するが，その効力値については同等とみなされている（科学技術庁資源調査会からの問い合わせに対する日本ビタミン学会ビタミン C 研究委員会の見解（1976（昭和 51）年 2 月）より）．そのため成分値は両者の合計で示されている．

9）食塩相当量

ナトリウム量には食塩に由来するもののほかに，グルタミン酸ナトリウム，アスコルビン酸ナトリウム，リン酸ナトリウム，炭酸水素ナトリウムなどに由来するものも含まれる．そのため食塩相当量は，ナトリウム量に 2.54（＝塩化ナトリウムの分子量／ナトリウムの原子量）を乗じて算出されている．

10）アルコール

エネルギー産生成分として「し好飲料類」および「調味料及び香辛料類」に含まれるエチルアルコール量が収載されている．

11）備　考

以下の内容がこの欄にまとめられている．

① 食品の別名，性状，廃棄部位，加工食品の材料名，主原材料の配合割合，添加物等

② 硝酸イオン，酢酸，カフェイン，ポリフェノール，タンニン，テオブロミン，ショ糖（文献値），調理油等の含量

練 習 問 題

(1) 日本食品標準成分表 2020 年版（八訂）に関する記述である．正しいのはどれか．1つ選べ．

① 食品群別の収載食品数は，野菜類が最も多い．

② あんパンの成分値は，調理済み流通食品類に収載されている．

③ 食物繊維総量をエネルギー産生成分としている．

④ 食塩相当量には，グルタミン酸ナトリウムに由来するナトリウムは含まれない．

⑤ ビタミン C は，還元型のみの値を収載している．

(2) 日本食品標準成分表 2020 年版（八訂）に関する記述である．正しいのはどれか．1つ選べ．

① 一般成分とは水分，たんぱく質，脂質，炭水化物および灰分をいう．

② ビタミン A の収載成分項目として，β-カロテン当量の記載はない．

③ 食物繊維総量の測定法には，AOAC 2011.25 法は認められていない．

④ 糖アルコールは，エネルギー産生成分となっている．

⑤ 差引き法による利用可能炭水化物とは，100 g から，水分，たんぱく質，脂質および灰分の合計（g）を差し引いた値である．

3 植物性食品

A 穀　　類

　穀類は，人類にとって重要な食糧であり，また，家畜にとっても重要な飼料である．世界で栽培されている主な穀類は約 30 種類で，代表的なものは，こめ，こむぎ，おおむぎ，ライむぎ，えんばく，ひえ，あわ，もろこし，はとむぎ，とうもろこしなどである．イネ科植物が多いが，タデ科の作物であるそば，ヒユ科のアマランサスなども穀類と呼んでいる．日本食品標準成分表 2020 年版（八訂）の「穀類」には 205 食品が掲載されている．これらの穀類のうち，こめ，こむぎ，おおむぎを除くものを雑穀と呼んでいる．

　穀類の栽培は，世界の耕地の約 50 ％で行われており，生産量はこむぎが最も多く，こめ，とうもろこしが次ぐ．主要な穀類の用途は，こめは精白して米飯にされる以外は，清酒，米菓などに加工される．こむぎは製粉してパンやめん類に加工される．おおむぎは飼料用，加工用に使われ，とうもろこしは飼料用，一部はデンプン，とうもろこし油に加工される．そばは製粉して主にめんに加工される．穀類の成分上の特徴は，炭水化物のデンプン含量が多いことである．主食として利用されるこめ，こむぎは重要なエネルギー源となっている．

❶ こ　　め

a. 生産・種類・性状

　稲は，イネ科，イネ亜科に属する 1 年生の草本で，高温多雨の地帯，特にアジアのモンスーン地帯に生育しやすく，水田あるいは畑で栽培されている．世界のこめ（精米）の年間生産量は約 4.8 億トンに達し，世界の主要な穀物である．中国，インド，インドネシア，バングラデシュ，ベトナム，タイ，日本は主要生産国である（**表 3A-1**）．わが国の年間生産量は 781 万トンほどであるが，近年，こめは消費量の減少による繰り越し量が増加したため，生産が調整されている．

　稲の原産地は，中国南部，ミャンマー，タイ，インド東部などいろいろな説があるが，タイにおいては紀元前 4000 年，ミャンマーにおいては紀元前 1000 年の遺跡から栽培の形跡が認められている．わが国には紀元前数百年頃に九州に伝えられたとされている．

　稲は，わが国で作られている**日本型**（*Oryza sativa var. japonica*）とミャンマー，タイなどで作られる**インド型**（*O. sativa var. indica*）に分けられる．日本型のこめの特徴は，粒の長

表 3A-1 こめの生産量の多い国

	生 産 国	年間生産量（トン）
1	中華人民共和国（中国）	1 億 4,450 万
2	インド	1 億 480 万
3	インドネシア	3,576 万
4	バングラデシュ	3,450 万
5	ベトナム	2,807 万
6	タ　イ	1,875 万
7	ミャンマー	1,260 万
8	フィリピン	1,191 万
9	ブラジル	846 万
10	日　本	781 万

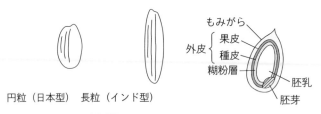

円粒（日本型）　長粒（インド型）

図 3A-1 こめの形状と構造

さ約 5 mm，幅約 2.8 mm，その比が 1.7 ～ 1.8 で丸みを持つ円粒で，砕米になりにくく，搗精歩留まりが高い（**図 3A-1**）．これに対してインド型のこめは，粒の長さ 5.7 ～ 7.1 mm，幅 1.9 ～ 2.9 mm，その比は 2.5 ほどの長粒で，砕けやすく，搗精歩留まりが低い．また，炊いたときの粘り気がない．東南アジアのこめはほとんどがインド型である．両者の性状はかなり違い，交配すると不稔性となることから類縁関係は薄いといわれている．

　また，水田で栽培されるものを水稲（paddy rice），畑で栽培されるものを陸稲（upland rice）と呼ぶ．わが国のこめは 97 % が水稲であり，陸稲は関東台地の一部で作られる程度で，面積当たりの収量は水稲に比べかなり低い．

　こめに含まれるデンプンは，種類によりアミロースとアミロペクチンの割合に違いがある．この違いから，粳（うるち）種ともち種に分類される．粳米（うるちまい non-glutinous rice）は，デンプンのり，日常の炊飯に用いられ，米粒に透明感があるのが特徴で，アミロースが 17 % 前後で残りがアミロペクチンである．糯米（もちまい glutinous rice）は，アミロペクチンが 100 % で赤飯や餅に用いられる．また，生育の条件，収量，食味の異なる 250 品種以上がわが国で栽培されている．水稲うるち種については，栽培面積が多いものにコシヒカリ，ひとめぼれ，ヒノヒカリ，あきたこまちなどがある．

b. 玄米と搗精

　こめは籾米として収穫されるが，籾米を 100 とすると籾殻（glume）は 20，玄米（brown rice）は 80 の重量割合となる．容積比では 1：1 となる．玄米は胚乳部と胚芽が果皮・種皮で包まれたようになっていて，各部の割合は，玄米を 100 とした場合，胚乳部は 90 ～ 92 %，ぬか層（果皮，種皮）5 ～ 6 %，胚芽は 2 ～ 3 % となっている．

　こめは通常，玄米からぬか層と胚芽をぬかとして除き，胚乳部を精白米（well-milled rice）として食する．この玄米を精白米にする加工操作を搗精，精米または精白と呼ぶ．搗精時において搗き減り 4 ～ 5 ％，すなわち歩留まりが 95 ～ 96 ％の米を半つき米（half-milled rice）といい，搗き減り 6 ～ 7 ％，すなわち歩留まりが 93 ～ 94 ％の米を七分つき米（under-milled rice）と呼ぶ．精白米の搗き減りは 8 ～ 9 ％，すなわち歩留まりが 91 ～ 92 ％である．また，ぬか層のみを除き胚芽と胚乳部を可食部とするはいが米は，搗き減り 5 ％で歩留まり 95 ％である．

c．こめの成分

　こめの一般成分組成を表3A-2に示す．こめの主成分は炭水化物が多く，次いでたんぱく質が多い．搗精の割合によってこめの成分量は異なっており，精白が進むに従って，ぬか層や胚芽に含まれているビタミンが減少していく．たとえば玄米 100 g に 410 μg 含まれていたビタミン B_1 は，七分つき米では 240 μg，精白米では 80 μg に減少している．

　こめのたんぱく質は，アルカリ可溶のグルテリンに属するオリゼニン（oryzenin）が約 80 ％，水に可溶のアルブミン，塩化ナトリウムに可溶のグロブリンが合わせて 15 ％，アルコール可溶のプロラミンが 5 ％である．こめのたんぱく質は，穀類のたんぱく質のうちでは比較的良質である．したがって，こめの摂取量が多い日本人には重要なたんぱく質供給源となっている．アミノ酸組成からみると，リシンや含硫アミノ酸が少なく，トレオニンがやや少ない．

　こめの脂質は，玄米 2.7 ％，七分つき米 1.5 ％，精白米 0.9 ％，胚芽 21 ％，ぬか 18 ％で，精白米中の脂質量は非常に少ない．しかし，胚芽，ぬか中には脂質が多く米油の原料となり，サラダ油，てんぷら油，フライ油など食用油として用いられる．構成脂肪酸は，オレイン酸 40 ～ 50 ％，リノール酸 29 ～ 42 ％，パルミチン酸 13 ～ 18 ％などである．また，米油には，抗酸化能を持つために医薬品として用いられているオリザノール（oryzanol）が含まれている．

　こめの無機質は，玄米，精白米ともにリンが圧倒的に多く，次いでカリウム，マグネシウムの順で，カルシウムの含量は非常に少ない．リンの形態は約 80 ％がフィチン態となっている．こめのビタミンは，ビタミン B 群がぬか層，胚芽に偏在している．したがって，玄米中に豊富に存在したビタミン類は白米にするとごくわずかにしか存在しない．

d．こめの用途

　こめは通常，玄米を精米して精白米として利用する．この 80 ％は主食用に用いられるが，そのほかに，うるち米は，酒造用（酒米：うるち大粒種），みそ，菓子，上新粉，ビーフン，アルファ化米，強化米などに使われる．もち米は，みりん，米菓，穀粉（白玉粉，ぎゅうひ粉），包装もちに用いられる．

　アルファ化米とは，こめを糊化後乾燥したもので，湯を加えるかあるいは水を加えて沸騰させると飯になるものである．レトルト米とは，一種のアルファ化米で，炊いた飯をほぐしてフィルム容器に入れて密封，加熱，殺菌したもので，沸騰水中で温めて食する．

　最近，洗米を必要としない無洗米が，省力と，汚水が発生しないために環境保全によいという理由から消費者に受け入れられている．無洗米の製造法は，ブラッシング法，糊粉

表 3A-2　穀類の主要成分組成（可食部100 g当たり）

食品名	たんぱく質 (g)	脂質 (g)	脂肪酸 飽和 (g)	脂肪酸 一価不飽和 (g)	脂肪酸 多価不飽和 (g)	コレステロール (mg)	炭水化物 (g)	食物繊維総量 (g)	灰分 (g)	ナトリウム (mg)	カリウム (mg)	カルシウム (mg)	マグネシウム (mg)	リン (mg)	鉄 (mg)	亜鉛 (mg)	銅 (mg)	マンガン (mg)	A レチノール (µg)	A カロテンα (µg)	A カロテンβ (µg)	A β-クリプトキサンチン (µg)	D (µg)	E トコフェロール α (mg)	E トコフェロール β (mg)	E トコフェロール γ (mg)	E トコフェロール δ (mg)	K (µg)	B₁ (mg)	B₂ (mg)	ナイアシン (mg)	B₆ (mg)	C (mg)
こめ																																	
玄米	6.8	2.7	0.62	0.83	0.90	(0)	74.3	3.0	1.2	1	230	9	110	290	2.1	1.8	0.27	2.06	(0)	0	1	0	(0)	1.2	0.1	0.1	0	(0)	0.41	0.04	6.3	0.45	(0)
半つき米	6.5	1.8	(0.45)	(0.52)	(0.61)	(0)	75.9	1.4	0.8	1	150	7	64	210	1.5	1.6	0.24	1.40	(0)	(0)	(0)	(0)	(0)	0.8	Tr	0.1	0	(0)	0.30	0.03	3.5	0.28	(0)
七分つき米	6.3	1.5	(0.40)	(0.41)	(0.51)	(0)	76.6	0.9	0.6	1	120	6	45	180	1.3	1.5	0.23	1.05	(0)	(0)	(0)	(0)	(0)	0.4	Tr	0	0	(0)	0.24	0.03	1.7	0.20	(0)
精白米	6.1	0.9	0.29	0.21	0.31	(0)	77.6	0.5	0.4	1	89	5	23	95	0.8	1.4	0.22	0.81	(0)	0	0	0	(0)	0.1	Tr	0	0	0	0.08	0.02	1.2	0.12	(0)
はいが精米	6.5	2.0	0.55	0.52	0.70	(0)	75.8	1.3	0.7	1	150	7	51	150	0.9	1.6	0.22	1.54	(0)	0	0	0	(0)	0.9	Tr	0.1	0	(0)	0.23	0.03	3.1	0.22	(0)
こむぎ																																	
玄穀（軟質）	10.1	3.3	0.60	0.38	1.63	(0)	75.2	11.2	1.4	2	390	36	110	290	2.9	1.7	0.32	3.79	(0)	–	–	–	(0)	1.2	0.6	0	0	(0)	0.49	0.09	5.0	0.34	(0)
玄穀（硬質）	13.0	3.0	0.54	0.34	1.49	(0)	69.4	11.4	1.6	2	340	26	140	320	3.2	3.1	0.43	4.09	(0)	–	–	–	(0)	1.2	0.6	0	0	(0)	0.35	0.09	5.8	0.34	(0)
小麦粉（薄力粉1等）	8.3	1.5	0.34	0.13	0.75	(0)	75.8	2.5	0.4	Tr	110	20	12	60	0.5	0.3	0.08	0.43	0	0	0	0	0	0.3	0.2	0	0	(0)	0.11	0.03	0.6	0.03	(0)
小麦粉（中力粉1等）	9.0	1.6	0.36	0.14	0.80	(0)	75.1	2.8	0.4	1	100	17	18	64	0.5	0.5	0.11	0.43	0	0	0	0	0	0.3	0.2	0	0	(0)	0.10	0.03	0.6	0.05	(0)
小麦粉（強力粉1等）	11.8	1.5	0.35	0.14	0.77	(0)	71.7	2.7	0.4	Tr	89	17	23	64	0.6	0.8	0.15	0.32	0	0	0	0	0	0.3	0.2	0	0	(0)	0.09	0.04	0.8	0.06	(0)
おおむぎ																																	
七分つき押麦	10.9	2.1	0.58	0.20	0.91	(0)	72.1	10.3	0.9	2	220	23	46	180	1.3	1.4	0.32	0.85	(0)	–	–	–	(0)	0.2	Tr	0.1	0	(0)	0.22	0.07	3.2	0.14	(0)
押麦	6.7	1.5	0.43	0.13	0.62	(0)	78.3	12.2	0.7	2	210	21	40	160	1.1	1.1	0.22	0.86	(0)	–	–	–	(0)	0.1	0.1	0	0	(0)	0.11	0.03	3.4	0.13	(0)
とうもろこし																																	
玄穀	8.6	5.0	(1.01)	(1.07)	(2.24)	(0)	70.6	9.0	1.3	3	290	5	75	270	1.9	1.7	0.18	–	(0)	11	99	100	(0)	1.0	0.1	3.9	0.1	(0)	0.30	0.10	2.0	0.39	(0)
コーンミール	8.3	4.0	(0.80)	(0.85)	(1.79)	(0)	72.4	8.0	1.3	2	220	5	99	130	1.5	1.4	0.16	0.38	(0)	11	100	100	(0)	1.1	0.1	4.1	0.2	(0)	0.15	0.08	0.9	0.43	(0)
コーングリッツ	8.2	1.0	0.20	0.21	0.45	(0)	76.4	2.4	0.4	1	160	2	21	50	0.3	0.4	0.07	–	(0)	15	110	130	(0)	0.2	Tr	0.5	0	(0)	0.06	0.05	0.7	0.11	(0)
コーンフラワー	6.6	2.8	(0.56)	(0.60)	(1.26)	(0)	76.1	1.7	0.5	1	200	3	31	90	0.6	0.6	0.08	0.13	(0)	14	69	100	(0)	0.2	Tr	0.8	0	(0)	0.14	0.06	1.3	0.20	(0)
そば																																	
そば粉（全層粉）	12.0	3.1	0.60	1.11	1.02	(0)	69.6	4.3	1.8	2	410	17	190	400	2.8	2.4	0.54	1.09	(0)	–	–	–	(0)	0.2	0	6.8	0.3	0	0.46	0.11	4.5	0.30	(0)
そば粉（内層粉）	6.0	1.6	(0.31)	(0.57)	(0.53)	(0)	77.6	1.8	0.8	1	190	10	83	130	1.7	0.9	0.37	0.49	(0)	–	–	–	(0)	0.1	0	2.7	0	(0)	0.16	0.07	2.2	0.20	(0)
そば粉（中層粉）	10.2	2.7	(0.53)	(0.97)	(0.89)	(0)	71.6	4.4	2.0	2	470	19	220	390	3.0	2.2	0.58	1.17	(0)	–	–	–	(0)	0.2	0	7.2	0.4	(0)	0.35	0.10	4.1	0.44	(0)
そば粉（表層粉）	15.0	3.6	(0.70)	(1.29)	(1.19)	(0)	65.1	7.1	3.3	2	750	32	340	700	4.2	4.6	0.91	2.42	(0)	–	–	–	(0)	0.4	Tr	11.0	0.7	(0)	0.50	0.14	7.1	0.76	(0)

記号は表 2-3（p.11）参照

［文部科学省科学技術・学術審議会資源調査分科会：日本食品標準成分表 2020 年版（八訂）を参考に著者作成］

層を気流で飛ばす方法，ライスワックスコーティング法，アルコール洗浄法，水洗浄法などがある．

　また，精白米に欠けるビタミンB_1，B_2などを強化した強化米がある．最近の強化米はビタミンB_1，B_2のみならず，各種栄養成分を強化した製品が製造されている．

❷ こ む ぎ

a. 生産・種類・性状

　こむぎの原産地は西アジアといわれるが，北米，オーストラリア，ヨーロッパ，ロシア，中国などの比較的寒冷で乾燥した地帯に多く栽培される．生産量は年約7.2億トンで，EU，中国，インド，ロシア，アメリカ，カナダ，の順である．こむぎのわが国の生産量は約85万トンである．

　現在世界市場に出まわっているこむぎは，ほとんどが普通小麦（パン小麦 *Trilicum aestivum*）と称される種類で，ほかにデューラム小麦（マカロニ小麦 *T. durum*），クラブ小麦（*T. compactum*）がある．普通小麦は，パン，めん，菓子原料として用いられ，デューラム小麦はスパゲッティ，マカロニの原料に，クラブ小麦は菓子原料として用いられている．

　こむぎは，栽培される時期により，秋播きして夏収穫する冬小麦（winter wheat）と，春播きして秋収穫する春小麦（spring wheat）がある．アメリカや日本産の大部分は冬小麦である．

　また，こむぎは，外皮の色により褐色の赤色小麦（red wheat）と黄色の白色小麦（white wheat）に分けられるが，アメリカ産小麦は赤色小麦が多く，オーストラリア産小麦は白色小麦が多い．

　さらにこむぎは粒質により，粒を切断したときに切断面が半透明なガラス質で粒の硬い硬質小麦（hard wheat）と，粉状，不透明な粒の軟質な軟質小麦（soft wheat）に分けられる．軟質小麦で比較的粒の硬いものを中間質小麦（medium wheat）と呼んでいる．硬質小麦は製パン用，中間質小麦はめん用，軟質小麦は菓子，てんぷらの衣用として用いられる．デューラム小麦は硬質小麦であるが，マカロニ，スパゲッティ用でパンには向かない．粒の硬さ，皮の色と播種時期などを組み合わせて，ハード・レッド・スプリング小麦，ソフト・レッド・ウィンター小麦などの呼び方をする．

　こむぎは粒溝が粒の背部に縦に沿って存在しており，玄小麦における各部の割合は胚乳80〜85％，ふすま（外殻：果皮，種皮，糊粉層）13〜18％，胚芽2〜3％である（**図3A-2**）．

b. こむぎの成分

　玄小麦，各種小麦粉の一般成分は，**表3A-2**に示すように主成分は炭水化物で，次いでたんぱく質が多い．玄小麦の炭水化物の大部分はデンプンで，平均してアミロース24％，アミロペクチン76％よりなる．デンプン以外には，デキストリン，麦芽糖（マルトース），ショ糖（スクロース），ブドウ糖（グルコース），果糖（フルクトース）がごく少量含まれる．これらは小麦粉の製パン能力に関係し，重視されている．こむぎの炭水化物の消化率は98〜99％で良好である．

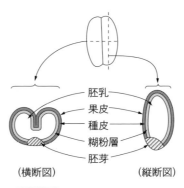

胚乳
果皮
種皮
糊粉層
胚芽

（横断図）　　　　　（縦断図）

図 3A-2　こむぎの形状と構造

　玄小麦のたんぱく質量はこむぎの種類により異なり，殻粒の断面がガラス状（glassy kernel）の硬質小麦は 13 ％，殻粒の断面が白色不透明で粉状（mealy kernel）の軟質小麦はほぼ 10 ％である．両者中間の中間質小麦のたんぱく質量はこれらの中間である．硬質小麦，中間質小麦，軟質小麦をそれぞれ製粉して得られる強力小麦粉，中力小麦粉，薄力小麦粉のたんぱく質含量もほぼ比例している．

　こむぎのたんぱく質は，エタノール可溶性のプロラミンに属する**グリアジン**（gliadin）が 40 ％以上，アルカリ可溶性のグルテリンに属する**グルテニン**（glutenin）が 40 ％で大部分を占める．グリアジンは吸水すると粘着性を生じ，少量の食塩が存在すると粘性を増す．小麦粉に水を加えて練るとき，硬い弾性のあるたんぱく質の塊，**グルテン**（gluten）を形成するが，これはグリアジンとグルテニンの複合体である．

　小麦たんぱく質を構成するアミノ酸は，グルタミン酸，プロリンが多い．リシン，含硫アミノ酸，トリプトファン，トレオニンが少なく，特にリシンが第一制限アミノ酸となっている．したがって，リシン含量の多い食品による補給が望まれる．

　こむぎ全粒中の脂質含量は 3 ％前後で，その半分がふすま，胚芽に存在し，半分が胚乳部に存在する．そのため，胚乳部の脂質は 1 ％前後で少ない．小麦胚乳の脂質のおよそ半分がトリアシルグリセロール（トリグリセリド）の中性脂肪である．脂肪酸組成は，リノール酸が多い．

　こむぎの灰分は 0.4 ～ 0.5 ％前後で，ふすまに多く，胚乳部分には少ない．小麦粉の品質の判定に灰分量が用いられる．灰分の少ない順に特等粉，一等粉，二等粉，末粉となる．また，こむぎの無機質のおよそ 50 ％をカリウムとリンで占めている．リンはフィチン態となっているものが多い．カルシウムはこむぎの無機質の約 2 ％で，こめよりやや多い．

　ビタミン B_1，B_2，ナイアシンなどのビタミン類は，ふすま，胚芽に多く，胚乳部に少ない．しかし，製粉時に胚芽のビタミンが少量小麦粉に移行するので，こめよりビタミン類は多くなる．また，カロテンが小麦全粒中に存在し，これが小麦粉の色に関係している．

c.　こむぎの用途

　こむぎはこめと異なり搗精をしない．玄小麦を破砕して胚乳を粉にし，これを篩にかけて，ふすま，胚芽と分離することにより製粉を行う．小麦粉を搗精せず製粉して利用するのは次のような理由などがあげられる．①こむぎは皮が固く胚乳が軟らかく砕けやすい，

②玄小麦には溝粒がありこの部分のふすまを除去しにくい，③小麦粉は水とこねるとグルテンを形成してパンやめんに加工できる，④こむぎは粉食の場合に消化吸収率がよくなる，などである．

　小麦粉の性質は原料小麦によって大きく異なり，強力粉，準強力粉，中力粉，薄力粉などに分類される．強力粉はパン用に使用され，準強力粉はパン用および一部中華めん，生うどんに使用され，中力粉はフランスパン，めん類，クラッカーに使用され，薄力粉は菓子，てんぷら粉として使われる．これとは別にデューラム小麦を用いたデューラム粉は，マカロニ，スパゲッティに使われている．

　製パン，製めん時に，小麦粉に水，その他の材料を加えてこねると粘弾性のある小麦粉生地（ドウ dough）を形成する．これは，小麦たんぱく質のグリアシンとグルテニンの間で，チオール基（−SH）とジチオスルフィド基（−S−S−）の交換による構造変化を起こし，網目構造を作るためと考えられている．

　パンは，強力粉に少量の水とともにショ糖，脂肪（バター，マーガリン，ショートニング），食塩，酵母を加えて生地を作る．酵母で発酵させ，生じた二酸化炭素で膨らませた後，200 ~ 250 ℃の高温で焼き上げる．この製造過程で，小麦粉のデンプンは糊化して消化がよくなる．めんは中力粉を用い，食塩水を加えて固くこね，板状にのばし，細く切って作る．中華めんは準強力粉を用い，アルカリ性のかん水を使用して製めんする．黄変するのはフラボノイドがアルカリにより変色するためとされている．

　こむぎは，小麦粉のほかにも，しょうゆやみそなどの原料および飼料としても用いられている．胚芽には，ビタミンEが多く含まれているので，一部は胚芽油の原料になっている．また，グルテン（麩質）は，小麦粉，うるち米粉と混合して焼いて焼麩として，デンプンは正麩としてくず餅，糊料の原料となる．小麦たんぱく質は，植物たんぱく質として，乾燥状，ペースト状，粒状，繊維状に加工され，製パン，製めん改良剤，畜肉，魚肉ソーセージの結着用にも用いられている．

❸ おおむぎ

a. 生産・種類・性状

　北米，ヨーロッパ各地，ロシア，中国を始め，日本，オーストラリアなど世界各国で広く栽培され，こむぎ，こめ，とうもろこしに次いで生産量の多い穀物である．アメリカ，カナダ，オーストラリアは輸出余力を持ち，日本やヨーロッパに輸出している．おおむぎの多くは飼料として用いられるが一部，食料，ビール原料として用いられている．

　おおむぎには，穂軸に3つずつ交互に計6つの粒列を形成し，上から見ると六角形に見える六条大麦と，粒列が2列の二条大麦とがある．六条大麦は穀粒とそれを包んでいる稃が種実に密着して取れにくい有皮大麦（皮麦 hulled barley）と，皮が種実に密着せず取れやすい裸麦（naked barley）とがある．二条大麦はビール麦として利用される．

b. おおむぎの成分

　おおむぎの一般成分は表3A-2に示すように，炭水化物が多く，炭水化物の主成分はデンプンが大部分でアミロース25 %，アミロペクチン75 %前後よりなる．たんぱく質はプロラミンに属するホルデイン（hordein），グルテリンがそれぞれ40 %程度で大部分を

占め，次いでアルブミン，グロブリンを含んでいる．おおむぎのたんぱく質は小麦とは異なり，グルテン形成能力がない．したがって製粉してパンやめんを作るのには適さず，こめと同じく精白して食用とする．脂肪酸はオレイン酸，リノール酸が多い．灰分，ビタミンB群の分布はこむぎに似ている．

c. おおむぎの用途

皮麦，裸麦はともに精白し，精白丸麦として食するか，精白丸麦をさらに2～3個に挽き割りした挽き割麦，あるいは軽く蒸した後に圧扁した押麦として食する．最近は押麦として食する場合が多く，こめに10～20％混入して炊飯することが多い．おおむぎは精白の工程で全粒の30～40％を除くために，デンプン質以外の成分は大幅に失われている．

おおむぎは焙煎し，麦茶の原料としても用いられる．また，玄麦の加工品には玄麦を煎って粉にした麦焦がしや，二条大麦をわずかに発芽させ乾燥させた麦芽（malt）などがある．麦芽はα-アミラーゼ活性が強く，ビール製造に用いられる．そのほか，おおむぎは，麦みそや麦焼酎の原料，さらに，小麦粉を混合した大麦めんなどにも用いられている．

❹ とうもろこし

a. 生産・種類・性状

とうもろこしは，5000年以上の昔から栽培されているイネ科に属する1年生草本である．アメリカではコーン（corn）あるいはメイズ（maize）と呼ばれ，イギリスではインディアン・コーン（Indian corn）と呼ばれることがある．とうもろこしは古代文明の中でも重要な穀物で，アスティカ族，マヤ族，インカ族の生活はとうもろこしを中心に営まれていた．世界各地で生産され，生育期間が短いので，かなり高緯度の土地や高地でも夏の高温を利用して作られている．世界の総生産量は約10億トンで，アメリカが最も生産量が多く，40％を占める．アメリカ北部にはコーンベルトと呼ばれる，とうもろこし生産地帯が広がっている．

とうもろこしは他花受粉によって初めて結実する，遺伝的には不純な作物である．したがって厳密な意味での品種は存在しないが，便宜上，特性の違いから分類されている．とうもろこしの代表種として，ポップ種（pop，爆裂種），フリント種（flint，硬粒種），ソフト種（soft，軟粒種），スイート種（sweet，甘味種），デント種（dent，馬歯種），ワキシー種（waxy，もち種）などがある（**図3A-3**）．また，便宜的称号として粒色によって黄色種，白色種などと呼ぶこともある．わが国で栽培されるものは，主としてデント種およびフリント種の2種で，ポップ種，スイート種も栽培されている．とうもろこしの子実の色沢は，外観上，白色，黄色，橙黄色，赤褐色，赤紫色，青色，緑色，紫黒色を呈するのが主である．黄色種が最も多く栽培されている．

b. とうもろこしの成分

とうもろこしの一般成分を**表3A-2**に示した．子実各部の化学的組成をみると，胚芽はたんぱく質および脂質に富み，デンプンは少ない．内胚乳は大部分がデンプンで，尖帽および果皮は主として繊維質よりなる．特にとうもろこしの脂質はほとんど胚芽中に存在し

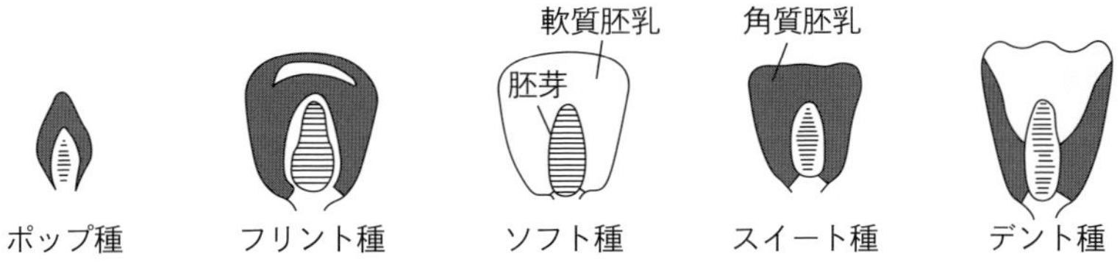

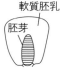

　　　　　　　　　　　　　軟質胚乳　　角質胚乳

　　　　　　　　　　胚芽

ポップ種　　フリント種　　ソフト種　　スイート種　　デント種

図 3A-3 とうもろこしの形状と構

ている.

　普通種とうもろこしのデンプンにはアミロースが約 25 ％, アミロペクチンが約 75 ％含有されている. ワキシー種（もち種）の場合はアミロペクチンが主成分となっている.

　たんぱく質は主として内胚乳, 胚芽中に 8 ％内外存在する. たんぱく質はプロラミンに属する**ツェイン**（zein）が 45 ％, グルテリンが 35 ％からなる. 普通種のとうもろこし全粒たんぱく質では, リシンが第一制限アミノ酸であり, トリプトファンが第二制限アミノ酸である. また, ビタミンのナイアシン含量が少ないので, とうもろこしを主な食料としている地域では, ナイアシン欠乏症のペラグラに罹りやすい. これは, 体内でトリプトファンからナイアシンが生成されるために, ナイアシンが消費されて欠乏することによる.

　脂質の約 85 ％は胚芽に存在し, 胚芽は他の穀類より大きく全粒中の 12 ％あまりを占めていることから, 胚芽はとうもろこし油の原料とされている. この胚芽はとうもろこしからデンプンを分離するときに同時に得られる. とうもろこし油（コーン油）は, 主としてトリアシルグリセロール（トリグリセリド）で, 構成脂肪酸の主成分は必須脂肪酸の 1 つであるリノール酸が約 50 ％を占めるため, 食用油として優れている.

　灰分の大部分（約 80 ％）は胚芽中に存在する. カルシウム（5 mg／100 g）に欠けるが, カリウム（290 mg／100 g）とリン（270 mg／100 g）は多い. ビタミンについては, 黄色とうもろこしはビタミン A を含有しているが, 白色とうもろこしは含有していない. 両種とうもろこしとも, 主として胚芽中にビタミン E を含有しているが, ビタミン D や K はほとんど存在しない.

c. とうもろこしの用途

　とうもろこしは子実が主に利用されている. また, 脱粒後の穂軸は, 合成樹脂材料や糖アルコール甘味料の製造原料として, 茎葉は, 堆肥の材料として利用されている. とうもろこし子実からは, とうもろこし製粉, とうもろこしでん粉（コーンスターチ）, コーン油, シリアル, スイートコーン缶詰, アルコール飲料などが作られる. 未熟粒は野菜として, 完熟粒は広く食品工業に使われている. 玄穀はコーングリッツ, コーンフラワー, コーンミール, コーンスターチなどの原料に使われる.

　コーングリッツは玄穀の胚乳部を挽き割りにしたもので, その工程で生じる微細粉がコーンフラワーである. コーングリッツは製菓やコーンスナックの原料, ビールの副原料に, コーンフラワーは製菓やコーンスナック, 水産練り製品などの原料として利用される. コーンミールは, 玄穀をそのまま粉砕したものであるが, 胚芽に油分が多く酸敗しやすいので, 胚芽をふるい分けした製品もみられる. なお, コーングリッツのうち, 粒度の細かい部分もコーンミールと呼ばれる. コーンフレークは, 粗粒のコーングリッツに調味液

（ショ糖，麦芽糖，食塩，水など）を加えて加圧・加熱し，半透明になったものを水分15％まで乾燥し，圧扁ローラでフレーク状にして，水分3％以下に乾燥・焙焼したものである．シリアル食品として利用され，また，チョコレートをコーティングしたスナック菓子の原料にも使われている．

とうもろこし子実は約70％のデンプンを含有し，胚芽部を除去した内胚乳部はほとんどがデンプンである．デンプン原料としては黄色デント種が主に使用され，コーンスターチとして製造される．これは異性化糖の原料ともなる．

とうもろこしは醸造工業やアルコール工業における原料として直接利用されるほか，ブドウ糖の主要な供給源となっている．アメリカの代表的な蒸留酒であるバーボンウイスキーは使用穀物の半分以上がとうもろこしでなくてはならないとされている．また，とうもろこしはスイートコーンとして利用され，スイートコーンの缶詰製品には，カットコーンと呼ばれる全粒品とクリームスタイルコーン缶詰がある．

とうもろこしの脂質含量は約5％で，その約85％は胚芽に含まれている．とうもろこしをコーン油として利用する場合は，とうもろこし粒から胚芽部を分離し，その胚芽より搾油する．コーン油は栄養面で優れており，消化性がよく，必須脂肪酸の良質な供給源である．

とうもろこしを飼料として利用する場合は，主としてデント種の種実や未熟なうちに刈り取ったものを，乾し草またはサイレージにして飼料としている．

❺ そ　ば

a. 生産・種類・性状

そばは，北モンゴル，アムール川流域およびバイカル湖地方の原産で，タデ科の1年生草本である．種実の性質および用途が穀類と似ているため，食品学では穀類中に入れられている．5月中旬から6月中旬にかけて播種される夏そばと，7月中旬から9月上旬に播種される秋そばが普通である．やせ地，寒地にもよく生育し，播種50〜70日の短期間に収穫できる利点があることから，古来より，冷害凶作を救い，備荒作物として尊ばれ，年越しそばなど食生活に切り離すことができない食物である．しかし，近年は自給率が低く，大半を諸外国からの輸入で賄っているのが現状である．そばには普通種（common buckwheat），韃靼種および蒙古そばなどの種類があるが，国産のものは普通種が多い．

b. そばの成分

そばの一般成分を**表3A-2**に示した．そばのたんぱく質量はこむぎのたんぱく質量に匹敵し，ビタミンB₁に富み，B₂も含まれており，食糧として価値が高い．そばは全粒中に約14％と比較的多くのたんぱく質を含み，一般に穀類に少ない必須アミノ酸のリシン，トリプトファンが多い．そばは，穀類の中でもアミノ酸のバランスがとれており，植物性たんぱく質として栄養価が高い．

そばのたんぱく質は，グルテン形成能力は低く，そば切り（麺）を作る場合は，つなぎを必要とし，通常は小麦粉を用いる．また，そばたんぱく質の大半は水溶性たんぱく質であり，ゆで汁に溶け出しやすい．そばのたんぱく質組成は，穀類一般より豆類のたんぱく

質に似ている.

　そば粉の脂質の量はきわめて少なく，マグネシウム（全層粉 190 mg／100 g），カリウム（全層粉 410 mg／100 g）が多いのが特徴である. ビタミン A および C はほとんど存在せず，ビタミン B$_1$，B$_2$ を多く含む. また，そばはポリフェノール類の**ルチン**を多く含むことが特徴であり，そば粉は 100 g 当たり約 6.5 mg のルチンを含有している. ルチンはフラボノイドの 1 つであり，ビタミン P（ビタミン様物質）の作用による血管拡張作用を有するため，脳梗塞，動脈硬化などの生活習慣病の予防に有効であるといわれている. なお，ビタミン様物質は，ビタミンではないが，ビタミンと同様の生理作用が認められるものの，ヒトでは欠乏症が確認されていない物質である.

c. そばの用途

　わが国では，主にそば粉として，そば切り，干そば，菓子，そば焼酎などの原料になる.

❻ その他の穀類

　雑穀の多くは生産量が少ないが，一部地域で加工されて食されている.
　①ひえ（稗）：精白してこめと混ぜてひえ飯として食用するほか，飼料とされている.
　②あわ（粟）：脱もみ，精白して，あわもち，菓子などの原料，そのほか飼料にされている.
　③きび（黍）：製粉してもち，団子などに利用され，そのほか飼料にされている.
　④もろこし・こうりゃん：もろこしは，精白して飯，製粉してもち，団子，そのほか飼料にされている. こうりゃんは食用もろこしの 1 系統で，こうりゃん酒（中国酒）の原料となる.
　⑤えんばく（燕麦）：一部オートミールとして食されているが，主に飼料にされている. オートミールは，えんばく粒を蒸気で加熱した後，ロールで圧扁したもので，朝食用に利用されている.
　⑥ライむぎ：製粉して黒パンとしている. ライむぎはグルテンを作らないので，生地の発酵時に乳酸菌を繁殖させ，乳酸による酸性で膨化力を改善する.
　⑦アマランサス：製粉して小麦粉と混合して食品加工され，利用されている. たんぱく質含量は 12 ～ 15 ％ で，こめ，こむぎに比べると若干高い. 必須アミノ酸であるリシン含量はこむぎの 2 倍高く，生物価（約 85）でミルクカゼインに匹敵する.
　⑧はとむぎ：製粉して菓子などに利用され，また，薬理作用があるといわれ，はとむぎ茶として飲用されている.

練 習 問 題

(1)　穀類に関する記述である．正しいのはどれか．1 つ選べ．

① こめの主要たんぱく質であるオリゼニンは，アルブミンの 1 つである．

② 精白米は，必須アミノ酸のグルタミン酸が不足している．

③ 小麦粉に特有な成分であるグリアジンとグルテニンは，混ぜてこねることにより，グ
ルテンを形成し粘性や粘弾性が低下する．

④ そばのたんぱく質のアミノ酸組成は，ほかの穀類に比べて必須アミノ酸のリシンが多
く栄養的価値が高い．

⑤ とうもろこしに含まれるたんぱく質のツェインは，グロブリンの 1 つである．

(2)　穀類に関する記述である．正しいのはどれか．1 つ選べ．

① 精白米と玄米では，ビタミン B_1 含量は精白米のほうが多い．

② 白玉粉はうるち米から，上新粉はもち米からそれぞれ作られる．

③ 小麦粉は，脂質含量に基づいて，薄力粉，中力粉，強力粉などに分類される．

④ そばのルチンは，カロテノイド系の色素である．

⑤ とうもろこしの胚芽中には，脂質が多く含まれており，製油の原料として使用されて
いる．

(3)　穀類に関する記述である．正しいのはどれか．1 つ選べ．

① うるち米はアミロースを約 20 % 含むが，もち米はほとんどアミロースである．

② 米油には抗酸化能を持つセサミノールなどのリグナン類が含まれている．

③ 小麦粉（強力粉）の第一制限アミノ酸は，リシンである．

④ アミノ酸スコアは，精白米よりも小麦粉（強力粉）のほうが高い．

⑤ 押麦や麦茶の原料は，こむぎである．

B　い　も　類

❶ いも類の種類と性状

　植物の地下茎や根の一部が肥大して塊茎や塊根を形成する植物を，総称していも類という．塊茎を形成するいも類にはじゃがいも，さといも，こんにゃく，きくいも，くわい，ちょろぎなどがあり，塊根を形成するいも類にはさつまいも，やまのいも，キャッサバなどがある．

　いも類はデンプンを豊富に含み，穀類とともに重要なデンプン質熱源食品である．なお，さつまいもの単位面積当たりの生産熱量は約 $3,000 \times 10^3$ kcal／10a であり，作物の中で最も高い．じゃがいもの生産熱量も約 $2,500 \times 10^3$ kcal／10a と，非常に高い．世界のじゃがいもの生産量は，こむぎ，こめ，とうもろこしといった穀類に次いで第4位であり，キャッサバは6位，さつまいもは7位である．これらの3種で，いも類の世界における総生産量の約90％を占める．なお，わが国ではじゃがいも，さつまいもに次いでやまのいも，さといもが多く生産されている．

a. じゃがいも（馬鈴薯，potetoes，*Solanum tuberosum*）（ナス科）

　原産地は南米のアンデス山系で，日本には 1600 年前後に渡来した．冷涼な気候を好む1年生草本で，現在ではロシアやヨーロッパで多く生産されている．わが国では，北海道が主な産地である．わが国で多く生産されている品種は，食用としてはだんしゃくいも（男爵芋），メークイン，きたあかりなどが，デンプンの原料としては，こなふぶき，べにまる，農林1号などが，加工用としては，とよしろ，わせしろ，スノーデンなどがある．

b. さつまいも（薩摩芋・甘藷，sweet potetoes，*Ipomoea batatas*）（ヒルガオ科）

　中央アメリカ，および南メキシコ原産のつる性植物で，日本には 1700 年前後に渡来した．耐寒性に劣り，現在では主にアジアやアフリカで生産されている．わが国において，東北地方以北では風味のよいものがとれない．さつまいもの貯蔵適温は 13〜15℃であり，10℃以下では低温障害を起こす．加えて，さつまいもは病害虫や傷にも弱く，収穫時の傷口から黒斑病菌などが侵入して腐敗してしまうことが多い．その対策として，収穫したさつまいもを 30〜34℃，湿度90％以上に 3〜6 日間置くことで傷口にコルク層を形成させて，長期保存に耐えるようにする方法がある（キュアリング貯蔵）．

　わが国で生産される主要な品種には，食用としてはべにあずま，高系14号系品種（鳴門金時など），べにあかなどが，デンプン原料用としては，こがねせんがん，しろゆたか，たまゆたかなどがある．近年は，病害虫や乾燥などに対して強い新品種（みなみゆたか）やカロテン含量の多い新品種（べにはやと）の栽培も，積極的に進められている．

c. さといも（里芋，たろいも，taro，*Colocasia antiquorum*）（サトイモ科）

　原産地はインド，およびそれに隣接する中国南部で，現在ではアフリカで多く生産されている．高温多湿を好む1年生草本であるが，熱帯地方で栽培した場合は多年生となる．種いもから発芽した葉柄の基部が肥大して親いもとなり，親いもの節から子いもが生じる．

主に子いもを食する品種には，どたれ，いしかわわせ，えぐいも，はすばいもなどがあり，親いもを食する品種には，あかめ，えびいも，たけのこいもなどがある（**図 3B-1**）．親いもがよく肥大して子いもと一塊になっている品種には，やつがしらなどがある．また，赤紫色の葉柄はえぐ味が少ないため，ずいきとして食される．さといもは乾燥と低温に弱く，保存適温は 8 ～ 10℃で，5℃以下では低温障害を起こす．

d. やまのいも（山芋, yam, *Dioscorea polystachya, D. japonica, D. batatas*）（ヤマノイモ科）

中国が原産地の，熱帯と亜熱帯に自生する多年生のつる性植物である．わが国に産する品種は 13 種で，野生種と栽培種に分けられる．野生種には，じねんじょ（自然薯）があり，栽培種には長形のながいも，塊状のつくねいも，扁平形のいちょういもなどがある（**図 3B-1**）．ヤマノイモ科の植物の多くは葉の付け根（葉腋）の茎を肥大させて，1 ～ 2 cm ぐらいの栄養繁殖器官を形成する．これを**むかご**（ぬかご）といい，加熱して食される．

e. キャッサバ（cassava, *Manihot aipi, M. utilissima*）（トウダイグサ科）

ブラジル原産の木状多年生草本であるが，亜熱帯では 1 年生となる．単位面積，単位時間当たりの生産熱量が高く，食料あるいはデンプンの原料として熱帯各地で広く栽培される重要な作物である（**図 3B-1**）．

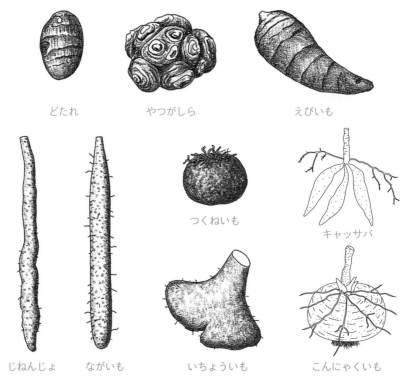

どたれ　　　　やつがしら　　　　えびいも

じねんじょ　　ながいも　　　つくねいも　　キャッサバ

いちょういも　　こんにゃくいも

図 3B-1 さといも（3種），やまのいも（4種），キャッサバ，こんにゃくいも

f. こんにゃく（蒟蒻，konjak，*Amorphophallus konjac*）（サトイモ科）

インドシナ半島原産の多年生草本で，東南アジアの熱帯から温帯にかけて広く分布している．日本には，10世紀頃に中国から仏教とともに渡来し，現在では主に群馬県を中心とした北関東および東北南部で栽培されている．品種は少なく，在来種，備中種，支那種の3種類である．3～4年目の個体の地下部にある，扁球形の直径25cm程度の球茎（こんにゃくいも）が，加工に用いられる（**図3B-1**）．

g. その他のいも類

キク科の多年生草本である**きくいも**（菊芋 Jerusalem-artichoke，*Helianthus tuberosus*）はカナダ東部，およびアメリカ北東部が原産で，日本には文久年間（1861～1864年）に渡来した．現在では東北，北海道を始めとする全国に分布している．

オモダカ科の**くわい**（慈姑 arrowhead，*Sagittaria trifolia*）は中国原産の水生植物で，水中に出現する匍枝の先端が肥大して塊茎（くわい）となる．塊茎には一種のほろ苦味がある．品種には青くわい（日本種），白くわい（中国種），黒くわい（中国種）などがある．

シソ科の**ちょろぎ**（草石蚕 Japanese artichoke，*Stachys sieboldi*）は中国が原産で，日本には17世紀の初め頃に渡来した．地下茎の先端に，長さ3cmほどの巻貝状の塊茎（ちょろぎ）を付ける．梅酢につけた赤いちょろぎは，正月料理として黒豆に添えられる．

❷ いも類の化学成分

主ないも類と，その加工食品の一般成分を，**表3B-1**に示す．

a. 水分含量

水分含量が66％（さつまいも）から84％（さといも）と，穀類（10～15％）に比べて著しく高いため，いも類は貯蔵性や輸送性に劣る．なお，水分の多いいもほど糖質含量は低くなる．

b. 糖　質

収穫直後のじゃがいもの炭水化物の主体はデンプンであるため（15％），甘味は少ない．しかし，0～2℃の冷所に貯蔵するとデンプンを糖化する酵素群が活性化するため，ショ糖や還元糖が増加して甘味が増す．ただし，このようなじゃがいもを21～24℃で1週間ほどおくと，糖が消失して甘味がなくなる．

一方，さつまいもはじゃがいもよりも多くのショ糖や還元糖を含むため，甘味を有する．さらに，さつまいもはβ-アミラーゼを含むため，蒸し焼きや石焼などで徐々に加熱していくとデンプンの糖化が進み，特有の甘味が生じる．しかし，電子レンジで加熱すると急速に高温に達するためβ-アミラーゼが失活し，あまり甘くならない．

c. たんぱく質・アミノ酸

いも類のたんぱく質含量は1.2％（さつまいも）から4.5％（いちょういも）と，穀類（5～15％）に比べ低い．いも類のたんぱく質のアミノ酸組成を，**表3B-2**に示す．なお，

表 3B-1 いも類の主要成分組成（可食部 100 g 当たり）

食品名	エネルギー		水分	たんぱく質	脂質	炭水化物	食物繊維総量	灰分	ナトリウム	カリウム	カルシウム	リン	鉄	レチノール	β-カロテン当量	レチノール活性当量	B₁	B₂	ナイアシン	C
	kcal	kJ	g	g	g	g	g	g	mg	mg	mg	mg	mg	μg	μg	μg	mg	mg	mg	mg
じゃがいも																				
生	59	245	79.8	1.8	0.1	17.3	8.9	1.0	1	410	4	47	0.4	(0)	3	0	0.09	0.03	1.5	28
水煮	71	301	80.6	1.7	0.1	16.9	3.1	0.7	1	340	4	32	0.6	(0)	3	0	0.07	0.03	1.0	18
蒸し	76	322	78.8	1.9	0.3	18.1	3.5	0.9	1	420	5	38	0.6	(0)	5	Tr	0.08	0.03	1.0	11
フライドポテト（生を揚げたもの）	159	668	64.2	2.7	5.9	26.2	3.9	1.0	1	570	5	78	0.5	(0)	14	1	0.10	0.02	2.2	16
乾燥マッシュポテト	347	1,470	7.5	6.6	0.6	82.8	6.6	2.5	75	1,200	24	150	3.1	(0)	0	(0)	0.25	0.05	2.0	5
さつまいも（皮むき）																				
生	126	536	65.6	1.2	0.2	31.9	2.2	1.0	11	480	36	47	0.6	(0)	28	2	0.11	0.04	0.8	29
蒸し	131	559	65.6	1.2	0.2	31.9	2.3	1.0	11	480	36	47	0.6	(0)	29	2	0.11	0.04	0.8	29
焼き	151	643	58.1	1.4	0.2	39.0	3.5	1.3	13	540	34	55	0.7	(0)	6	1	0.12	0.06	1.0	23
さといも																				
生	53	227	84.1	1.5	0.1	13.1	2.3	1.2	Tr	640	10	55	0.5	(0)	5	Tr	0.07	0.02	1.0	6
水煮	52	221	84.0	1.5	0.1	13.4	2.4	1.0	1	560	14	47	0.4	(0)	4	Tr	0.06	0.02	0.8	5
やつがしら																				
生	94	398	74.5	3.0	0.7	20.5	2.8	1.3	1	630	39	72	0.7	(0)	7	1	0.13	0.06	0.7	7
水煮	92	392	75.6	2.7	0.6	20.0	2.8	1.1	1	520	34	56	0.6	(0)	Tr	(0)	0.11	0.04	0.5	5
いちょういも																				
生	108	458	71.1	4.5	0.5	22.6	1.4	1.3	5	590	12	65	0.6	(0)	5	Tr	0.15	0.05	0.4	7
ながいも																				
生	64	273	82.6	2.2	0.3	13.9	1.0	1.0	3	430	17	27	0.4	(0)	Tr	(0)	0.10	0.02	0.4	6
水煮	58	247	84.2	2.0	0.3	12.6	1.4	0.9	3	430	15	26	0.4	(0)	(0)	(0)	0.08	0.02	0.3	4
じねんじょ																				
生	118	498	68.8	2.8	0.7	26.7	2.0	1.0	6	550	10	31	0.8	(0)	5	Tr	0.11	0.04	0.6	15
こんにゃく 精粉	194	786	6.0	3.0	0.1	85.3	79.9	5.6	18	3,000	57	160	2.1	(0)	(0)	(0)	(0)	(0)	(0)	(0)
板こんにゃく 精粉	5	21	97.3	0.1	Tr	2.3	2.2	0.3	10	33	43	5	0.4	(0)	(0)	(0)	(0)	(0)	(0)	(0)
しらたき	7	28	96.5	0.2	Tr	3.0	2.9	0.3	10	12	75	10	0.5	(0)	(0)	(0)	(0)	(0)	(0)	(0)

記号は**表 2-3**（p.11）参照

［文部科学省科学技術・学術審議会資源調査分科会：日本食品標準成分表 2020 年版（八訂）を参考に著者作成］

いも類のたんぱく質の第一制限アミノ酸は，ロイシン（じゃがいも）やリシン（さつまいも，さといも，やまのいも）である．いも類のたんぱく質のアミノ酸スコアは 73（じゃがいも）から 86（さつまいも）であるが，やまのいもが特に低い（53〜67）．

　やまのいものたんぱく質の必須アミノ酸は，トリプトファンを除き，ほぼすべて不足気味である．ただし，やまのいもにはアミラーゼが豊富に含まれているため，すりおろして生食した際のデンプンの消化吸収率は高く，滋養強壮によいとされている．また，やまのいもの粘質物はマンナンとたんぱく質の混合物であり，それは，加熱や酸で変性して粘りを失う．その性質は，かるかんや薯蕷まんじゅうの製造に欠かせない特性である．

表 3B-2　いも類のアミノ酸組成（可食部 100 g 当たり）

| いも類 | たんぱく質 | たんぱく質によるアミノ酸組成 | イソロイシン | ロイシン | リシン | 含硫アミノ酸 | | 芳香族アミノ酸 | | トレオニン | トリプトファン | バリン | ヒスチジン | アルギニン | アラニン | アスパラギン酸 | グルタミン酸 | グリシン | プロリン | セリン | アミノ酸合計 |
						メチオニン	シスチン	フェニルアラニン	チロシン												
	g	g	mg																		
じゃがいも(生)	1.8	1.4	59	92	94	25	22	67	46	66	18	91	30	84	52	360	290	52	59	70	1,600
さつまいも（皮なし 生）	1.2	1.0	52	77	61	20	19	75	41	79	17	74	25	50	65	230	140	53	46	81	1,200
さといも(生)	1.5	1.2	46	110	67	17	44	78	79	64	31	74	28	96	63	210	140	66	56	100	1,400
ながいも(生)	2.2	1.5	57	83	68	21	17	73	43	65	28	75	37	200	100	160	390	59	47	180	1,700

☐ 必須アミノ酸

［文部科学省科学技術・学術審議会資源調査分科会：日本食品標準成分表 2020 年版（八訂）を参考に著者作成］

d. 脂　質

いも類の脂質含量は 0.7 ％ 以下ときわめて低く，栄養上の意義はほとんどない．

e. 食物繊維

いも類は食物繊維に富み，便通の改善や大腸がんの予防，トリグリセリドやコレステロールの低下作用，血糖値の上昇抑制，有害物質の排出などの効果が期待できる．こんにゃくやきくいもは，デンプンはほとんど含んでいない代わりに，**グルコマンナンやイヌリン**を豊富に含む．それらは難消化性の多糖で，水溶性食物繊維として機能する．また，きくいもにはイヌリン分解酵素のイヌリナーゼが含まれている．きくいもを貯蔵しておくと，イヌリナーゼの作用でフルクトースが生成して，甘味が増す．

f. ビタミン・ミネラル（無機質）

ビタミン C は，さつまいもやじゃがいもにかなり多く含まれている．それらは野菜類のビタミン C に比べて加熱に強く，じゃがいもやさつまいもはビタミン C の供給源となりうる．さつまいもの黄色はカロテンによるものであり，特に黄肉種（べにはやと）には豊富に含まれている．

いも類は，カリウムも豊富に含む．カリウムの摂取はナトリウムの排出を促すことで高血圧症の予防に役立つが，逆に腎臓病の患者においては症状を悪化させることもあるため注意が必要である．

g. その他

じゃがいもやさつまいもを，皮をむいたり，切ったりして放置しておくと褐色に変化するのは，チロシン（じゃがいも）やクロロゲン酸（さつまいも）が**ポリフェノールオキシダーゼ**の作用を経て黒褐色の**メラニン色素**となるためである（酵素的褐変）．ただし，それらの食材を加熱するとポリフェノールオキシダーゼは失活し，褐変は停止する．また，

やまのいももポリフェノールオキシダーゼ活性が高く，すりおろすと短時間でうす黒く変色する．

　いも類に含まれるポリフェノールは褐変の原因物質である一方，**抗酸化作用を始めとする**種々の生理機能に期待が寄せられている．また，紫肉種のじゃがいも（インカレッド，インカパープル）やさつまいも（あやむらさき，やまかわむらさき）には，ポリフェノールの一種である赤色色素**アントシアニン**が豊富に含まれており，抗酸化作用などがあると報告されている．

　じゃがいもにはときとして，有毒なステロイドアルカロイド配糖体（**ソラニンやチャコニン**など）が含まれており，それらは光が当たって緑色となった皮（30～100 mg/100 g）や，発芽した芽（200～700 mg/100 g）に多く存在する．一般に，30 mg以上のソラニンの摂取は発熱や嘔吐，頭痛などの中毒症状を引き起こす．ソラニンは通常の加熱ではほとんど分解しないため，調理に当たっては皮や芽を除き，水に漬けてソラニンを除去する必要がある．発芽防止を目的として，わが国ではγ線照射されたじゃがいもが流通している．

　さつまいもの切り口から生じる粘性の白い乳液（やに）は樹脂配糖体の**ヤラピン**であり，空気に触れるとポリフェノールと重合して黒ずみとなる．ヤラピンには腸の蠕動運動を促進して便を軟らかくする作用（緩下作用）があり，さつまいもに豊富に含まれる食物繊維とあいまって，便通改善や大腸がんの予防作用が期待される．黒斑病に侵されたさつまいもには，苦味成分（**イポメアマロン**を主成分とするセスキテルペン類）が蓄積する．それは強い苦味と特有の香りを有するだけでなく，家畜への中毒事例も報告されているため，黒斑病に侵されたさつまいもは食用には適さない．

　さといものえぐ味成分は，**ホモゲンチジン酸やシュウ酸カルシウム**である．さといもの皮をむくときに生じる皮膚のかゆみは，シュウ酸カルシウムの針状結晶によるものである．また，独特のぬめりはガラクタンなどの多糖とたんぱく質の複合体によるものである．

　いも類の中でもキャッサバは水分が少なく（約60％），炭水化物が多い（約40％）．その炭水化物は，主にデンプンである．キャッサバの苦味種は青酸配糖体である**リナマリン**を多く含み，植物自身の，あるいは動物の腸内の酵素の作用によって青酸（HCN）が生じる．青酸はミトコンドリアの電子伝達系を阻害する猛毒であるため，調理の際には皮をむいて水でよく洗い流し，加熱によって青酸を揮発させる必要がある．

❸ いも類の利用

　いも類の主な用途は食用やデンプン製造の原料，飼料などである．じゃがいも（ばれいしょ），およびさつまいも（かんしょ）のわが国における用途別消費量を**表3B-3**に示す．

a. じゃがいも

　東欧の一部では主食として用いられる．わが国では，加熱調理して食されるほか，フレンチフライ（フライドポテト），マッシュポテト，ポテトチップ，ポテトフラワーなどに加工される．じゃがいもには粉質（デンプン含量16％以上，だんしゃくいもなど）のものと，粘質（デンプン含量16％未満，メークインなど）のものがある．粉質のものは調

表 3B-3　じゃがいも，さつまいものわが国における用途別消費量（千トン）

	国内生産量	輸入量	国内消費仕向量			
			飼料用	種子用	加工用	粗食料
ばれいしょ	2,398	1,123	5	159	889	2,312
かんしょ	749	56	2	11	272	501

［農林水産省：令和元年度食料需給表（確定値）を参考に著者作成］

理の際に煮くずれしやすく，粉ふきいもやマッシュポテトに適する．しかし，粉質のだんしゃくいもなどでも，新じゃが（春先に収穫）はプロトペクチン含量が高くデンプン含量が低いため，煮くずれしない．また，粘質のじゃがいもは蒸煮の際に煮くずれしないため，油を使う調理に適している．

　わが国では，じゃがいもの約 25 ％はデンプンの原料にされている．じゃがいもデンプンは穀類や他のいも類のデンプンに比べて大粒で質がよく，**かたくり粉**として流通している．調理用途以外にも，じゃがいもデンプンは水産練り製品，畜肉製品，はるさめ，菓子，アルコール，医薬品の製造にも用いられている．

b. さつまいも

　アジアやアフリカには，さつまいもを主食とする地方がある．現在のわが国では，さつまいもの約 60 ％が間食や副食に用いられ，約 20 ％がデンプンの製造に用いられている．さつまいもは，かつてはアルコールやデンプンの原料として重要であったが，近年はそれらの用途には安価なコーンスターチが用いられている．

　さつまいもは，じゃがいもに比べて甘味が強いため，そのままの形で食べられることが多い．加工品としては，蒸し切り干し（乾燥いも，干しいも）や芋かりんとう，芋納豆，サツマイモチップなどがある．また，アルコール（いも焼酎）の原料にもされる．

　近年は，黄肉種（べにはやと）や紫肉種（あやむらさき，やまかわむらさき）を用いたマッシュスイートポテトの製造が行われ，パンやうどん，シャーベットやこんにゃくなどへの利用が広がっている．また，黄肉種はジュースの製造，紫肉種は天然色素（アントシアニン類）の製造にも用いられている．このように，従来のイメージを打ち破るような新しい用途の開発も積極的に進められている．

c. その他

　生食できる唯一のいも類であるやまのいもは，わが国ではとろろ汁や山かけ，酢の物，煮物，揚げ物としてよく用いられているが，かるかんやそばのつなぎとしても利用されている．だいじょ（大薯，熱帯産のやまのいもで，植物学的にはやまのいもとは別種．熱帯アジア太平洋諸国で広く栽培されている）は粘りが強く，とろろ汁や菓子の材料に向いている．ヤマノイモ科植物の葉腋に形成されるむかごは，炊込みご飯の具としたり煮たりして食される．

　こんにゃくの生いも，あるいは精製してグルコマンナンの純度を高めた精粉に水を加えてよく練り（こんにゃく糊），消石灰（Ca(OH)$_2$）などを加えて加熱するとグルコマンナンの架橋が起こり，半透明のゲルとなる．これが，加工食品の**こんにゃく**である．こんにゃ

くのpHは約11のため微生物が繁殖するおそれがなく，保存性は高い．ただし，おいしく食べるには下ゆでしてあく抜きしなければならない．こんにゃくのカロリーは非常に低く（5 kcal／100 g），グルコマンナンには食物繊維としての働きがあるため，こんにゃくを用いたさまざまな食品はダイエット食品として人気である．こんにゃく糊を細孔から熱石灰乳液中へ押し出して固めると，しらたきになる．

　キャッサバのデンプンは**タピオカデンプン**と呼ばれ，糖化の原料として利用されるほか，タピオカパール（球形）に加工されて菓子やスープの浮き身などに利用される．

---

column │ アクリルアミド

　じゃがいもの貯蔵は暗所，低温（0.5〜3℃）が適している．しかし，これにより好ましくない副産物が生じる場合もある．褐変物質であるメラノイジンは，還元糖とアミノ化合物をともに加熱した際のメイラード反応（アミノカルボニル反応）により，生じる．したがって，低温貯蔵によって還元糖が増加したじゃがいもをポテトチップスやフライドポテトの製造に用いると焦げ色が強くなってしまい，商品価値は低下する．それに加え，アスパラギンと還元糖とのメイラード反応により生じたアマドリ転位生成物の分解により，発がん性物質のアクリルアミド（$CH_2CHCONH_2$）が生じる．これらを避けるため，低温で貯蔵していたじゃがいもは，加工に用いる前に一度常温において還元糖を低下させる処置が行われている．

練 習 問 題

(1) いも類の生産と利用についての記述である．誤っているのはどれか．1つ選べ．
　① 世界の主要な作物の生産量をみると，じゃがいもは第4位，キャッサバは第6位，さつまいもは第7位であり，いも類は穀物とともに重要なデンプン質熱源食品であることがわかる．
　② じゃがいものデンプンは水産練り製品の増量剤となり，かたくり粉として調理用にも利用されている．
　③ じゃがいもを食用にする場合，粉質のメークインと粘質のだんしゃくいもがよく用いられる．
　④ さつまいもの貯蔵適温は13〜15℃で，それ以下の温度では低温障害が生じる．
　⑤ キャッサバデンプンは，タピオカパールや菓子などに利用される．
(2) いも類の成分についての記述である．誤っているのはどれか．1つ選べ．
　① じゃがいもに比べて，さつまいもはカリウムやカルシウムが少ない．
　② さつまいもで肉質の黄色，あるいは橙色のものはカロテン含量が多い．
　③ じゃがいもや，やまのいものたんぱく質のアミノ酸スコアは一般的に低い．
　④ さといものえぐ味は，微量のシュウ酸カルシウムやホモゲンチジン酸による．
　⑤ 加工食品のこんにゃくの製造において消石灰（$Ca(OH)_2$）が用いられるが，完成品のカルシウム含量は40 mg程度で，決して多くはない．
(3) いも類に関する記述である．誤っているのはどれか．1つ選べ．

① キャッサバの主成分は，デンプンである．

② キャッサバの有害成分は，リナマリンである．

③ じゃがいもの有害成分は，ソラニンやチャコニンである．

④ じゃがいもの発芽抑制を目的として，紫外線照射が行われている．

⑤ さつまいもの甘味成分は，ショ糖である．

⑷ いも類に関する記述である．正しいのはどれか．1つ選べ．

① じゃがいもの食用部は，塊根である．

② さつまいもの主な炭水化物は，グルコマンナンである．

③ きくいもの主な炭水化物は，イヌリンである．

④ こんにゃくいもの主な炭水化物は，タピオカの原料となる．

⑤ さといもの粘性物質は，ポリグルタミン酸である．

⑸ いも類の成分変化についての記述である．誤っているのはどれか．1つ選べ．

① じゃがいもは 10 〜 20 ℃に長時間おくとデンプンが糖化して，還元糖が多くなる．

② 黒斑病に侵されたさつまいもにはイポメアマロンが含まれており，特有の匂いと苦味のため食用には適さない．

③ やまのいもにはアミラーゼが多く含まれており，生食でもデンプンはよく消化される．

④ やまのいもをすりおろすと，ポリフェノールがポリフェノールオキシダーゼの作用で酸化されてメラニン色素となり，黒色を示す．

⑤ こんにゃく糊の凝固には，グルコマンナンが関与する．

C 豆 類

❶ 豆類の種類と性状

　バラ目マメ科の植物は，根粒中に共生する根粒菌の窒素固定作用により，やせ地にも生息する．子実（植物学的にいうと種子）を収穫対象として栽培されるマメ科の植物を豆類といい，約700属，18,000種からなる．豆類は栽培，貯蔵，輸送が容易なため，世界中で広く栽培されている．その完熟子実（乾燥豆）はたんぱく質や脂質，炭水化物を豊富に含む重要な食糧資源であるが，未熟な子実（未熟豆）やさや（若ざや），発芽種子（もやし），ならびに茎葉や塊根も食料や飼料に用いられる．なお，日本食品標準成分表2020年版（八訂）では利用面から，らっかせいを種実類として，若ざやや未熟豆，もやしを野菜類として掲載している．

　現在，食用として用いられている主な豆類は10種類程度であるが，中でもだいずとらっかせいの利用量が群を抜いている．なお，わが国の年間消費量（300～400万トン）のうち，約90％をだいずが占める．また，わが国ではだいず，らっかせい，りょくとうを除いたあずき，えんどう，いんげんまめ，ささげ，そらまめなどを雑豆という．わが国において雑豆の約70％は，あんや和菓子の製造に用いられている．豆類の子実の形と大きさを比較したものを，**図3C-1**に示す．

a. だいず（大豆，soybeans，*Glycine max*）（ダイズ属）

　原産は東アジアで，約5000年前に中国東北部からシベリアのアムール川流域の範囲において栽培され始めたと考えられている．その栽培は長く東アジア地域に限定され，その地域の特色ある食文化の発展に貢献してきた．18世紀には欧米諸国に伝わり，20世紀には世界中で栽培されるようになった．現在では油糧原料やたんぱく質原料としての需要が

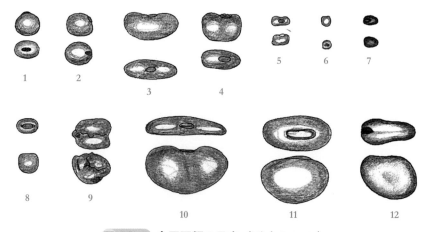

図3C-1 食用豆類の子実（原寸の65％）

1. だいず　2. えんどう　3. いんげんまめ　4. ささげ　5. ささげ（小型）　6. りょくとう
7. あずき　8. きまめ　9. ひよこまめ　10. らいまめ　11. なたまめ　12. そらまめ

高く，世界の生産量は 2.5 億トンを超え，アメリカやブラジル，アルゼンチン，中国など
が主要な生産国である．わが国のだいずの需要量は約 300 万トン/年であるが，その自給
率は約 7 ％にすぎない．きわめて多くの品種があり，形態的特性（種皮やへその色，子
実の大きさ，子実やさやの形）や生態的特性（夏だいず型，秋だいず型，中間型），産地（国
産，米国産など），用途（油脂用，煮豆用，えだまめ用など）によって分類されている．

b. らっかせい（落花生・南京豆，peanut, *Arachis hypogaea*）（ラッカセイ属）

　原産地はブラジルであるが，現在の主産地はインドや中国，アメリカ，インドネシアな
どである．他の豆類はすべて地上部で結実するが，らっかせいは異質で，地上部で開花，
受粉した後に子房の基部が伸び，地中にて結実する（地下結実性）．排水のよい暖地で栽
培され，わが国では千葉県や茨城県の生産量が高い．わが国の需要量は約 15 万トン/年で
あるが，その自給率は 50 ％弱である．大粒種の子実は食用に，小粒種の子実は搾油用と
される．搾油粕は大部分が飼料となる．

c. あずき（小豆，aduki beans, *Phaseolus angularis*）（ササゲ属）

　原産地は中国，もしくは日本であると考えられていて，だいずと同様に東アジアで栽培
化された数少ない豆類の 1 つである．しかし，だいずとは異なり，世界的に生産・消費さ
れる作物にはならなかった．系統的にはりょくとうが最も近縁である．わが国では北海道
の十勝地方が主な生産地であり，その自給率は約 60 ％である．

d. えんどう（豌豆，peas, *Pisum sativum*）（エンドウ属）

　紀元前 7 ～ 6 世紀頃に中近東で栽培化された，長い歴史を持つ豆類である．現在，いん
げんまめと並び，野菜用として世界で多く消費されている．えんどうは品種間で変異の幅
が大きく，矮性やつる性，子実の形態の違いなど，さまざまな品種が存在する．19 世紀，オー
ストリアの僧メンデル（G. J. Mendel）はその性質を利用してえんどうを形質遺伝の研究
材料とした．その品種は春・初夏播き用や夏播き用，秋播き用，むき実用（グリンピース），
さや用（さやえんどう，スナップえんどう）などに分類される．現在ではハウス栽培も行
われるようになったことから，さやえんどうは年間を通して野菜として消費されている．
しかし，ヨーロッパでは主に子実用として栽培されている．

e. いんげんまめ（隠元豆・菜豆，kidney beans, *Phaseolus vulgaris*）（インゲンマメ属）

　原産地はメキシコと考えられており，とうもろこしとともに新大陸農耕文化を代表する
作物である．中国の隠元禅師によって 17 世紀中頃に日本に伝えられたとされるが，それ
は実際にはふじまめであったという．いんげんまめも，品種によって形態的特性（種皮や
へその色，子実の大きさ，子実やさやの形）の差が大きい豆類である．さいとう，ごがつ
ささげとも呼ばれ，若ざやはさやいんげん，どじょういんげんともいう．北海道や長野県
では子実用に栽培されている．

f. ささげ （豇豆・大角豆, cowpeas, *Vigna sinensis*）（ササゲ属）

西アフリカの原産と考えられている，歴史の古い作物である．耐乾性を有するため，熱帯地域において重要なたんぱく質源として栽培されてきた．ささげの品種は大別すると2種類あり，子実用にインドやアフリカで広く栽培されているものと，若ざや用に改良されたもの（やっこささげ，じゅうろくささげ）とがある．さやの長さはやっこささげでは12～30 cm，じゅうろくささげでは30～100 cmにも達する．わが国では子実用品種の栽培は少なく，輸入に頼っている．一方，若ざや用のささげは各地で栽培されている．

g. そらまめ （空豆・蚕豆・夏豆, broad beans, *Vicia faba*）（ソラマメ属）

原産地は中近東と考えられており，日本では8世紀頃から栽培されている．ほかの豆類とは異なり，冬作の強健な作物である．その子実は種皮が厚く，長さは1～2.5 cmと比較的大型で，小粒種と大粒種に区分される．わが国では未熟豆を野菜として用いる一方で，約2万トン/年の乾燥豆を原料として輸入している．

h. りょくとう （緑豆・八重生・文豆, green gram, *Phaseolus radiatus*）（ササゲ属）

古代インドの聖典ヴェーダの記載などからも，その原産地はインドと考えられている．その子実の形態はあずきに似ているが，種皮は鮮緑色，あるいは黒褐色，黄金色である．わが国でも第二次世界大戦頃までは栽培されていたが，現在ではほとんど栽培されていない．もやしの原料として約6万トン/年を中国，タイ，ミャンマーなどから輸入している．

i. その他

わが国では目に触れる機会は少なくても，他の国では食用して広く用いられている豆類も多く存在し，あんなどの原料として輸入されているものも少なくない．例として，らいまめ（lima beans, *Phaseolus lunatus*, インゲンマメ属），レンズまめ（lentils, *Lens esculenta*, ヒラマメ属），ひよこまめ（chickpeas, *Cicer arietinum*, ヒヨコマメ属）などがあげられる．

❷ 豆類の化学成分

穀類のたんぱく質含量が5～15%程度であるのに対し，豆類のたんぱく質含量は20～35%程度であることから，動物性たんぱく質に次ぐ重要なたんぱく質供給源である（**表3C-1**）．アミノ酸組成の面からは，豆類は穀類に乏しいリシンを多く含むため混食による補足効果が期待できることがわかる．しかし，含硫アミノ酸はやや少ない（**表3C-2**）．

豆類は，子実の成分組成から脂質型と炭水化物型の2群に区分される．前者に属するものはだいずとらっかせいであり，それらの油脂含量は20～50%にも及ぶことから油糧作物として商品分類されるほどである．他の豆類はすべて炭水化物型に属する．その区分は栄養面からの指針となるとともに，利用・加工における特性ともなっている．

豆類は，穀類には乏しいカルシウムや鉄を豊富に含む．ビタミンB_1やビタミンB_2も，穀類の数倍以上の高い含量を示す．また，とうもろこし以外の穀類にはほとんど存在しないビタミンA効力を持つカロテンを，豆類は平均して約10 μg/100 g含んでいる．これらのことからも，穀類と相性のよい食品であることがわかる．

表 3C-1 豆類の主要成分組成（可食部 100 g 当たり）

食品名	エネルギー (kcal)	エネルギー (kJ)	水分	たんぱく質	脂質	炭水化物	食物繊維総量	灰分	ナトリウム	カリウム	カルシウム	リン	鉄	A レチノール	A β-カロテン当量	A レチノール活性当量	E*	B₁	B₂	ナイアシン	C
	kcal	kJ	g	g	g	g	g	g	mg	mg	mg	mg	mg	μg	μg	μg	mg	mg	mg	mg	mg
だいず（黄大豆）																					
（国産 乾）	372	1,548	12.4	33.8	19.7	29.5	21.5	4.7	1	1,900	180	490	6.8	(0)	7	1	24.8	0.71	0.26	2.0	3
（米国産 乾）	402	1,674	11.7	33.0	21.7	28.8	15.9	4.8	1	1,800	230	480	8.6	(0)	7	1	22.7	0.88	0.30	2.1	Tr
（中国産 乾）	391	1,630	12.5	32.8	19.5	30.8	15.6	4.4	1	1,800	170	460	8.9	(0)	9	1	29.9	0.84	0.30	2.2	Tr
らっかせい（乾 大粒種）	572	2,368	6.0	25.2	47.0	19.4	8.5	2.3	2	740	49	380	1.6	(0)	8	1	18.7	0.41	0.10	20.0	(0)
あずき（乾）	304	1,279	14.2	20.8	2.0	59.6	24.8	3.4	1	1,300	70	350	5.5	(0)	9	1	14.3	0.46	0.16	2.2	2
えんどう（青えんどう乾）	310	1,307	13.4	21.7	2.3	60.4	17.4	2.2	1	870	65	360	5.0	(0)	92	8	7.0	0.72	0.15	2.5	Tr
いんげんまめ（乾）	280	1,180	15.3	22.1	2.5	56.4	19.6	3.7	Tr	1,400	140	370	5.9	(0)	6	Tr	2.2	0.64	0.16	2.0	Tr
ささげ（乾）	280	1,182	15.5	23.9	2.0	55.0	18.4	3.6	1	1,400	75	400	5.6	(0)	19	2	15.9	0.50	0.10	2.5	Tr
そらまめ（乾）	323	1,368	13.3	26.0	2.0	55.9	9.3	2.8	1	1,100	100	440	5.7	(0)	5	Tr	5.8	0.50	0.20	2.5	Tr
りょくとう（乾）	319	1,346	10.8	25.1	1.5	59.1	14.6	3.5	0	1,300	100	320	5.9	(0)	150	13	7.3	0.70	0.22	2.1	Tr

記号は**表 2-3**（p.11）参照

*α-，β-，γ-，δ-トコフェロールの和を示す.

［文部科学省科学技術・学術審議会資源調査分科会：日本食品標準成分表 2020 年版（八訂）を参考に著者作成］

表 3C-2 豆類とほかの食品のアミノ酸組成の比較（可食部 100 g 当たり）

食品名	たんぱく質	アミノ酸組成によるたんぱく質	イソロイシン	ロイシン	リシン	含硫アミノ酸 メチオニン	含硫アミノ酸 シスチン	芳香族アミノ酸 フェニルアラニン	芳香族アミノ酸 チロシン	トレオニン	トリプトファン	バリン	ヒスチジン	アルギニン	アラニン	アスパラギン酸	グルタミン酸	グリシン	プロリン	セリン	アミノ酸合計
	g	g	mg	mg	mg	mg	mg	mg	mg	mg	mg	mg	mg	mg	mg	mg	mg	mg	mg	mg	mg
だいず全粒（国産 黄大豆 乾）	33.8	32.9	1,700	2,900	2,400	520	590	2,000	1,300	1,600	500	1,800	1,000	2,900	1,600	4,500	7,000	1,600	2,000	2,200	38,000
らっかせい（乾 大粒種）	25.2	24.0	970	1,800	1,000	290	380	1,500	1,100	850	280	1,200	700	3,300	1,100	3,400	5,600	1,600	1,200	1,600	28,000
あずき（乾）	20.8	17.8	920	1,700	1,600	310	280	1,200	610	830	240	1,100	700	1,400	880	2,500	3,500	810	900	1,200	21,000
えんどう（青えんどう乾）	21.7	17.8	880	1,500	1,600	210	340	1,000	660	890	200	1,000	550	1,800	940	2,500	3,600	950	890	1,100	21,000
いんげんまめ（乾）	22.1	17.7	1,000	1,700	1,400	280	290	1,200	660	950	250	1,200	670	1,400	880	2,500	3,200	840	800	1,300	21,000
ささげ（乾）	23.9	19.6	1,100	1,800	1,600	380	360	1,300	740	940	280	1,200	780	1,500	1,000	2,600	3,800	1,100	1,100	1,200	23,000
こめ水稲穀粒（精白米 うるち米）	6.1	5.3	250	500	220	150	140	330	240	230	85	360	170	510	340	580	1,100	290	300	350	6,100
小麦粉（強力粉 1 等）	11.8	11.0	440	850	240	200	300	650	370	350	140	520	280	430	350	490	4,500	440	1,600	640	13,000
鶏卵（全卵 生）	12.2	11.3	660	1,100	940	410	300	660	590	640	190	820	340	840	720	1,300	1,700	430	510	1,000	13,000
和牛肉サーロイン（皮下脂肪なし 生）	12.9	11.4	630	1,100	1,200	380	160	550	460	680	150	670	530	840	790	1,300	2,100	570	530	600	13,000
ぶた中型種肉ロース（皮下脂肪なし 生）	20.6	17.8	1,000	1,700	1,800	600	240	830	720	1,000	250	1,100	1,000	1,300	1,200	2,000	3,300	880	850	880	21,000
にわとり若鶏肉もも（皮なし 生）	19.0	16.3	900	1,500	1,700	520	220	760	670	920	240	950	700	1,300	1,100	1,800	3,000	980	780	840	19,000

▭ 必須アミノ酸

［文部科学省科学技術・学術審議会資源調査分科会：日本食品標準成分表 2020 年版（八訂）を参考に著者作成］

表 3C-3 野菜として用いる豆類の主要成分組成（可食部 100 g 当たり）

食品名	エネルギー		水分	たんぱく質	脂質	炭水化物	食物繊維総量	灰分	無機質					ビタミン							
									ナトリウム	カリウム	カルシウム	リン	鉄	A			E*	B₁	B₂	ナイアシン	C
														レチノール	β-カロテン当量	レチノール活性当量					
	kcal	kJ	g						mg					μg			mg				
えだまめ（生）	125	524	71.7	11.7	6.2	8.8	5.0	1.6	1	590	58	170	2.7	(0)	260	22	9.9	0.31	0.15	1.6	27
だいずもやし（生）	29	122	92.0	3.7	1.5	2.3	2.3	0.5	3	160	23	51	0.5	(0)	(Tr)	(0)	3.0	0.09	0.07	0.4	5
さやえんどう（若ざや生）	38	160	88.6	3.1	0.2	7.5	3.0	0.6	1	200	35	63	0.9	(0)	560	47	0.9	0.15	0.11	0.8	60
グリンピース（生）	76	317	76.5	6.9	0.4	15.3	7.7	0.9	1	340	23	120	1.7	(0)	420	35	2.7	0.39	0.16	2.7	19
さやいんげん（若ざや生）	23	97	92.2	1.8	0.1	5.1	2.4	0.8	1	260	48	41	0.7	(0)	590	49	0.6	0.06	0.11	0.6	8
じゅうろくささげ（若ざや生）	22	90	91.9	2.5	0.1	4.8	4.2	0.7	1	250	28	48	0.5	(0)	1,200	96	2.6	0.08	0.07	0.7	25
そらまめ（未熟豆 生）	102	431	72.3	10.9	0.2	15.5	2.6	1.1	1	440	22	220	2.3	(0)	240	20	1.3	0.30	0.20	1.5	23
りょくとうもやし（生）	15	64	95.4	1.7	0.1	2.6	1.3	0.2	2	69	10	25	0.2	(0)	6	Tr	0.2	0.04	0.05	0.3	8

記号は**表 2-3**（p.11）参照

*α-，β-，γ-，δ-トコフェロールの和を示す.

［文部科学省科学技術・学術審議会資源調査分科会：日本食品標準成分表 2020 年版（八訂）を参考に著者作成］

　一方，緑黄色野菜のカロテン含量（数百～数千 μg/100 g）と比較すると，豆類のカロテンの含量は非常に低い．しかし，豆類のビタミン B₁ やビタミン B₂，ナイアシンの含量は，緑黄色野菜におけるそれらの含量の数倍から数十倍以上も高い．ただし，ビタミン C は乾燥豆にはほとんど含まれていない．しかし，豆類の若ざや（さやえんどう，さやいんげんなど），あるいは未熟豆（えだまめ，そらまめなど）には，通常の野菜に並ぶ量のビタミン C やカロテンが含まれている（**表 3C-3**）．なお，乾燥豆に湿度を与えるのみで容易に得られるもやしにおいても，ビタミン C が生合成されて蓄積されている．

　豆類には，トリプシン阻害因子やレクチンを始めとする各種の抗栄養成分も含まれている．ただし，ほとんどの抗栄養成分は加熱により作用を失うため，通常の調理を経る限りは心配ない．

a. だいず

1）たんぱく質

　たんぱく質含量は約 33 % で，その 60 ~ 70 % はプロテインボディ（protein body）と呼ばれる顆粒状の細胞内小器官に保持されている．たんぱく質の約 9 割はグロブリン類であり，吸水させただいずを破砕すると，水溶性画分に溶出される．それらは超遠心分離による沈降定数によって大まかに 2S，7S，11S，15S の 4 群に区分され，さらに免疫学的手法によって詳細に分類されている．代表的なものとして，大豆たんぱく質の約 28 % を占める β-コングリシニンと，約 40 % を占めるグリシニンがあげられる．前者は糖鎖を多く含み，後者は糖鎖をほとんど含まないといった違いがみられる．このように，個々の大豆たんぱく質は異なる構造を持つため，それぞれを分離して加工食品の製造に利用することで特徴の異なった食品が得られる．

　大豆たんぱく質は，こめなどの穀類では制限アミノ酸となっているリシンやヒスチジン

をそれぞれ約6％，約3％含み，アミノ酸スコアは100となる．したがって，大豆たんぱく質は動物性たんぱく質に匹敵する栄養価を示す．また，だいず，およびその加工食品のたんぱく質消化吸収率は平均して92％であり，優れた植物性たんぱく質源といえる．加えて，大豆たんぱく質，およびそれを加水分解して得られる大豆ペプチドが血中の中性脂肪やLDLコレステロールを低下させる作用があることも示されている．

　なお，2019（令和元）年度の食料需給表からは，日本人は1日当たり平均6.2gの大豆たんぱく質を摂取していることがわかる．これは，日本人が1日に摂取しているたんぱく質の量（平均78.5g）の約8％に相当する．

2）脂　質

　脂質含量は約20％で，その約9割が単純脂質のトリアシルグリセロール（トリグリセリド）である．それは，プロテインボディの間隙を埋めるように存在するスフェロソーム（spherosome），またはオイルボディ（oil body）と呼ばれる顆粒状の細胞内小器官に蓄積されている．そのトリアシルグリセロールを構成する脂肪酸の大半がリノール酸（約50％）やオレイン酸（約25％），α-リノレン酸（約9％）といった不飽和脂肪酸である．飽和脂肪酸であるパルミチン酸とステアリン酸の含量は，それぞれ約11％，約3％にすぎない．だいずのトリアシルグリセロールは必須脂肪酸のリノール酸やα-リノレン酸を多く含むため栄養的には優れているが，二次製品として加工した際の過酸化脂質の生成にともなう変質には注意を払わなければならない．

　また，複合脂質であるリン脂質（グリセロリン脂質，スフィンゴリン脂質）の含量は約1.5％で，ホスファチジルコリン（レシチン）が大部分を占める．それは大豆レシチンとして分離・精製されて，マヨネーズやマーガリン，チョコレートなどの製造に乳化剤として広く利用されている．

3）炭水化物

　炭水化物含量は約30％で，その5～6割がセルロースなどの食物繊維である．残りを，ショ糖（約6％）やスタキオース（約4％），ラフィノース（約1％）などのオリゴ糖とペクチン質が占める．デンプンをほとんど含まない点が，らっかせいとともに他の豆類と大きく違う点である．また，スタキオースやラフィノースには，整腸作用を有するビフィズス菌の増殖を促進する作用がある（プレバイオティックス効果）．

4）ビタミン・ミネラル（無機質）

　多くの野菜の数倍から数十倍ものビタミンB_1やビタミンB_2，ナイアシン，ビタミンEを含む．また，乾燥豆のビタミンC含量は非常に低いものの，もやしになると5mg/100gのビタミンCを含んでいる．さらにだいずには，カルシウムとリンが多く含まれており，鉄や亜鉛も含まれている．

5）生理活性物質

　たんぱく質分解酵素に対して阻害活性を示すトリプシン阻害因子（トリプシンインヒビター），赤血球の凝集作用を示すヘマグルチニン（大豆レクチン），たんぱく質の溶解性やカルシウムの吸収性を低下させるフィチン酸，甲状腺肥大物質であるゴイトロゲンなどが含まれている．また，アミラーゼやリパーゼ，リポキシゲナーゼ，プロテアーゼ，ウレアーゼなどの酵素も含まれている．さらに，サポニンやイソフラボンといった生理活性物質も含まれている．近年，これらの生理活性作用を活かした健康食品や医薬品の研究開発

が盛んに行われている.

　i）トリプシン阻害因子，ヘマグルチニン，リポキシゲナーゼ：だいずを始めとするほとんどの豆類は，消化酵素であるトリプシンの活性を阻害して膵臓の肥大を促すトリプシン阻害因子を含む．大豆たんぱく質の 1 ～ 2 ％を占める大豆レクチン（**レクチン**：糖鎖に結合するたんぱく質の総称．微生物から動植物に至るまで，広く自然界に存在する．細胞表面の糖鎖と結合することで，細胞凝集・細胞傷害作用を示す）は，その作用からヘマグルチニン（赤血球凝集素）とも呼ばれる．**リポキシゲナーゼ**は不飽和脂肪酸を酸化して過酸化脂質を生成する反応を触媒する酵素であり，その作用により大豆臭（過酸化脂質の分解産物であるヘキサナールなどによる）が生じる.

　これらの負に作用する生理活性物質は，いずれもたんぱく質であるため，加熱により変性・失活する．したがって，だいずを生食しない限りは，それらの負の作用を心配する必要はない．一方で，トリプシン阻害因子にはインスリンを分泌するランゲルハンス島 β 細胞を増殖させる作用もみられ，糖尿病の予防や治療に効果があると期待されている．また，ヘマグルチニンには，特定のがん細胞に結合することでその増殖を抑える作用があることも示されている.

　ii）サポニン：サポニンはトリテルペノイドの一種であるサポゲニンにオリゴ糖が結合した化合物の総称であり，だいずやあずきに多く含まれる（0.3 ～ 0.5 ％）．サポニンは，加工時には上澄み画分（ホエー）に主に溶解する．気泡性が強く，水や含水アルコールに溶解する．加熱にも安定な物質である．サポニンは苦味や収斂味といった不快味の原因物質であり，赤血球に対する溶血作用や魚毒性，甲状腺肥大作用も指摘されてきた．しかし近年，脂質の過酸化抑制作用，血中コレステロールや中性脂肪の低下効果，整腸作用による便通改善効果もあることが示されており，その生理活性作用が注目されている物質である.

　iii）イソフラボン：イソフラボンにはポリフェノール類のダイゼインやゲニステイン，およびそれらの配糖体であるダイジンやゲニスチンなどがあり，だいずに約 0.25 ％含まれ，脱脂だいずからアルコールで抽出される．水には溶けにくく，熱に安定な物質である．抗カビ作用，活性酸素などのラジカル消去作用，抗発がん作用，女性ホルモン（エストロゲ

---

column ｜ 大豆イソフラボン

　大豆イソフラボンの過剰摂取は乳がんの発症リスクや生殖機能に影響を及ぼすおそれがあるとして，2006（平成 18）年に食品安全委員会によってイソフラボンの安全性評価が行われた．その結果，大豆イソフラボンの安全な 1 日摂取目安量の上限値は 70 ～ 75 mg/日，また，特定保健用食品として日常の食品に加えて摂取する場合の安全な 1 日上乗せ摂取量の上限値は 30 mg/日とされた（いずれもアグリコン換算値）．そして，妊婦，胎児，乳幼児，小児は大豆イソフラボンを上乗せ摂取することは推奨できないとされた.

　なお，国民健康・栄養調査によって明らかにされた日本人の大豆イソフラボン摂取状況は 16 ～ 22 mg（アグリコン換算値）/日であり，バランスのよい一般的な食生活を送っている限り過剰摂取の心配はない.

ン）様作用による骨粗鬆症や更年期障害の防止作用といった生理活性作用が注目されている．閉経後の女性の骨粗鬆症に予防効果があるのは，エストロゲン欠乏による骨からのカルシウムの溶出をイソフラボンが抑制するためであると考えられている．

b. らっかせい

　炭水化物の含量は約20％であり，豆類の中では最も低い．しかし，だいずと同様に脂質を豊富に含む（約48％）．その約9割が単純脂質のトリアシルグリセロール（トリグリセリド）であり，構成する脂肪酸の主体はオレイン酸，リノール酸といった不飽和脂肪酸である．なお，大豆油が乾性油であるのに対してらっかせい油は不乾性油であり，大豆油よりもヨウ素価が低い（二重結合の数が少ない）．また，レシチンも多く含まれている．たんぱく質の含量は約25％であり，その約7割はグロブリン類である．だいず搾油粕と同様にらっかせい搾油粕もたんぱく質を豊富に含むため，飼料としての用途だけでなく，分離たんぱく質としての用途が推し進められている．

　らっかせいは，だいずに匹敵する量のビタミンB_1，ビタミンB_2を含む．初めは渋皮に含まれるビタミンB_1は，子実の乾燥に伴って子葉部に移行する．また，ナイアシンは他のすべての食品を凌駕する含有量といってよい．

　土壌に生息している真菌の一種である *Aspergillus flavus* が豆類や穀類に寄生して代謝毒のアフラトキシン（カビ毒の一種で，天然の物質の中で最も高い発がん性を示す）が蓄積する場合がある．らっかせいは地下結実性であるため，特に注意が必要である．

c. あずき，えんどう，いんげんまめ，ささげ，そらまめ，りょくとう，らいまめ

　炭水化物が約55～60％を占め，その主成分はデンプンである．たんぱく質の含量は約20～25％で，その主体はグロブリン類である．脂質の含量は，約1.5～2.5％にすぎない．

　多くの乾燥豆はビタミンA効力のカロテンをごくわずかしか含んでいないが（平均して約10μg/100g），えんどうの乾燥豆は飛び抜けて高いカロテン含量を示す（92μg/100g）．また，若ざや（さやえんどう）には60mg/100gの，未熟豆（グリンピース）には19mg/100gのビタミンCが含まれている．

　いんげんまめのカルシウム含量は，だいずに次いで高い（130mg/100g）．いんげんまめおよび近縁種のらいまめには，微量（20～100ppm）ではあるが，青酸配糖体が含まれる．そのため，植物自身の，あるいは動物の腸内の酵素の作用により，電子伝達系を阻害する猛毒である青酸（HCN）が発生する．したがって，これらの豆類は生食してはならない．利用に先立って水に浸してよく加熱することで，青酸を発生させて揮発させる必要がある．また，豆類の中でもいんげんまめに特有の抗栄養成分として，アミラーゼ阻害因子がある．これは唾液や膵液のデンプン分解酵素（アミラーゼ）の活性を阻害する．

　地中海地方の住民に限り，そらまめの摂取により急性の溶血性貧血（そらまめ中毒症）を発症することがある．これは，そらまめに含まれる毒性因子がこれらの患者の赤血球を破壊するためと考えられている．

　主にもやしの製造，またはデンプンの原材料として用いられるりょくとうに含まれるデンプンは，他の豆類とは異なり約3割のアミロースと約7割のアミロペクチンからなる．りょくとうは，そのほかの炭水化物としてキシロース，アラビノース，ガラクトース，ウ

ロン酸からなるヘミセルロースを約0.3％含む．これらの成分は粘性を生み出し，こしの強いはるさめの製造に向いている．りょくとうの乾燥豆のカロテン含量はきわめて高い（150 µg/100 g）．しかし，乾燥豆を食することはないため，ビタミンA源にはならない．りょくとうの乾燥豆はビタミンCをほとんど含まないが，りょくとうもやしは8 mg/100 gのビタミンCを含む．

❸ 豆類の利用

乾燥豆は貯蔵食品として重宝されるが，その若ざややや未熟豆，もやしも野菜として食卓に欠かせない．また，豆類の種子が多様な色を呈していることを活用して，あずきは赤あんに，いんげんは赤あんや白あんに，青えんどうは甘く煮てうぐいす豆に，黒大豆はおせちの黒豆に用いられている．さらに，だいずはさまざまな豆腐類や発酵食品に加工される．このように，豆類はきわめて多様な形で調理や加工に供される．さらに近年では，だいずやらっかせいなどの脱脂残滓を用いて，さまざまなたんぱく質素材が製造されている．

a. たんぱく質の利用

世界の将来にわたる食糧問題，特にたんぱく質食品の問題に端を発し，また，商業的な意図もからみ，植物性たんぱく質の有効利用について1960年頃から検討され始めた．その代表例は，油脂原料として利用されただいずの残滓（脱脂大豆）の家畜飼料への利用である．さらに近年では，脱脂大豆からのさまざまな大豆たんぱく質素材の開発と，その食品への直接的な利用が増大している．脱脂大豆を飼料として肉牛を飼育した場合には，1 kgの牛肉を得るためにおよそ8 kgものだいずを要することから，大豆たんぱく質そのものの食品への利用は植物性たんぱく質の有効利用の1つの答えと考えられる．

b. 油脂の利用

豆類そのものを油糧食品として摂取することはないが，だいずとらっかせいは油脂原料として重要である．それらから製造した油脂はてんぷら油，サラダ油として，また，マーガリン，ショートニング，ピーナツバターの原料として利用されている．

c. デンプンの利用

豆類のデンプンを利用した加工食品の例として，あんがあげられる．主な原料は赤あずきや白あずき，白いんげんであるが，価格を安く抑えるためにささげやりょくとうも使われる．それらの豆類を煮詰め，潰し，あくを抜き，種皮を除去して脱水したものが生あん（こしあん）である．生あんを乾燥・粉末化したものが乾燥あん（さらしあん）である．さらにこれらから練りあん，こしあん，粒あん，小倉あんといった種々のあんが製造される．また，原料に用いる豆類によって赤あん（あずき），白あん（白いんげんまめ），青あん（えんどう）というように，色の異なるあんとなる．豆類の細胞壁は硬く，また細胞内のデンプンはたんぱく質におおわれているため，あんの中のデンプン粒どうしは凝固したたんぱく質や細胞壁によって隔てられている．こういった特徴が，粘りがなく，さらりとしたあんに特有の舌ざわりのもととなっている．

　豆類のデンプンに水を加えてよく練り，細孔から熱水中に押し出して固め，乾燥させたものが**はるさめ**（豆麺）である．はるさめはりょくとうから製造した豆麺のことをいうが，わが国で生産されるはるさめのほとんどはじゃがいもやさつまいものデンプンから作られている．

d. 個々の豆類の利用

1）だいず

　東アジア原産のだいずは，日本を始めとするアジア地域において多種多様な利用のされ方をしている（**図3C-2**）．子実そのものを煮豆や煎り豆，えだまめとして食するほか，豆腐を始めとするさまざまな加工食品が製造されている．

　i）豆乳・湯葉：水に浸漬しただいずを磨砕・加熱して得られる**呉汁**を，布でこして得られる乳白色のろ液が，**豆乳**である．同時に得られる粕は**おから**（卯の花，雪花菜）と呼ばれ，食物繊維を豊富に含む．豆乳の主成分はたんぱく質と脂質で，そのほかビタミンB群やミネラルを含む．近年の健康志向の高まりと，大豆臭除去技術（高圧加熱処理）や無菌充填技術の進歩により，豆乳の消費は伸びている．日本農林規格（JAS規格）は，だいず固形成分を8％以上含むものを豆乳と規定している．豆乳原液に植物性油脂や糖類，食塩などを加えた，だいず固形成分が6～8％のものは**調製豆乳**，また，果実や野菜の搾汁液，乳製品，コーヒーなどを加えたもので，搾汁液の割合が10％未満，だいず固形成分が4～6％のものを**豆乳飲料**と規定している．

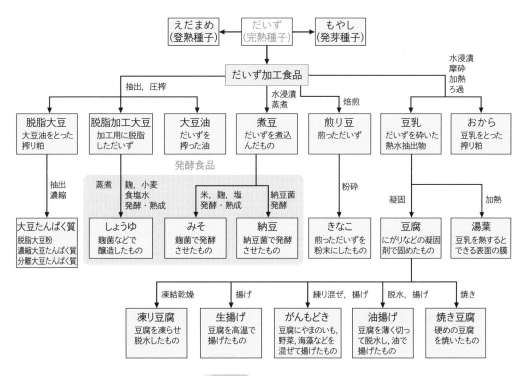

図3C-2 だいずの利用

［太田英明ほか：食べ物と健康 食品の加工，増補，南江堂，p.128，2016より許諾を得て転載］

　濃く調製した豆乳を沸騰しないように加熱すると，たんぱく質の疎水性領域が液面に配向・凝集して，しだいに膜を形成する．これをすくい取り，そのまま，あるいは乾燥品として食用としたものが**湯葉**である．湯葉はたんぱく質を約23％，脂質を約34％含み，消化吸収率が高い優れたたんぱく質食品である．乾燥させた湯葉は，保存食となる．

　ii）豆腐類：わが国で消費される食用だいずの約50％は，豆腐類の製造に用いられている．このように，わが国の代表的な植物性たんぱく質食品である豆腐は5〜7％のたんぱく質と3〜4％の脂質を含み，食感にも優れていることから，近年は諸外国でも作られるようになった．

　豆腐は，豆乳に天然にがり（主成分は塩化マグネシウム）や硫酸カルシウム（すまし粉）といった塩類，あるいはグルコノデルタラクトン（glucono-δ-lactone，GDL）といった凝固剤を加えてゲル状に凝固させたものである．豆腐の製造におけるゲル形成には，塩類により凝固させた場合は2価の金属イオンによるたんぱく質間の架橋が，グルコノデルタラクトンにより凝固させた場合はその加水分解によって生じたグルコン酸によるpHの低下にともなうたんぱく質の酸変性，等電点沈殿が関与している．豆腐の風味やテクスチャーは，豆乳の濃度や凝固剤の種類，製法の違いによって変動する．

　木綿豆腐は，豆乳を凝固させた後に孔のある型箱に移し，圧縮して湯（上澄み）を除いたものである．**絹ごし豆腐**は，濃く調製した豆乳と凝固剤を型箱に入れて，豆乳全体を凝固させたものである．豆乳と凝固剤をプラスチック容器に充填・密封してから凝固させた**充填豆腐**もある．無菌充填したものは保存性に優れ，量産に向いている．固めの豆腐を徐々に凍結させて組織内の氷結晶を成長させると，たんぱく質が濃縮されて網目構造が形成される．それを解凍してスポンジ状となった豆腐を圧搾・乾燥させたものが，わが国に固有の食品である**凍り豆腐**（高野豆腐）である．約51％のたんぱく質と約34％の脂質を含む，優れた保存食である．

　固めの豆腐に重しをして水分を除き，両面を焼いて焼き目を付けたものが**焼き豆腐**である．また，固めの豆腐を薄く切って水を切り，それを低温の油で揚げて膨らませた後に，高温の油で揚げたものが**油揚げ**である．厚めの木綿豆腐を水切りして初めから高温の油で揚げると，**生揚げ**（厚揚げ）となる．水を切った豆腐にとろろ，にんじん，こんぶ，ごまなどを加えてこね，油揚げと同様に二度揚げしたものが**がんもどき**である．

　iii）その他：**もやし**は，りょくとうやだいず，あずき，アルファルファ，ひよこまめなどを高湿度の暗所で発芽させ，胚軸が5 cm（りょくとう）から15 cm（だいず）程度に伸長するまで生長させた食品である．消化性がよく，5〜10 mg/100 gのビタミンCを含む．だいずの未熟豆をさやごと塩ゆでしたものが**えだまめ**で，ビタミンCを豊富に含む（27 mg/100 g）．乾燥豆を煎り，皮を除いて粉に引くと**きなこ**になる．団子や菓子類にまぶして用いられる．加熱によりリポキシゲナーゼが失活しているため，だいずの不快臭は改善されている．

　iv）発酵食品：だいずを主要な原材料とする発酵食品には，しょうゆ，みそ，納豆（糸引き納豆，寺納豆），テンペ，豆腐ようなどがある（第7章微生物利用食品，p.179参照）．大豆たんぱく質に多く含まれるグルタミン酸が，だいずを発酵させた際にうま味をもたらす要因となる．

　v）大豆たんぱく質素材：世界的には，だいずの主要な用途は搾油であり，だいず製品

表 3C-4　大豆たんぱく質の特性と食品への利用

特　性	食品への利用例
色の改良	パン
噛み応え	ぎょうざ，コロッケ，ジャーキー，しゅうまい，つくだ煮，中華まん，ドライミート，肉まん，ハンバーグ，ミートソース，メンチカツ
起泡性	はんぺん，ホイップトッピング
結着性	ぎょうざ，しゅうまい，ソーセージ，ハム，ハンバーグ，フライ用ころも，ミートボール
ゲル化性	ハム
繊維性	コンビーフ，ジャーキー，でんぶ，ハム
たんぱく質源	育児粉乳，経腸栄養剤，健康補助食品，めん類
乳化性	キャラメル，経腸栄養剤，ドレッシング，ソーセージ，冷菓
粘弾性	かまぼこ，ソーセージ，ちくわ，ハム，めん類
被膜形成性	油揚げ，湯葉
保型性	ぎょうざ，しゅうまい，中華まん，肉まん，ハンバーグ，メンチカツ，冷菓
保水性	かまぼこ，ぎょうざ，しゅうまい，ちくわ，中華まん，肉まん，ハム，ハンバーグ，フライ用ころも，ミートボール，メンチカツ
保油性	キャラメル，ぎょうざ，しゅうまい，ソーセージ，中華まん，肉まん，ハンバーグ，ミートボール

が日常的に食されているわが国においても，搾油に用いられるだいずは消費量の約 65 ％を占める．搾油後の残滓である脱脂大豆は，かつては肥料や家畜飼料に流用されていた．しかし近年は，脱脂大豆から製造した大豆たんぱく質素材がさまざまな加工食品の製造に利用されるようになった．豆類の中でも，特に大豆たんぱく質素材が利用されている背景には，それが多様な加工特性（保水性，ゲル化性，乳化性など）を持つからである．大豆たんぱく質の特性と食品への応用例を表 3C-4 に示す．さらに，血中コレステロールの低下作用があることが認められたことから，特定保健用食品の素材としても利用されるようになった．

　脱脂大豆から可溶性炭水化物や臭気成分を除いた濃縮大豆たんぱく質（soy protein concentrate，SPC）は畜肉・魚肉加工製品（ハム，ハンバーグ，ちくわ，冷凍すり身など），製パンなどの製造に利用されている．脱脂大豆から抽出したたんぱく質の等電点沈殿により得られる分離大豆たんぱく質（soy protein isolate，SPI）は，コーヒーホワイトナー，畜肉・魚肉加工製品，製パン，製菓などの製造に利用されている．脱脂大豆や分離大豆たんぱく質をエクストルーダー（加圧押出機）加工して得られる組織状大豆たんぱく質はひき肉様の外観，食感を持ち，食肉加工製品の製造に利用されている．アルカリ性溶液に溶解した分離大豆たんぱく質を酸性溶液に押し出して紡糸組織化した繊維状大豆たんぱく質は，畜肉線維組織様食感を有すため，肉状食品（人造肉）や魚肉・畜肉加工品の副原料となる．

2）らっかせい

　だいずに次いで広範囲に利用される豆類である．未脱脂のらっかせいは菓子用材料のほ

表 3C-5　豆類のその他の利用

加工食品	豆　類	加工方法
甘納豆	あずき（大納言），だいず（黒豆），いんげんまめ，えんどう，そらまめ，ささげ，りょくとう	糖液に浸漬して加熱し，表面に砂糖をふりかける
あ　ん	あずき，いんげんまめ，えんどう，そらまめ，ささげ，らいまめ	煮詰めた豆をつぶし，あくを抜いて種皮を除去し，脱水して生あんとする．生あんを加工して，種々のあんを製造する
煎り豆	えんどう，らっかせい，そらまめ	焙烙などを用い，油を使わずに加熱する
赤　飯	あずき，ささげ	もち米とともに，炊く
煮　豆	あずき，いんげんまめ，らっかせい，そらまめ，えんどう，ささげ	調味液とともに煮る
バターピーナッツ	らっかせい	渋皮を除き，150 ～ 160 ℃で揚げ，食塩などで味を付ける
はるさめ	りょくとう（じゃがいも，さつまいも）	分離したデンプンに水を加えて糊化し，細孔から熱水中に押し出して固め，乾燥させる
ピーナッツバター	らっかせい	煎った後に砕き，ペースト状になるまで練る
豆菓子（フライビーンズ）	えんどう，そらまめなど	油で揚げ，塩をまぶす
水　煮	あずき，ささげ，えんどう（グリンピース）	食塩などを加えて煮詰める
もやし	りょくとう，だいず，あずき	40 ～ 50 ℃で吸水させた後，暗所 22 ～ 24 ℃で発芽させる

か，和え物や煎り豆，ピーナッツバターなどに利用される．世界で生産されているらっかせいの 50 ～ 60 ％は搾油に用いられ，らっかせい油はサラダ油やマーガリンといった食用油，あるいは石けんなどの工業製品の製造に利用される．搾油粕はみそやしょうゆの原料，飼料，らっかせいたんぱく質の分離などに利用される．

3）あずき，えんどう，いんげんまめ，ささげ，そらまめ，りょくとう（表 3C-5）

i）あずき：乾燥豆を砂糖液で煮て白砂糖をまぶしたものが，甘納豆である．もち米とともに炊いたものが赤飯である．また，もやしやあんの製造にも用いられる．

ii）えんどう：野菜（若ざや）として用いられるさやえんどうは，絹さやえんどうと大ざやえんどうに大別される．その未熟豆はグリンピースであり，野菜として用いられる．青えんどうの乾燥豆は煎り豆や煮豆，フライドビーンズ，うぐいす豆（甘納豆），あんの製造に用いられ，赤えんどうの乾燥豆はゆで豆やみつ豆に用いられる．

iii）いんげんまめ：若ざやは，さやいんげんとして用いられる．乾燥豆は煮豆や甘納豆，あんやきんとんの製造に用いられる．

iv）ささげ：ささげのうち，じゅうろくささげの若ざやは煮物や和え物，揚げ物に用いられる．乾燥豆は種皮が破れにくく，あずきの代わりに煮豆や赤飯，甘納豆，あんの製造に用いられる．

v）**そらまめ**：未熟豆が塩ゆでされて食されるが，より早熟な段階の若ざやを丸ごとゆでて食する場合もある．乾燥豆は煮豆，煎り豆，甘納豆，あんの製造に用いられるが，みそやしょうゆの原料としても用いられる．

vi）**りょくとう**：りょくとうは，わが国では主にもやしとして用いられているが，デンプンの原料にも用いられている．りょくとうはアミロペクチンを多く含むため，それを原料として製造したはるさめは，独特ななめらかさと透明感を有す製品となる．あんの製造にも用いられる．

vii）**その他の豆類**：わが国では主に，ひよこまめはミックスナッツの材料として，らいまめはあんの原料として用いられている．

練習問題

(1) 豆類に関する記述である．誤っているのはどれか．1つ選べ．
① 他の豆類に比べて，だいずやらっかせいは炭水化物が多く，脂質が少ない．
② 穀類に比べて豆類は，リシン，たんぱく質ともに多い．
③ 豆類は優れたたんぱく質食品であるが，含硫アミノ酸がやや少ない．
④ りょくとうのデンプンは，アミロースよりも多くのアミロペクチンを含む．
⑤ らっかせいのビタミン B_1 は渋皮に多く含まれており，乾燥の過程で子葉に移る．

(2) 豆類とその加工品に関する記述である．誤っているのはどれか．1つ選べ．
① あずきのデンプン含量は，だいずよりも高い．
② あずきのたんぱく質は，主にグロブリン類である．
③ だいずのたんぱく質は，主にグリシニンである．
④ だいずの糖類には，ラフィノースが含まれる．
⑤ 湯葉は，大豆たんぱく質を凍結変性させたものである．

(3) だいずに関する記述である．誤っているのはどれか．1つ選べ．
① 含まれる炭水化物の大部分は，デンプンである．
② 脂質の大部分を，トリアシルグリセロール（トリグリセリド）が占める．
③ 含まれるホスファチジルコリン（大豆レシチン）は，グリセロリン脂質の一種である．
④ トリアシルグリセロールを構成する脂肪酸の約50％がリノール酸，約25％がオレイン酸，約9％がα-リノレン酸である．
⑤ その脂質はサラダ油やてんぷら油のほか，マーガリンやショートニングなどの硬化油の原料としても用いられる．

(4) だいずに関する記述である．誤っているのはどれか．1つ選べ．
① 天然にがりによる豆乳の凝固には，2価の金属イオンによるたんぱく質の架橋が関与している．
② ヘマグルチニンの血球凝集活性は，熱によって失われる．
③ トリプシンインヒビターのたんぱく質分解酵素阻害活性は，熱によって失われる．
④ 日本人が摂取するたんぱく質の約7％は，だいずに由来する．
⑤ 乾燥豆に含まれるビタミンCは，もやしになる段階で消失する．

D 種 実 類

　種実類（nuts and seeds）は，堅い皮や殻に包まれた食用の果実・種子の総称である．ナッツ，堅果，木の実，あるいは種実として販売されている．多くは乾燥するか，種皮・殻を取り除いたものが食用とされるが，塩や砂糖，油脂などを用いて調味加工されたものもある．種実類は利用方法から類別されたものであり，生物学上の属，科をともにしているものではない．日本食品標準成分表 2020 年版（八訂）では，種実類は 46 食品があり，アーモンド，あさの実，えごま，カシューナッツ，ぎんなん，くり，くるみ，けしの実，ココナッツ，ごまなどがある（**図 3D-1**，らっかせいについては C. ① b. らっかせい，p.41 参照）．乾燥種実類は脂質，たんぱく質が多く，炭水化物も含まれている．種実類は次世代のための成分を貯蔵しておく個体なので，栄養価が高く，また，さまざまな成分が含まれている．

❶ アーモンド（almond）

　アーモンド（扁桃・巴旦杏，*Prunus dulcis*）は，バラ科サクラ属で，もも，あんず，うめなどと近縁の植物である．しかし，ももやうめは果肉を食べるが，アーモンドは果肉と種子の殻を取り除いた仁（**図 3D-2**）をローストやフライにして食用とする．そのまま塩味を付けて食べるほか，スライスしたり粉末にしたものを料理や菓子の材料にする．原産はアジア西南部といわれ，現在では南ヨーロッパ，アメリカ，オーストラリアなどで栽培されており，アメリカ・カリフォルニア州が最大の産地である．日本では小豆島などで栽培されているが，アメリカ，オーストラリア，スペイン，イタリアからの輸入が主である．アーモンドは栄養価が高く，ヨルダン地方においては 4000 年以上も前から栽培されてお

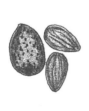

アーモンド

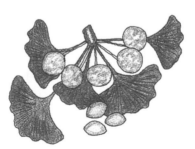

ぎんなん

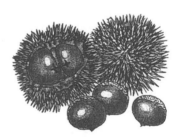

くり

ピスタチオ

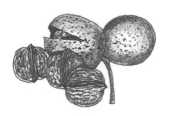

くるみ

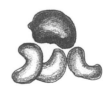

カシューナッツ

図 3D-1 各種の種実

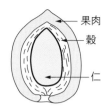

果肉
殻
仁

図 3D-2　アーモンドの断面図

り，古来より食されていた．

　アーモンドの品種には，スィートアーモンド（sweet almond，甘扁桃仁）とビターアーモンド（bitter almond，苦扁桃仁）などがある．食用として栽培されているもののほとんどがスィートアーモンドで，アメリカ・カリフォルニア産は，100％がこれに当たる．ビターアーモンドは，野生種，あるいはそれに近いアーモンドの木から採れるものである．**アミグダリン**という青酸化合物によって苦い味がして，一定量以上摂取すると有毒である．ビターアーモンドは，ヨーロッパ，中近東で生産され，スィートアーモンド中に夾雑している場合もまれにある．ビターアーモンドは着香料として，あるいはビターアーモンドエッセンス，オイルの原料として用いられている．この種は，含有している青酸のため，日本へは輸入することはできない．香りの成分はアミグダリンから分解されるベンズアルデヒドであり，香料の主成分である．

　アーモンドは，脂質が多く，ビタミン B_2 が多いのが特徴である（**表3D-1**）．たんぱく質，各種ミネラル，ビタミンB群，ビタミンE，食物繊維も豊富で，一価不飽和脂肪酸のオレイン酸が多く含まれている．

❷ え ご ま（perilla seed）

　えごま（荏または荏胡麻，*Perilla frutescens var. frutescens*）はごまと同属ではなく，1年生のシソ科（Perilla）植物で，主に東アジアで栽培されている．食べ方はごまとよく似ており，種子はごまと同様に炒ってすりつぶし「えごま味噌」などとして，種子から搾った油はえごま油または荏の油といわれ，食用にされている．えごまはしそ（青じそ）によく似ており，しその変種とされ，日本ではじゅうねん（東北），えぐさ（長野），あぶらえ（岐阜）などと呼ばれ，昔は国内各地で栽培されていたが，現在では高冷地の一部の地域で作られているにすぎない．えごま油の成分は，n-3系多価不飽和脂肪酸が多く，α-リノレン酸が約60％含まれていることが特徴である（**表3D-2**）．α-リノレン酸は必須脂肪酸であり，生活習慣病，視力障害，アレルギーなどの疾病に有効なことが示されている脂肪酸であり，その機能性が注目されている．

　中世末期に非乾性油のなたね油が普及するまでは，日本で植物油といえばえごま油であり，灯火にもこれが主に用いられた．なたね油の普及とともに次第にえごま油の利用は衰退し，乾性油としての特質が不可欠な用途（油紙，番傘など）に限られ，知名度は低くなっていった．えごま油は「しそ油」という商品名で販売されることもある．

表 3D-1　種実類の主要成分組成（可食部 100 g 当たり）

食品名	たんぱく質	脂質	脂肪酸 飽和	一価不飽和	多価不飽和	コレステロール	炭水化物	食物繊維総量	灰分	ナトリウム	カリウム	カルシウム	マグネシウム	リン	鉄	亜鉛	銅	マンガン	A レチノール	A カロテンα	A カロテンβ	A β-クリプトキサンチン	D	E トコフェロールα	E β	E γ	E δ	K	B₁	B₂	ナイアシン	B₆	C
	g	g	g			mg	g	g	g	mg									μg				μg	mg				μg	mg				mg
アーモンド（乾）	19.6	51.8	3.95	33.61	12.12	-	20.9	10.1	3.0	1	760	250	290	460	3.6	3.6	1.17	2.45	(0)	0	10	3	(0)	30.0	0.3	0.8	0	0	0.20	1.06	3.6	0.09	0
えごま（乾）	17.7	43.4	3.34	6.61	28.83	(0)	29.4	20.8	3.9	2	590	390	230	550	16.0	3.8	1.93	3.09	(0)	Tr	23	1	(0)	1.3	0.3	24.0	0.5	1	0.54	0.29	7.6	0.55	Tr
ぎんなん（生）	4.7	1.6	0.16	0.48	0.60	(0)	34.8	1.6	1.5	Tr	710	5	48	120	1.0	0.4	0.25	0.26	(0)	-	-	-	(0)	2.5	0.1	0.6	0	3	0.28	0.08	1.2	0.07	23
日本ぐり（生）	2.8	0.5	(0.09)	(0.05)	(0.25)	(0)	36.9	4.2	1.0	1	420	23	40	70	0.8	0.5	0.32	3.27	(0)	26	24	0	(0)	0	0	3.0	0	1	0.21	0.07	1.0	0.27	33
ごま（乾）	19.8	53.8	7.80	19.63	23.26	(0)	16.5	10.8	5.2	2	400	1,200	370	540	9.6	5.5	1.66	2.24	(0)	0	8	1	(0)	0.1	0.2	22.0	0.3	7	0.95	0.25	5.1	0.60	Tr
ピスタチオ（いり，味付け）	17.4	56.1	6.15	30.92	16.42	(0)	20.9	9.2	3.4	270	970	120	120	440	3.0	2.5	1.15	-	(0)	0	120	0	(0)	1.4	Tr	26.0	0.6	29	0.43	0.24	1.0	1.22	(0)
くるみ（いり）	14.6	68.8	6.87	10.26	50.28	(0)	11.7	7.5	1.8	4	540	85	150	280	2.6	2.6	1.21	3.44	(0)	-	-	-	(0)	1.2	0.1	24.0	2.6	7	0.26	0.15	1.0	0.49	0
ココナッツ（パウダー）	6.1	65.8	(55.25)	(4.34)	(1.01)	(0)	23.7	14.1	1.9	10	820	15	110	140	2.8	1.4	0.80	1.41	(0)	-	-	-	(0)	0	0	0	0	0	0.03	0.03	1.0	0.09	0
カシューナッツ（フライ，味付け）	19.8	47.6	9.97	27.74	8.08	(0)	26.7	6.7	2.7	220	590	38	240	490	4.8	5.4	1.89	-	(0)	-	-	-	(0)	0.6	Tr	5.4	0.6	28	0.54	0.18	0.9	0.36	0
ひまわり（フライ，味付け）	20.1	56.3	5.68	12.87	28.31	(0)	17.2	6.9	3.8	250	750	81	390	830	3.6	5.0	1.81	2.33	(0)	Tr	9	-	(0)	12.0	1.5	0.4	0.1	0	1.72	0.25	6.7	1.18	0

記号は表 2-3（p.11）参照

[文部科学省科学技術・学術審議会資源調査分科会：日本食品標準成分表 2020 年版（八訂）を参考に著者作成]

表 3D-2　食用植物油の脂肪酸組成

植物油別	α-リノレン酸	リノール酸
えごま油	60%	10%
ごま油	1%	40%
なたね油	10%	20%
大豆油	8%	50%
べにばな油	1%	70%
オリーブ油	1%	10%

❸ ぎんなん（ginkgo nut）

　イチョウ（銀杏・公孫樹，*Ginkgo biloba*）はイチョウ科に属する裸子植物の一種で，イチョウ類では唯一の現存種である．ぎんなんは，イチョウの実（正式には種子）であり，外種皮は異臭がする．炒って食用とし，がんもどき，田楽，茶碗蒸しなどに利用する．炭水化物が主で，そのうちデンプンが多く，ショ糖（スクロース）がこれに次ぐ．たんぱく質も比較的多いが，脂質は少ない（**表 3D-1**）．

　ぎんなんはギンコール酸などを含み，漆などのようにかぶれなどの皮膚炎を引き起こす．また，食用とする種の中身にはビタミンB_6の類縁体 4-O-メチルピリドキシンが含まれており，これはビタミンB_6に拮抗して脳内の神経伝達物質（GABA）の生合成を阻害し，痙攣などを引き起こす．そのため，特に乳幼児の多量摂取には注意が必要であり，大人でも過剰，連続摂取はよくないといわれている．その一方で，ぎんなんには喘息などの症状に対する鎮咳去痰作用などの薬理作用もある．

　ぎんなんの品種は，大粒晩生の藤九郎，大粒中生の久寿（久治），大粒早生の喜平，中粒早生の金兵衛，中粒中生の栄神などが主なものとしてあげられる．ぎんなんは日本全土で生産されているが，愛知県稲沢市祖父江町の生産量が多い．

❹ く　　り（chestnut）

　くり（栗）はブナ科クリ属の木の種子である．5〜6月に花が咲き，9〜10月頃に実が成熟すると自然にいがが裂けて中から堅い実が現れる．9〜10月頃が旬で，それ以降は貯蔵ものが出まわる．くりは日本民族の歴史とも深い関わりを持っており，青森県の三内丸山遺跡（縄文時代）からも発掘されている．日本栗，中国栗，西洋栗，アメリカ栗の4種があり，日本栗には，大粒種の丹波，中粒種の銀寄，小粒種の柴栗がある．調理方法は，ゆでるか，あるいは焙煎するほか，皮をはいで甘露煮とする．日本産の栗は渋皮が取りにくいので，天津甘栗には中国種を用いる．

　通常，食する部分は種の中の胚の部分で，デンプンを多く含む．くりは種実類の中では脂質が少なく，また，食物繊維が多いのが特徴である．また，ビタミン類では，ビタミンB_6，ビタミンCが多く含まれている（**表 3D-1**）．ミネラルでは，カリウムが他の種実類と同じく豊富に含まれている．伝統的な料理法に渋皮煮があるが，普段あまり食べない渋皮には，抗酸化活性が高いプロアントシアニジンが含まれている．

❺ ご ま（sesame seed）

　ごま（胡麻 sesame, *Sesamum indicum*）は，1年生草本のゴマ科に属し，花期は7～8月，結実期は9月である．原産地はアフリカで，栽培は紀元前3000年に始まったと考えられている．日本には縄文時代の晩期に，稲より先に入ってきたとされ，奈良時代にはごま油も作られ，江戸時代に量産されるようになった．生産量が多いのは，中国，インド，ミャンマーなどであり，わが国でも栽培されるが生産量は少なく，多くは輸入されている．

　ごまは製油原料として重要で，白色，褐色，黒色の3種があり，50～55％と油分が多く，白色種の含油量が特に多く55～56％である．また，たんぱく質が比較的多く，トリプトファン，メチオニンが多いので栄養的に優れている（**表3D-1**）．ごま油は芳香があり，てんぷら，炒め油に使われる．また，製油原料のほかに，その香味を重んじて製菓用，ごま塩，ごま和えなど料理に利用されている．中国では古来より不老長寿の薬として使用されてきた．

　ごまにはリグナン類（**セサミン，セサモリン**など）が約0.5％含まれ，**抗酸化性**が高い食品であり，動脈硬化症の予防に関する研究が行われている．最近は，ごまに含まれるリグナン類の生体内抗酸化作用，肝機能増強作用などの生理機能も注目されている．ごま油にも，ビタミンEやセサミノールなどのリグナン類が豊富に含まれているため，酸化されにくい特徴がある．

❻ ピスタチオ（pistachio nut）

　ピスタチオ（ピスタチオナッツ）とは，ウルシ科カイノキ属の樹木の実である．ピスタチオの種類は大別すると Round 種，Jumbo 種，Long 種などがある．仁を食用とし，製菓，製パン，アイスクリーム材料に利用されている．ピスタチオは，3000～4000年前から古代トルコ，ペルシャなどの地中海沿岸地方に野生で砂漠に生育していたものを食用に栽培するようになり，その後，ヨーロッパに広まったといわれている．

　ピスタチオの生産量は，イランが世界一で全体の約50％を占め，次いでアメリカ・カリフォルニア州，トルコ，シリアが多い．風土の関係で収穫量が少ないが，フランス，スペイン，イタリア・シチリア島産のものは甘味，芳香が強く，良質である．日本には19世紀初期に渡来し，栽培が試みられたが，気候や風土が適さず，現在は栽培されていない．

　栄養成分は，ビタミンA，B_1，B_6やミネラルのマグネシウム，鉄，銅，リンなどが多いのが特徴的である．また，食物繊維が多く，脂質では飽和脂肪酸が少なく，オレイン酸やリノール酸などの不飽和脂肪酸が多く含まれている（**表3D-1**）．これらの脂質は，冠状動脈疾患の危険性を下げる役割を果たすといわれている．

　用途は，殻付きの場合は，ロースト塩味加工によるスナックフーズとして需要が多く，消費の大半を占める．また，むき実の場合は，スライス，ダイスカット，ペーストなどに加工して製菓原料用としてケーキ，アイスクリーム，クッキーなどに利用されている．

❼ く る み（walnut）

　　クルミ（胡桃）は，クルミ科クルミ属の落葉高木であり，くるみはその核果の仁を加工したナッツのことである．クルミ属のうち食用とされるものにはオニグルミ（*Juglans ailantifolia*, 鬼胡桃），ヒメグルミ（*J. ailantifolia var. cordiformis*, 姫胡桃），シナノグルミ（*J. regia*），テウチグルミ（*J. regia var. orientis*）などがある．

　　原産地はヨーロッパ南西部からアジア西部とされ，北半球の温帯地域に広く分布する．生産はアメリカ・カリフォルニア州と中国が多く，日本では長野県が最も多い．樹高は 8 〜 20 m に及ぶ．5 〜 6 月に開花し，その後，直径 3 cm 程度の仮果と呼ばれる実を付ける．仮果の中に核果があり，その内側の仁を食用とする．人類における食経験は古く，紀元前 7000 年前から食用としていたともいわれている．脂質が多く，ビタミン B_6，ビタミン E も多い（**表 3D-1**）．

❽ ココナッツ（coconut）

　　ココナッツは，ヤシ科の単子葉植物，ココヤシの果実である．ココナツともいう．熱帯アジアに分布し，樹高 15 〜 30 m に達するものとその半分程度の矮性（わい）のものがある．果実は繊維質の厚い殻に包まれ，その中に堅い殻に包まれた大きな種子がある．種子の内部は大きな胚乳に占められ，周縁部の固形胚乳と中心部の液状胚乳に分かれる．

　　飽和脂肪酸からなる油分が多く（**表 3D-1**），ここから抽出した油（やし油）は食用になる．未熟果の固形胚乳を液状とし，ココナッツミルクとして料理用に利用される．

❾ カシューナッツ（cashew nut）

　　カシューナッツは，ブラジル原産のウルシ科の常緑高木カシューの種子（仁）である．産地は，インド，アフリカである．カシューの果柄が肥大し，5 〜 8 cm の果実のようになったものをカシューアップルと呼び，その中に灰褐色の殻におおわれたカシューナッツがある．ナッツの殻を割り，その内部の勾玉（まがたま）型の仁の部分を一般にカシューナッツと呼び，食用とする．またカシューアップル自体にはりんごに似た芳香があり，調味料（着香料）として食用とされる．

　　ローストしたものの脂質含量は種実類の中で中程度である．脂質の脂肪酸組成はオレイン酸が多い．酒類のつまみ，菓子材料に用いられる．

❿ ひまわりの種（sunflower seed）

　　ひまわり（向日葵）の種は，1 つの花に多数の種が付き，厚く種皮におおわれている．ヨーロッパ，ロシア，南米，中国，北米で生産されるが，最近は製油目的で油脂含量の多いものが多い．中国では，種皮を除いて直接食用にする．

　　ひまわり油の脂肪酸はリノール酸が 50 % 以上含まれている．ビタミンとしてカロテン，B_1，B_2，ナイアシンが含まれ，特に B_1 はだいずの 2 倍以上ある．

練 習 問 題

(1) 種実類に関しての記述である．正しいのはどれか．1つ選べ．

① くりの可食部は，約半分が脂質であり，種実類の中では脂質が多く，また，食物繊維が多いのが特徴である．

② ぎんなんは喘息などの症状に対する鎮咳去痰作用など薬理作用もあるが，多量摂取により皮膚炎，痙攣などを引き起こす．

③ ひまわり油の脂肪酸はα-リノレン酸が50％以上含まれており，ビタミン類も豊富である．

④ ごま油は良質な植物油であるが，アントシアニンを含むので酸化されにくく，腐敗しにくい．

⑤ えごま油の成分は，飽和脂肪酸が多く，必須脂肪酸のリノール酸が約60％も含まれていることが特徴である．

(2) 種実類に関しての記述である．正しいのはどれか．2つ選べ．

① ごまに含まれるリグナン類は，生体内抗酸化作用，肝機能増強作用などの生理機能がある．

② アーモンドは，モモやウメの近縁の植物であり，果肉と仁を食する．

③ ココナッツは油分が多く，不飽和脂肪酸が多いやし油が得られ，完熟果はココナッツミルクとして利用されている．

④ えごま油は，n-3系多価不飽和脂肪酸のα-リノレン酸が多く含まれている．

⑤ くるみは，脂質が少なく，たんぱく質，ビタミンB_1，Cが多い．

E 野 菜 類

　わが国では，古くからその気候・風土に適した種々の野菜が栽培されてきた．また，新しい品種の育成や施設園芸（**ハウス栽培，ハイポニカ栽培，野菜生産工場**など）の開発・普及により，多彩な野菜を周年的に安定供給できるようになった．これら野菜の生産・消費は昭和 50 年代（1975 年～）後半まで順調に増加していたが，その後はほぼ横ばい，あるいは減少傾向にある．最近では**輸入野菜**が急増し，野菜の自給率も 80 ％ 程度まで低下している．

　野菜はこめや魚とともに，「日本型食生活」の食事構成に大きなウエイトを占めてきた．長年にわたって築き上げられた食事形態は，日本人の健康を維持するとともに長寿国日本を築き，世界の人々からも注目されるようになった．しかし，近年の食生活の欧米化・多様化により，肉類や牛乳・乳製品の消費が伸び，逆に野菜の消費量は減少し続けている状況にある．特に，若年層における野菜離れが目立つ．1996（平成 8）年には，日本人 1 人 1 年当たりの野菜消費量は，アメリカに逆転されるまでに至っている．「平成 30 年国民健康・栄養調査」の結果では，1 日当たりの野菜摂取量の平均値は 281.4 g であり，「健康日本 21」において目標とされる 350 g 以上（うち緑黄色野菜 120 g 以上）にはかなり不足した状況である．

　野菜はビタミン，ミネラル，食物繊維などの供給源として重要であり，近年，がん，動脈硬化症，心臓病，糖尿病などの**生活習慣病（メタボリックシンドローム）**の予防に役立つことが知られてきた．野菜の持つ栄養，嗜好，生理機能などをさらに科学的に検討するとともに，野菜の消費拡大が求められるところである．

❶ 野菜類の種類

　野菜は食用とする部位によって，**葉菜類，茎菜類，根菜類，果菜類，花菜類**の 5 群に分類される．各群の代表的な野菜および一般的特性を**表 3E-1** に示す．

　四訂日本食品標準成分表においては，野菜類はカロテン含量が可食部 100 g 当たり 600 μg 以上の有色野菜（その多くは緑黄色野菜である）と，その他の野菜（淡色野菜）に分類されていた．五訂日本食品標準成分表の公表以降，この分類名は削除されているが，**緑黄色野菜**（通常 100 g 中に 600 μg 以上のカロテンを含有する野菜を指すが，それ未満の含量であってもトマト，ピーマンなどのように，その摂取量および摂取頻度などを考慮し栄養学的に重要とされるものを含む）としての取り扱いは，栄養指導上においても重要である．

　わが国で栽培されている野菜は多種多様であるが，生産量などが統計的に把握されている野菜は約 100 品目であるといわれている．全国的に流通し，特に消費が多く重要な野菜であるキャベツ，だいこん，たまねぎ，はくさい，トマトなどの 14 品目を「**指定野菜**」として国が定め，その生産，価格安定に取り組んでいる．そして，これらの野菜を毎年，持続的に栽培してくれる大規模産地を国が指定するとともに，野菜の安定供給を支援している．また，地域農業振興上の重要性などから，指定野菜に準ずる重要な野菜として 35 品目を「**特定野菜**」と定め，野菜の需給および価格の安定を図っている．野菜の需給構造

表 3E-1 野菜類の分類

種類	野 菜 名	一般的特性
葉菜類	キャベツ，こまつな，しゅんぎく，レタス類，チンゲンサイ，はくさい，はくらん，パセリ，ほうれんそう，めキャベツ，モロヘイヤ	葉を食用とする 緑黄色野菜の大半がここに属する ビタミンA，C，B群の重要な供給源となるが，鮮度低下が著しい
茎菜類	アスパラガス，うど，コールラビ，しょうが，セロリー，たけのこ，たまねぎ，にんにく，ねぎ，わさび	りん茎，球茎，茎，若茎，塊茎，地下茎，根茎等を食用とする 炭水化物，繊維の多いものがある ビタミンはC以外はあまり含まれない
根菜類	かぶ，ごぼう，だいこん，にんじん，はつかだいこん，ビート，ホースラディッシュ，やまごぼう	根を食用とする（地下茎，根茎もここに入れる場合もある） 一般的にかなり貯蔵性に富み，冬の野菜不足を補う 一般にビタミン類は少ない
果菜類	オクラ，かぼちゃ，きゅうり，しろうり，ズッキーニ，トマト，なす，にがうり，ピーマン類，ゆうがお	果実を食用とする 低温障害を受けるものが多い 一般にビタミン類は少ない
花菜類	アーティチョーク，カリフラワー，きく，なばな，ふきのとう，ブロッコリー，みょうが	花らい，花を食用とする 一般的に収穫適期が短い ビタミンA，Cに富むものもある

（農林水産省：2015年）においては，国内生産量が80％，輸入量が20％を占めている．国内生産量の中で多い野菜として，キャベツ（12％），だいこん（12％）およびたまねぎ（11％）がある．また，輸入量のうち，生鮮品ではたまねぎが全体の39％，加工品ではトマト（ピューレ，ジュースなど）が全体の39％を占めている．

　近年，食の健全性，野菜の生理機能性が求められる中，有機野菜や京野菜，加賀野菜を始めとする地域伝統野菜も，ブランド野菜として人気を集めている．また，風変わりな野菜としてバイオ野菜などもある．

❷ 野菜類の性状と化学成分

a. 性 状

　食用に供する野菜は，草本植物の葉部，葉柄部，各種茎部，根部，果実部，花らい部などを，単独であるいはともに利用している．

　野菜の組織細胞は，セルロースやヘミセルロースを主成分とする細胞壁でおおわれている．細胞と細胞の間にはペクチン質が存在し，細胞間の接着および粘着剤としての役割を果たしている．細胞間に存在するプロトペクチンは，成熟とともにプロトペクチナーゼの作用により水溶性のペクチンとなり，組織は軟化する．しかし，野菜の老化（木質化）とともに，リグニン含量は多くなり細胞膜は厚く強靭となり，食用に適さなくなる．

　収穫された野菜は，その後も生きた細胞の集団であり，呼吸作用や蒸散作用を活発に行っている．したがって，野菜を鮮度よく流通・保蔵するためには，「野菜は生きている」という事実を十分に考慮する必要がある．生鮮野菜の水分含量は，一般的に90～95％と非常に高く，これも鮮度低下の主要な原因の1つである．水分含量が多く，蒸散作用が著しい葉菜類は，特に鮮度が速く低下する．

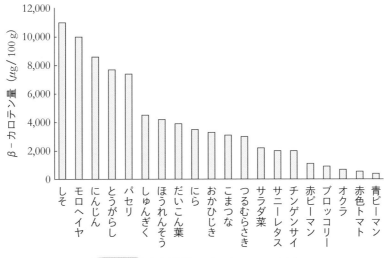

図 3E-1 各種野菜の β-カロテン含量

［文部科学省科学技術・学術審議会資源調査分科会：日本食品標準成分表 2020 年版（八訂）を参考に著者作成］

　野菜の色沢，風味，テクスチャーは，品種によっても異なるが，その栽培条件，すなわち土壌環境，施肥状況，天候状態（特に日照条件）などにより影響を受ける．野菜の形態も多様化しており，食生活の洋風化，サラダ嗜好などの影響もあり，種々のミニ野菜（ミニトマト，ミニだいこん，ミニにんじんなど）が出まわっている．赤ピーマンや黄ピーマンなどの彩りのよい野菜が好まれる時代でもある．

b. 化学成分

　野菜中には，食物繊維のほか，カリウム，カルシウムなどのミネラルや，カロテン，ビタミン C などが多く含まれる．微量成分として種々の色素成分，呈味成分，香気成分なども含まれ，食欲増進に役立つ．また，これらの微量成分の持つ抗酸化作用，抗がん作用などが注目されている．

　野菜中の各種成分は，穀類，いも類，豆類に比較すると変動しやすい．品種，熟度，季節，栽培条件によっても，その含有量は異なる．保蔵時における成分変化も大きく，調理，加工の段階で著しく分解する成分もある．一般にビタミン C が最も不安定である．

1）ビタミン類

　野菜中にはビタミン A，C のほか，ビタミン B_1，B_2 なども豊富に含まれ，これらの供給源としても重要な役割を果たしている．

　i）ビタミン A：ビタミン A は野菜中では主にカロテンというプロビタミン A の形で存在し，生体内においてビタミン A となり効力を発揮する．特に緑黄色野菜と呼ばれるモロヘイヤ，にんじん，ほうれんそうなどに多く含まれる（**図 3E-1**）．葉菜類のカロテン含量とクロロフィル含量との間には，正の相関性（相関係数＝0.979）が認められる．

　ビタミン A は総摂取量の約 4 割を緑黄色野菜から摂取している．カロテンは油溶性成分であり，野菜をゆでてもあまり溶出しない．熱に対しても安定である．油いためなどの調理を行って摂取すると，その吸収率もよくなる．特に生体内に取り込まれた β-カロテ

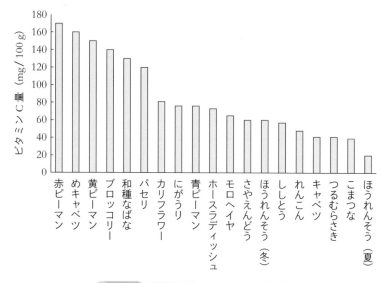

図 3E-2 各種野菜のビタミンC含量

［文部科学省科学技術・学術審議会資源調査分科会：日本食品標準成分表 2020
年版（八訂）を参考に著者作成］

ンは，細胞内で生成する一重項酸素を消去するのに有効である．

　ii）**ビタミンC**：ビタミンCは赤・黄ピーマン，めキャベツ，ブロッコリーなどの野菜
に多く含まれる（**図 3E-2**）．同じ野菜でも，特に濃緑色部に多くのビタミンCが含有さ
れる．だいこんの葉には 53 mg/100 g のビタミンCが含まれるが，根部には 12 mg/
100 g しか含まれない．また，根深ねぎのビタミンC含量が 14 mg/100 g であるのに対し，
葉ねぎにおいては 32 mg/100 g が含まれる．これは，葉ねぎのほうが根深ねぎより，緑
色部位の占める割合が大きいためである．

　ビタミンCは総摂取量の約3割を野菜からまかなっている．ビタミンCは B_1 や B_2 と
同様に水溶性であるので，野菜をゆでるとかなりの量がゆで汁に移行する．また，ビタミ
ンCは酸化分解を受けやすい．野菜の種類や加熱条件によって，分解・溶出する量は著
しく異なる．調理，加工する場合には，その野菜の特性を十分に考慮する必要がある．ビ
タミンCは生体内に吸収され，各組織・細胞内において抗酸化的に作用する．生体内で
生成した活性酸素類を消去するとともに，ビタミンEの再生機能を示す．

　2）無機質（ミネラル）

　野菜中のミネラルも，栄養素として重要である．特にカリウム，カルシウム，マグネシ
ウムなどのアルカリ性元素を多く含む．鉄を多く含む野菜として，パセリ，こまつな，ほ
うれんそうなどがある．

　野菜中のカルシウムとリンの含有比は，カルシウムの吸収率に影響を及ぼすが，穀類，
いも類，豆類，肉類などに比べて良好である．

　3）食物繊維

　野菜中にはセルロース，ヘミセルロース，ペクチン質，**イヌリン**（ごぼう），ガラクタ
ン（オクラ），リグニンなどの**食物繊維**（dietary fiber，**DF**）が多く含まれている（**図 3E-3**）．
これらのDFは腸に刺激を与え，その働きを活発にし，便通を整える．また，DFは血中

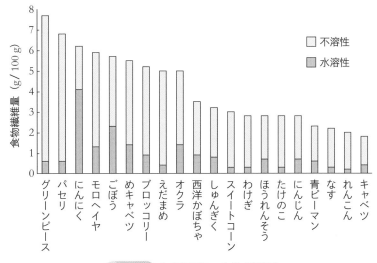

図 3E-3 各種野菜の食物繊維量

[文部科学省科学技術・学術審議会資源調査分科会：日本食品標準成分表 2020
年版（八訂）を参考に著者作成]

コレステロールや中性脂肪の上昇抑制作用，大腸がんの予防効果，有害物質の吸収抑制作
用，善玉菌の増殖作用などの生理作用を示す.

4）その他

野菜中には，ケルセチン，ケンフェロール，ルテオリン，アピゲニンなどをアグリコン
とする**フラボノイド類**，また**クロロゲン酸**，没食子酸，エラーグ酸などの芳香族有機酸類
も含まれており，これらのポリフェノール類は抗酸化作用，抗がん作用，抗アレルギー作
用などの生理機能を示す. ポリフェノール類は，野菜の色や味などの嗜好性に影響を及ぼ
すとともに，野菜中のポリフェノールオキシダーゼによって酵素的褐変を引き起こす原因
ともなる.

野菜に施肥された窒素養分の一部は，**硝酸塩**として植物体，特に葉の部位に多く蓄積さ
れやすい. タアサイ，こまつな，チンゲンサイなどには，かなりの量の硝酸塩が含まれて
いる. この物質は生体内において亜硝酸となり，アミンと反応して**ニトロソアミン**（発が
ん物質）を生成する可能性を持つ. しかし，野菜レベルで摂取した硝酸塩が，がんの原因
となることはほとんどありえない. 品種改良や施肥条件などを工夫した低硝酸野菜の栽培
も進んでいるが，摂取法や調理法にも注意したい.

❸ 野菜類の利用

野菜類は生食のほか，ゆでる，煮る，炒めるなどの調理を行ったり，漬物，水煮野菜，
乾燥野菜，冷凍野菜などの加工用材料としても利用される.

a. 生鮮品

野菜は鮮度低下の著しい食品であり，ときに収穫直後の野菜をあらかじめ冷却（**プレクー
リング**）し，低温輸送車で消費地まで運ぶ. 鮮度保持を目的として，生鮮食料品を生産か

ら消費まで連続した低温環境下で流通させる機構を，**コールドチェーンシステム**（低温流通機構）という．

生鮮野菜の貯蔵法として，**冷蔵法**，**フィルム包装法**，**CA**（controlled atmosphere）**貯蔵法**，**MA**（modified atmosphere）**貯蔵法**がある．

1）冷蔵法

野菜を低温に保ち，蒸散・呼吸作用を抑制して鮮度を保持する方法である．一般に，冬野菜として利用されているキャベツ，はくさいなどの葉菜類は，0℃で貯蔵するのが適している．一方，夏野菜であるきゅうり，なす，オクラなどの熱帯・亜熱帯原産の果菜類は，7～12℃での貯蔵が適する．過度の冷却は低温障害を引き起こし，野菜の組織は傷み，品質が劣化する．

2）フィルム包装

プラスチックフィルムなどで包装して，品質を保持する．通常，冷蔵法と併用する場合が多い．水分の蒸散を抑えるとともに，呼吸作用も抑制する．

3）CA 貯蔵

環境ガス制御法（ガス貯蔵）とも呼ばれる．大気の組成（窒素79％，酸素21％，二酸化炭素0.03％）を変えたガス環境下で生鮮野菜や果物を貯蔵する方法である．酸素濃度を減少させ，二酸化炭素濃度を増加させることにより，野菜の呼吸作用を抑制して，栄養成分の損失を防いで長期保存を行う．この CA 貯蔵はりんごの貯蔵法（窒素94％，酸素3％，二酸化炭素3％）として実用化されており，最近ではたまねぎの萌芽・発根の抑制に有効であることも知られている．

青果物の手軽な鮮度保持法として，**MA 貯蔵**（MA 包装）・**簡易 CA 貯蔵**と呼ばれるものがある．きゅうりやトマトなどを比較的ガス透過性の大きいポリエチレン袋や微細孔フィルムで包装し，青果物の呼吸作用によって CA 貯蔵に近いガス組成を作り上げる方法であり，経済的な利点を持つ．

b．漬物

野菜類の漬物は，わが国の米食主体の食生活には欠くことができない．漬物では，特に水溶性ビタミンの含有量の変動が大きい．きゅうりなどの塩漬においてはビタミンC含量は減少するが，ぬかみそ漬ではビタミン B_1 や B_6 がぬか床より移行し，その含量は増加する．食塩による浸透圧上昇にともなう脱水作用で野菜の水分活性が低下し，腐敗菌や病原菌の生育が阻止される．

c．水煮野菜

野菜類の水煮製品は，缶詰，びん詰，袋詰の状態で市場に出まわっている．たけのこ，アスパラガス，スイートコーン，マッシュルーム，グリーンピースなどがあり，料理の素材として利用される．

d．乾燥野菜

切干しだいこんやかんぴょうなどは，古くから天日乾燥により作られた．熱風乾燥法の導入により，多くの乾燥野菜が生産され，インスタント食品やスープの素として利用され

てきた.

　最近では，野菜を急速凍結し，凍結状態のまま減圧下で野菜中の水分を昇華させた**凍結乾燥野菜**（フリーズドライ（**FD**）**野菜**）が製造され，その利用も増えている．FD野菜は，色，風味，ビタミン類の変化が少なく，水で戻した場合の復元性もよい.

e. 冷凍野菜

　冷凍食品の普及とともに，家庭でも冷凍野菜を利用する機会が増えた．えだまめ，いんげん，かぼちゃ，ほうれんそう，ミックスベジタブルなどを始め，最近では豊富な種類が市販されている.

　野菜中のポリフェノール類は，組織の破壊（乾燥，凍結でも進行する）とともに**ポリフェノールオキシダーゼ**の作用で**酵素的褐変**を進行させる．また，野菜中にはビタミンCを分解する**アスコルビン酸オキシダーゼ**，脂質を過酸化する**リポキシゲナーゼ**，野菜のテクスチャーに関与する**ペクチン分解酵素**などが含まれる．冷凍野菜を製造する場合，まず**ブランチング**という酵素の不活性化処理が行われる．通常，数分間，熱湯あるいは蒸気で加熱処理を行うが，ときにマイクロ波で誘電加熱（電子レンジ加熱に相当する）を行う．ブランチングを終えた野菜は，**急速凍結**されて製品となる.

f. カット野菜

　カット野菜は野菜の可食部を洗浄，切断，殺菌，水洗，脱水した一次加工品であり，近年，外食産業を中心にその消費量が急増している．この野菜の殺菌には，**次亜塩素酸ナトリウム**や次亜塩素酸カルシウムなどの殺菌剤が使用される．最近では一部，食塩水を電気分解して得られる**強酸性電解水**やオゾン水を利用した殺菌法（塩素臭，塩素残留性が少ない）も行われている.

❹ 主な野菜の性状，化学成分および利用

　ここでは葉菜類，茎菜類，根菜類，果菜類，花菜類の代表的な野菜について解説する．これらの野菜の代表的な成分量を，**表3E-2**に示す.

a. 葉菜類

1) キャベツ（cabbage）

　アブラナ科の1～2年生草本で，別名かんらん（甘藍）ともいう．**冬系キャベツ**（寒玉）のほかに，**春系キャベツ**（春玉）の生産量が増加している．また，グリーンボール，レッドキャベツ（赤・紫キャベツ），めキャベツ，コールラビなども出荷されている.

　キャベツは塩基性アミノ酸に富み，特にリシン（リジンともいう）含量が多く，穀物のリシン不足を補う．ビタミンCもかなり含まれ（41 mg/100 g），特に緑色皮部と心葉部（生長点）に多い．内部まで緑色を呈するめキャベツは，ビタミンC（160 mg/100 g）およびカロテン（710 μg/100 g）を特に多く含有する．特殊成分として，胃腸障害に有効なキャバジン（cabagin, *S*-メチルメチオニン*）を含む．また，**ゴイトリン**という甲状腺肥大作用を示す物質の前駆体（ゴイトロゲン）が含まれるが，実際の食生活においてはほとんど

表 3E-2 主な野菜の主要成分組成（可食部 100 g 当たり）

食品名	エネルギー	水分	たんぱく質	脂質	炭水化物	灰分	無機質 ナトリウム	カリウム	カルシウム	リン	鉄	ビタミン A β-カロテン当量	レチノール活性当量	B₁	B₂	ナイアシン	C	食物繊維総量
	kcal	g	g	g	g	g	mg	mg	mg	mg	mg	μg	μg	mg	mg	mg	mg	g
キャベツ	21	92.7	1.3	0.2	5.2	0.5	5	200	43	27	0.3	50	4	0.04	0.03	0.2	41	1.8
めキャベツ	52	83.2	5.7	0.1	9.9	1.1	5	610	37	73	1.0	710	59	0.19	0.23	0.9	160	5.5
グリーンボール	20	93.4	1.4	0.1	4.3	0.7	4	270	58	41	0.4	110	9	0.05	0.04	0.4	47	1.6
レッドキャベツ	30	90.4	2.0	0.1	6.7	0.8	4	310	40	43	0.5	36	3	0.07	0.03	0.3	68	2.8
レタス	11	95.9	0.6	0.1	2.8	0.5	2	200	19	22	0.3	240	20	0.05	0.03	0.2	5	1.1
リーフレタス	16	94.0	1.4	0.1	3.3	1.0	6	490	58	41	1.0	2,300	200	0.10	0.10	0.4	21	1.9
サニーレタス	15	94.1	1.2	0.1	3.2	1.1	4	410	66	31	1.8	2,000	170	0.10	0.10	0.3	17	2.0
はくさい	13	95.2	0.8	0.1	3.2	0.6	6	220	43	33	0.3	99	8	0.03	0.03	0.6	19	1.3
ほうれんそう (通年平均)	18	92.4	2.2	0.4	3.1	1.7	16	690	49	47	2.0	4,200	350	0.11	0.20	0.6	35	2.8
ほうれんそう (夏採り)	18	92.4	2.2	0.4	3.1	1.7	16	690	49	47	2.0	4,200	350	0.11	0.20	0.6	20	2.8
ほうれんそう (冬採り)	18	92.4	2.2	0.4	3.1	1.7	16	690	49	47	2.0	4,200	350	0.11	0.20	0.6	60	2.8
モロヘイヤ	36	86.1	4.8	0.5	6.3	2.1	1	530	260	110	1.0	10,000	840	0.18	0.42	1.1	65	5.9
チンゲンサイ	9	96.0	0.6	0.1	2.0	0.8	32	260	100	27	1.1	2,000	170	0.03	0.07	0.3	24	1.2
タアサイ	12	94.3	1.3	0.2	2.2	1.3	29	430	120	46	0.7	2,200	180	0.05	0.09	0.9	31	1.9
アスパラガス	21	92.6	2.6	0.2	3.9	0.7	2	270	19	60	0.7	380	31	0.14	0.15	1.0	15	1.8
たけのこ	27	90.8	3.6	0.2	4.3	1.1	Tr	520	16	62	0.4	11	1	0.05	0.11	0.7	10	2.8
たまねぎ	33	90.1	1.0	0.1	8.4	0.4	2	150	17	31	0.3	1	0	0.04	0.01	0.1	7	1.5
だいこん（葉）	23	90.6	2.2	0.1	5.3	1.6	48	400	260	52	3.1	3,900	330	0.09	0.16	0.5	53	4.0
だいこん（根）	15	94.6	0.5	0.1	4.1	0.6	19	230	24	18	0.2	0	(0)	0.02	0.01	0.3	12	1.4
にんじん	35	89.1	0.7	0.2	9.3	0.8	28	300	28	26	0.2	8,600	720	0.07	0.06	0.8	6	2.8
れんこん	66	81.5	1.9	0.1	15.5	1.0	24	440	20	74	0.5	3	Tr	0.10	0.01	0.4	48	2.0
きゅうり	13	95.4	1.0	0.1	3.0	0.5	1	200	26	36	0.3	330	28	0.03	0.03	0.2	14	1.1
赤色トマト	20	94.0	0.7	0.1	4.7	0.5	3	210	7	26	0.2	540	45	0.05	0.02	0.7	15	1.0
な　す	18	93.2	1.1	0.1	5.1	0.5	Tr	220	18	30	0.3	100	8	0.05	0.05	0.5	4	2.2
ブロッコリー	37	86.2	5.4	0.6	6.6	1.2	7	460	50	110	1.3	900	75	0.17	0.23	1.0	140	5.1
アーティチョーク	39	85.1	2.3	0.2	11.3	1.1	21	430	52	61	0.8	6	1	0.08	0.10	1.2	15	8.7
ブラックマッペもやし	17	94.7	2.2	Tr	2.8	0.3	8	65	16	32	0.4	Tr	0	0.04	0.06	0.5	10	1.5
りょくとうもやし	15	95.4	1.7	0.1	2.6	0.2	2	69	10	25	0.2	6	Tr	0.04	0.05	0.3	8	1.3
大豆もやし	29	92.0	3.7	1.5	2.3	0.5	3	160	23	51	0.5	(Tr)	(0)	0.09	0.07	0.4	5	2.3
ズッキーニ	16	94.9	1.3	0.1	2.8	0.8	1	320	24	37	0.5	320	27	0.05	0.05	0.4	20	1.3
青ピーマン	20	93.4	0.9	0.2	5.1	0.4	1	190	11	22	0.4	400	33	0.03	0.03	0.6	76	2.3
赤ピーマン	28	91.1	1.0	0.2	7.2	0.5	Tr	210	7	22	0.4	1,100	88	0.06	0.14	1.2	170	1.6
黄ピーマン	28	92.0	0.8	0.2	6.6	0.4	Tr	200	8	21	0.3	200	17	0.04	0.03	1.0	150	1.3
根深ねぎ	35	89.6	1.4	0.1	8.3	0.5	Tr	200	36	27	0.3	83	7	0.05	0.04	0.4	14	2.5
葉ねぎ	29	90.5	1.9	0.3	6.5	0.7	1	260	80	40	1.0	1,500	120	0.06	0.11	0.5	32	3.2

記号は**表 2-3**（p.11 参照）

［文部科学省科学技術・学術審議会資源調査分科会：日本食品標準成分表 2020 年版（八訂）を参考に著者作成］

問題はない．

　　葉菜類の中では比較的貯蔵性に富み，輸送も容易である．冬系キャベツは結球がよく，

---

*ビタミン U ともいわれる．胃壁表面の粘液の分泌を亢進するとともに，潰瘍（ulcer）部分の修復・保護作用を示す．キャベツ結球重の増加とともに，その含有率は上昇する．水に溶けやすいので，煮汁も利用するとよい．

大きさの割に重量感があり，外葉の緑色が薄く，つやのあるものがよい．ロールキャベツのような肉料理によく合う．春系キャベツ，グリーンボールなどは，巻きがやわらかで弾力のあるものがよい．生食用としての味は最高である．

2）レタス（lettuce）

キク科に属する1〜2年生草本であり，わが国においては玉レタスが多く栽培される．完全に結球した玉レタス（クリスプヘッド型）と半結球型の玉レタス（バターヘッド型）がある．後者のものは，葉質が柔軟で，葉の表面に光沢があり，サラダ菜として利用される．ほかに，リーフレタス（サニーレタス，グリーンレタス，フリルレタス），サンチュ，コスレタスなども普及している．

カロテンは，太陽光を豊富に浴びた緑色の濃いリーフレタス類に多く含まれる（2,000〜2,300 μg/100 g）．結球型の玉レタスに含まれる量は，その1/10程度である．ビタミンC含量についても同様の傾向を示す．

結球型玉レタスは葉の枚数が多く，よく抱合して固くしまったものがよい．サラダとしての利用度が高く，パリパリしたテクスチャーが好まれる．

3）はくさい（Chinese cabbage）

アブラナ科の1〜2年生草本で，結球型のはくさい（黄芯系）が多く出まわる．ビタミンC（19 mg/100 g）以外の栄養素は，あまり多く含まれない．

各種料理とよく合い，中国料理や日本料理に，炒め物や鍋物として使用される．一夜漬やキムチは，米食民族にとっては欠かせない漬物の1つである．内側の柔らかい葉は，サラダに利用するなど，各部位の持ち味を生かして調理するとよい．

4）ほうれんそう（spinach）

アカザ科の1年生草本で，東洋種と西洋種に大別されたが，最近では，これらの一代雑種（剣葉系，丸葉系）が市場をほぼ独占している．東洋種は秋播きで冬に収穫される．葉先がとがり，深い切れ込みがあり，葉肉は薄く，根首は赤い．あくが少ないので，おひたしとして利用される．西洋種は「とう」が立ちにくいので，春播きして晩春から初夏に出荷される．葉は丸みを帯び，葉肉は厚いが，ややあくが強い．

緑黄色野菜の代表であり，豊富にカロテンを含有する（4,200 μg/100 g）．ビタミンB_1，B_2，ナイアシンなども多く含む．冬採りのほうれんそうは，夏採りのものに比較して3倍量のビタミンCを含む（**図3E-2**）．鉄（2.0 mg/100 g）やカリウム（690 mg/100 g）も豊富である．リシンやトリプトファンを多く含む．あくの成分であるシュウ酸は，カルシウムやマグネシウムの吸収を阻害するとともに，腎臓結石の原因になるといわれているが，ゆでてあく抜きすればかなり取り除かれる．

主に，おひたし，和え物，炒め物，汁の実として利用される．品種改良によってシュウ酸含有量を少なくしたサラダほうれんそうも市場に出まわっている．

b．茎菜類

1）アスパラガス（asparagus）

ユリ科の多年生草本で，西洋うどとも呼ばれる．ホワイトアスパラガスは，発芽とともに土寄せを行って，土中の幼茎（白色）を収穫したものである．香りがよく，主に水煮缶詰に利用される．アスパラガス缶詰の特有の香りは，缶材のスズイオンとの相互作用によっ

て生成する.**グリーンアスパラガス**は,土寄せを行わないので緑色を呈し,一般的に栄養価が高い.青果用として出荷される.アスパラガスは鮮度低下が著しく,組織が硬化しやすく,貯蔵とともに苦味も出てくる.収穫後,なるべく早く軽く湯煮し,冷水にさらすとよい.

粗たんぱく質中の約半量は**アスパラギン**というアミノ酸などの形で存在する.また,毛細血管壁を強化し,動脈硬化の予防に役立つといわれるルチンを含む.

2) たけのこ (bamboo shoot)

イネ科に属する竹の幼茎をたけのことして利用する.モウソウチクのたけのこが,3〜5月に市場に出まわる.チロシン,グルタミン酸,アスパラギン酸などのアミノ酸が多く,たけのこのうま味を形成している.たけのこのえぐ味は,チロシンが酸化して生成する**ホモゲンチジン酸**,シュウ酸などによる.鮮度のわるいものほど,えぐ味は強い.

たけのこは,アスパラガスと同様,生長期にある幼植物であり,その代謝速度も速く,うま味成分なども急速に損失する.収穫後,できるだけ早くゆでるとよい.米ぬかや米のとぎ汁を用いると,えぐ味成分がデンプンコロイドに吸着される.

煮物,和え物,炊き込みご飯などに利用されるほか,水煮野菜として貯蔵される.貯蔵時の**白濁現象**は,主にチロシンの析出による.

3) たまねぎ (onion)

ユリ科の1〜2年生草本で,りん茎を利用する.わが国で多く栽培されている黄たまねぎ(辛たまねぎ)の収穫時期は地域によって異なり,また貯蔵性も高いので,周年供給が容易である.品薄期や不作の年には,外国から多く輸入される.

たまねぎ特有の刺激臭や辛味は,組織細胞の破壊とともに,辛味前駆物質が共存する酵素の作用を受けて生成する.**ジプロピルジスルフィド**($CH_3CH_2CH_2-S-S-CH_2CH_2CH_3$)などのスルフィド類がたまねぎ特有の匂いと辛味を呈し,**チオプロパナール-S-オキシド**($CH_3CH_2CH=SO$)などが**催涙性因子**として作用する.これらの含硫化合物は,抗血栓作用,血圧降下作用,血糖低下作用など種々の生理機能を示す.また,たまねぎ中には抗酸化作用や血圧降下作用を示す**ケルセチン**というフラボノイド色素が含まれている.ケルセチンは外皮に近い部位ほど豊富に含まれる.スクロース(ショ糖)やグルコース(ブドウ糖)などの遊離糖も多く,たまねぎの甘味を形成している.

各種料理に利用されるほか,ソース,ケチャップの原料となる.乾燥・粉末化したものは,オニオンパウダーとして利用される.

c. 根菜類

1) だいこん (radish)

アブラナ科に属する1〜2年生草本で,肥大した根を食用とする.野菜類の中で最も生産量が多く,その種類も豊富である.最近では,青首大根が最も多く全国的に普及している.珍しいだいこんとして,桜島だいこん(10〜15 kg)や守口だいこん(1.0〜1.7 m)がある.

だいこん中には,ビタミンC(12 mg/100 g)や,消化を助ける**アミラーゼ**,**プロテアーゼ**,**リパーゼ**が含まれている.だいこんの葉には,ビタミンC,カロテン,カルシウム,食物繊維などが多く含まれる.

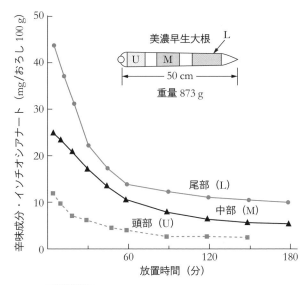

図 3E-4 大根おろし中の辛味成分の変化

［江崎秀男ほか：大根おろし辛味成分の消長について．家政学
雑誌 **33**(10)：515，1982 より引用］

　だいこんの辛味の主成分は，トランス–4–メチルチオ–3–ブテニルイソチオシアネート
（$CH_3SCH=CHCH_2CH_2N=C=S$）である．これらの**イソチオシアネート類**は，だいこん
中においては配糖体の形で存在し，すりおろすことによって組織が破壊され，共存するミ
ロシナーゼの作用により生成する．これらの辛味成分は抗菌作用を示す．大根おろしを放
置すると，だいこん特有の香辛味は消失し（**図 3E-4**），いわゆる「気の抜けた」状態と
なる．さらには，メチルメルカプタン（CH_3SH）やジメチルジスルフィド（CH_3–S–S–
CH_3）などの硫黄化合物の生成により，異臭を感じる場合もある．一般に，だいこんは尾
の部分や皮の部分が辛い．

　おろし，なます，刺身のつまとして生食されるほか，煮物，漬物，切干しだいこんとし
ても利用される．

　2）にんじん（carrot）

　セリ科の 1 〜 2 年生草本で，**西洋系と東洋系**（金時にんじん）がある．最近では，主に
西洋系の 5 寸にんじんが栽培される．

　にんじんの甘味はスクロース（ショ糖）や還元糖に由来する．**カロテン**を非常に多く含
有する（8,600 μg / 100 g）．その吸収率は，生で 1 割，煮ると 3 割，油でいためると 5 〜 6
割といわれている．金時にんじんはリコピン（リコペン）を含有する．また，にんじんは
アスコルビン酸オキシダーゼ（アスコルビナーゼ）を含むため，もみじおろしにするとだ
いこん中のビタミン C の分解は促進される．この酵素の最適 pH は 5.5 〜 5.9 であり，レ
モン汁や食酢で pH を下げれば（pH 3），その分解はかなり抑えられる．

　彩りが鮮やかであり，料理を引きたたせ，煮物，生食にと，その利用範囲は広い．

　3）れんこん（east Indian lotus root）

　スイレン科の多年生草本であるハスの地下茎が肥大したもので，秋から冬が旬である．
水分は 81.5 ％と他の野菜より少なく，炭水化物が多く（15.5 ％）その主体は**デンプン**で

ある. ビタミン C もかなり多く含まれる（48 mg/100 g）.

　ごぼうやうどと同様, ポリフェノール含量が多く, 切り口が空気に触れるとポリフェノールオキシダーゼにより酵素的褐変を引き起こす. 酢れんこんを作るとき, 食酢を加えるとこの酵素作用は抑制され, 褐変を防ぐことができる. 食酢はれんこんの歯切れをよくするとともに, フラボノイドによる黄色化を防ぎ, 白く仕上げる.

d. 果菜類

1）きゅうり（cucumber）

　ウリ科の1年生のつる草本で, 白いぼ種, 黒いぼ種, ピクルス型に大別される. 最近では, 表面がなめらかで白いとげを持つ白いぼきゅうりが生産量の9割以上を占めている. その中でも白い粉をふいていないブルームレスきゅうりが主流である.

　水分含量が多く（95.4％）, ビタミン C も少量含まれる（14 mg/100 g）が, アスコルビン酸オキシダーゼの活性も強い. **ククルビタシン**という苦味物質が含まれ, 頭部や濃緑色部位に多い. 菫葉（きんよう）アルデヒド（ノナジエナール）やきゅうりアルコール（ノナジエノール）は, きゅうりの香気を形成している.

　鮮やかな緑色, 特有の香り, みずみずしさと歯切れのよさを生かして, サラダ, 酢の物, 漬物などに広く利用される. 呼吸作用, 蒸散作用が著しいので, フィルム包装し, 7～10℃で低温貯蔵する. 過度の低温下では低温障害を引き起こし, ビタミン C の分解を促進する.

2）トマト（tomato）

　ナス科の1年生草本として栽培され, 桃色系と赤色系のトマトが大半を占める. 前者は生鮮野菜として, 後者は加工用に使用される. 最近では, 糖度が高く酸味とのバランスもよく, 流通・貯蔵性に優れた**完熟型トマト**（桃太郎）が最も多く出まわっている. その他, **ファーストトマト**や**ミニトマト**も人気を集めている.

　グルコース（ブドウ糖）, フルクトース（果糖）が多く含まれる. **ペクチン**量も成熟とともに増加する. 酸味は主に**クエン酸**による. 色素成分として**リコピン**[*]（赤色）, カロテン（黄色）, キサントフィル（黄色）が含まれる. リコピンは, ビタミン A 効力を示さないが, 特にトマト加工品においては重要な色素である. ビタミン C（15 mg/100 g）, カロテン（540 μg/100 g）含量もあまり多くないが, 摂取量を考慮すると, ビタミンの供給源として重要である. ミニトマトのこれらビタミン含量は, ともに約2倍の値（32 mg/100 g, 960 μg/100 g）を示す.

　トマトの持ち味を生かして生食されるほか, 煮込み用にも使われる. また, トマトピューレ, ケチャップ, ソース, ジュースなどに加工される.

3）な　す（egg plant）

　ナス科の1年生草本で, 最近では長卵形（中長）なすが全国的に生産されている. ほかに, 長なす, 卵型なす, 丸なす, 大型の米なすなどがある.

　炭水化物5.1％を含み, 無機質, ビタミン C などは少ない. 果皮の鮮やかな色は, ア

---

[*]トマトやすいかに含まれるリコピン（リコペン）は, 強い活性酸素消去能を有し, 抗がん作用, 循環器系疾患予防作用などを示す.

ントシアニン系色素である**ナスニン**（紫色）と**ヒアシン**（青褐色）による．なすはあくが強く，酵素的褐変も著しく進むので，切ったらすぐ水に浸けるとよい．

煮物，漬物などに主に利用されるが，鮮やかな紫色を損なわないことが大切である．炒め物や揚げ物は，変色を防いだ調理法である．**なすの漬物**では，さびた鉄くぎや焼ミョウバンを加えて鮮やかな紫色を固定することができる．通常，漬け込み中の乳酸発酵により酸性となり，なす中のアントシアニン色素は赤色に変化する．しかし，ここに鉄やアルミニウムなどの金属イオンが共存すると，なすの色素はこれらのイオンと結合し，濃紫色の安定した色を形成することができる．

e. 花菜類

1）ブロッコリー（Italian broccoli）

アブラナ科の1～2年生草本で，わが国では緑色のイタリアンブロッコリーが栽培される．収穫適期が短い野菜で，花らいと軟らかい茎を食用とする．

ビタミンC（140 mg/100 g），カロテン（900 μg/100 g），食物繊維（5.1 g/100 g）を多く含む．ブロッコリー中のビタミンCはゆで過ぎると著しく減少し，鮮やかな緑色も消失する．軽くゆでて，サラダ，炒め物などに利用される．

f. 新野菜（図3E-5）

1）チンゲンサイ（Qinggin cai）

アブラナ科に属する体菜（たいさい）の一種で，青軸パクチョイともいう．カロテン（2,000 μg/100 g）やカルシウム（100 mg/100 g）を豊富に含有し，ビタミンC（24 mg/100 g）もかなり含まれる．

肉質は軟らかくて，あくがなく，加熱すると鮮やかな緑色となる．煮くずれも起こしにくく歯切れもよいので，炒め物，和え物，おひたしなどに利用される．

2）モロヘイヤ（tossa jute，Jew's mallow）

シナノキ科に属する1年生草本で，エジプト，東地中海地方で古くから栽培され，宮廷の野菜と呼ばれていた．栄養価も高く，カロテン（10,000 μg/100 g），ビタミンC（65 mg/100 g），ビタミンB$_1$（0.18 mg/100 g），B$_2$（0.42 mg/100 g），カルシウム（260 mg/100 g）などの含量も，野菜の中で高い値を示す．夏の緑黄色野菜として人気があり，オクラに似た粘りを持つ．スープ，てんぷら，炒め物として用いられるほか，乾燥粉末としても利用される．

3）赤・黄ピーマン（red/yellow sweet pepper）

ナス科の1年生草本として栽培される果菜類である．赤ピーマンのカロテン含量（1,100 μg/100 g）やビタミンC含量（170 mg/100 g）は，青ピーマンの2～3倍を示す．

黄ピーマンとともに，彩りがよく，肉質も厚く，柔らかく，甘みもあり，サラダに利用される．熱を加えても変色しないので，中国料理やイタリア料理の素材としても適する．

4）ズッキーニ（zucchini，summer squash）

ウリ科の1年生草本でペポカボチャの仲間に属する．外観はきゅうりに似ており，濃緑色，黄色のものが多く，皮には光沢がある．普通のかぼちゃに比較すると，デンプン含量が少なく，カロリーも低い．

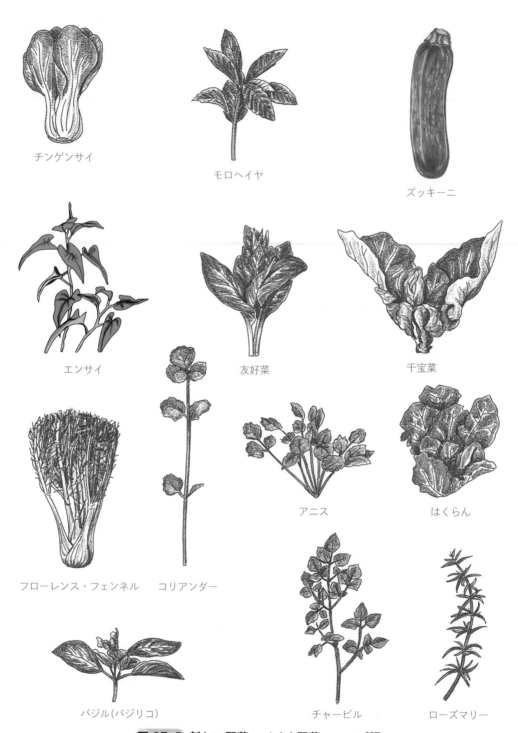

チンゲンサイ

モロヘイヤ

ズッキーニ

エンサイ

友好菜

千宝菜

フローレンス・フェンネル

コリアンダー

アニス

はくらん

バジル(バジリコ)

チャービル

ローズマリー

図 3E-5 新しい野菜, バイオ野菜, ハーブ類

通常，加熱調理して利用する．なすに似た食感を持ち，油，特にオリーブ油との相性がよく，主に炒め物として各種料理に利用される．

　5）**エンサイ**（water convolvulus）

ヒルガオ科の多年性草本で，東南アジアや沖縄でよく栽培される．ヨウサイ，空心菜（くうしんさい），ウンチェーバーとも呼ばれ，茎葉はさつまいもによく似ており，夏場の葉菜類として市場に出まわっている．炒め物によく合うが，和え物，おひたしとしても利用される．食物繊維，ミネラル，ビタミンなどを豊富に含む．

g. ハーブ（herb）

　香辛野菜とも呼ばれ，フランス料理やイタリア料理には欠かせない香草である．肉や魚の臭みを消したり，料理に独特の芳香や風味を付与する目的で利用されるが，同時に消化促進，健胃，血行促進，咳止め，利尿，強壮などの薬効も期待される．アニス，フローレンス・フェンネル，キャラウェイ，コリアンダー，タイム，チャービル，バジル，ミント，ローズマリーなどが，サラダやスープなどに利用される．

h. 伝統野菜

　古くは各地域の主要野菜であった伝統野菜が，ブランド野菜として市場に出まわっている．食用ユリ，じゅんさい，とんぶり，おかひじき，守口だいこん，みずな，聖護院かぶ，賀茂なす，水なす，すいぜんじな（金時草）などがある．

i. 有機野菜

　有機野菜に対する消費者ニーズも増えている．JAS法によれば，有機野菜を始めとする有機農産物は，①種播き・植え付け前2年以上，禁止された農薬や化学肥料を使用しない，②栽培期間中も同様にこれらの農薬や化学肥料を使用しない，③遺伝子組換え技術を使用しない，というJAS規格を満たしたものを指し，この認定を受けた生産者のみが有機JASマークを表示することができる．

　一方，農林水産省のガイドラインに基づき，化学合成農薬や化学肥料の使用量を慣行レベルの半分以下に抑えて栽培された特別栽培農産物と表示された野菜もある．

j. バイオ野菜

　バイオテクノロジーを利用して，新しい種類の有用な野菜も作出されている．バイオ野菜として，キャベツとはくさいの雑種のはくらん，キャベツとこまつなの雑種の千宝菜，チンゲンサイとこまつなから作られた友好菜などが実用化されている．

　一方，メリクローンと呼ばれる生長点を利用した組織培養法（茎頂培養）は，ウイルスに感染されない苗の育成と農産物の大量生産に役立っている．

k. スプラウト（発芽野菜）（sprout）

　野菜類に属する「もやし」は，りょくとう，だいず，ブラックマッペ（黒緑豆）などの豆類を暗所で発芽させたものである．もやしは，発芽とともにビタミンCが増加する．もやし中のビタミンC含量は，ゆでると著しく低下する．短時間でゆでたり，油炒めと

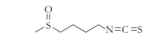

図 3E-6 スルフォラファンの化学構造

して利用するとよい.

　そのほかにも，だいこん，アルファルファ，ブロッコリー，からし，レッドキャベツ，そばなどの種子を発芽させたスプラウトが市場に出まわっている.　ブロッコリースプラウトに高濃度に含まれる**スルフォラファン**（**図3E-6**）は，第2相解毒酵素（ヒトの体内に摂取された発がん物質を無毒化して体外に排泄する酵素）を誘導する作用を示し，発がん抑制効果が期待される.　スルフォラファンは，ブロッコリーにも含有される.

---

column │ 生活習慣病を防ぐ野菜

　がんを始めとする種々の疾病の予防に，野菜や果物の摂取が重要である.　アメリカの「デザイナーフーズ・プログラム」（1990）におけるがん予防の可能性のある食品の中でも，より重要度の高いものとして，にんにく，キャベツ，しょうが，にんじん，セロリーなどの野菜類が数多くあげられている（**図**）.

　野菜中には数多くの機能性成分（生理活性物質）が含まれる.　にんにく，たまねぎ，ねぎなどのユリ科植物中の含硫化合物は，がん予防効果をはじめ，抗血栓作用などを示す.　また，キャベツ，ブロッコリーなどのアブラナ科植物には種々のイソチオシアネート類が含有されるが，これらもがん予防効果を示すことが知られている.　さらに野菜類には，ビタミンCのほか，さまざまなアントシアニン，フラボノイド，カロテノイド，フェノールカルボン酸類も多く含まれる.　これらのポリフェノール類は，強い抗酸化作用を示し，がん，動脈硬化，糖尿病，虚血性心疾患などの生活習慣病の予防や老化抑制に寄与している.

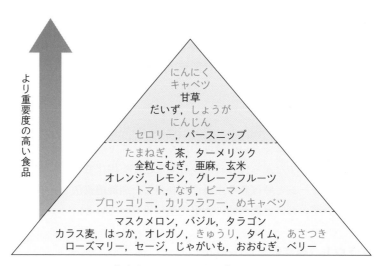

**アメリカの「デザイナーフーズ・プログラム」における
がん予防に有効な食品**
［アメリカ国立がん研究所（NCI，1990）資料より引用］

練習問題

(1) 野菜中の栄養成分に関する記述である．正しいのはどれか．1つ選べ．

① 野菜中のカロテンは濃緑色の部位に多く含まれるが，逆にビタミンCは，緑色の薄い部分に多い．

② トマトやすいかに含まれるリコピン（リコペン）は，β-カロテンと同様に，生体内においてビタミンA効力を示す．

③ 100 gの野菜中に100 mg以上のビタミンCを含むものとして，赤ピーマン，ブロッコリー，なすなどがある．

④ 野菜中のビタミンCやカロテンは，通常の調理加熱の条件下において分解されやすい．

⑤ 野菜中のカルシウムの多いものとしてモロヘイヤ，だいこん葉などがある．

(2) 野菜中の特殊成分に関する記述である．正しいのはどれか．1つ選べ．

① キャベツ中には，ゴイトリンという甲状腺肥大作用を示す物質が遊離の状態で含まれている．

② ほうれんそう中に含まれるコハク酸は，えぐ味を示すとともに，カルシウムの生体への吸収効率を低下させる．

③ たけのこのえぐ味成分であるホモゲンチジン酸は，シュウ酸より生成したものである．

④ だいこんやわさび，にんにくやたまねぎ中には，辛味や香気に関わる前駆物質が存在する．

⑤ なす中には，ナスニンというカロテノイド系の紫色色素が存在する．

(3) 野菜類の貯蔵・加工に関する記述である．正しいのはどれか．1つ選べ．

① きゅうり，なす，キャベツ，はくさいの最適の貯蔵温度は，7〜10℃である．

② 野菜はMA包装によって鮮度を保持することができる．この場合，包装内部の酸素および二酸化炭素濃度は，大気中に比べて低くなっている．

③ 冷凍野菜や凍結乾燥野菜を作る場合には，通常ブランチングと呼ばれる凍結処理を行って酵素の不活性化を行う．

④ 野菜や果物の酵素的褐変を抑制するためには，亜硝酸塩が使用される．

⑤ 野菜類のぬかみそ漬では，野菜中のビタミンC量は減少するが，ビタミンB群の量は上昇する．

F　果　実　類

❶ 果実類の定義

　　果実類とは，基本的に多年生木本植物（樹木）の果実を指す．しかし，一般的に果物（く
だもの）として扱われているものは，草本植物から収穫されるものでも果実類に分類され
ている．たとえば，同じウリ科でも，メロンやすいかは果実類に，きゅうりは野菜類に分
類されている．**表 3F-1** および **表 3F-2** に，主な果実の国内収穫量と輸入量を示す．

❷ 果実類の分類

　　果実類の分類は，その食用とされる部分が，植物学的にどの部分に相当するかを基本と
する（**図 3F-1**）．まず，果実が形成されるとき，花の子房の発育したものを真果とし，
子房よりも萼（ガク）や花托などが発育したものを偽果（仮果）として分類する．さらに，
形態や系統などにより以下のようなグループに分けられるが，用語（訳語）を含め，完全
に統一されているわけではない．

表 3F-1　主な果実の国内収穫量（2018 年）

品　目	年間収穫量 （千トン）	品　目	年間収穫量 （千トン）
みかん	774	も　も	113
りんご	756	う　め	112
日本なし	231	西洋なし	27
か　き	208	キウイフルーツ	25
ぶどう	175	すもも	23

[農林水産省農作物統計，2018 より引用]

表 3F-2　主な果実の輸入量（2019 年）

品　目	年間輸入量 （千トン）
バナナ	1,045
パインアップル	153
グレープフルーツ	63
オレンジ	88
キウイフルーツ	106

[財務省貿易統計，2019 より引用]

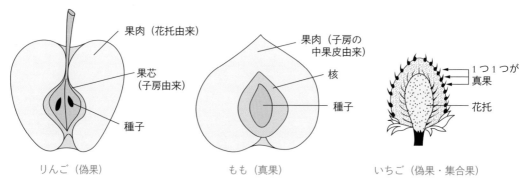

　　りんご（偽果）　　　　　　もも（真果）　　　　　いちご（偽果・集合果）

図 3F-1　代表的果実の構造例

a. 仁果類（pome fruits）

りんご，なし，びわなどで，花托，花弁，ガクなどが肥大発達してできた偽果である．

b. 準仁果類

種子が中心部に集まっているところが仁果類に似ているので，この名称が付いている．いずれも真果であり，かきやかんきつ（柑橘）類などが含まれる．かんきつ類は，柑果（hesperidium）類ともいう．

c. 核果類（stone fruits）

もも，うめ，さくらんぼ（桜桃）などで，中心部に1個の硬い核を持つ真果である．

d. 液果類（漿果類）（berry fruits）

ぶどうなどで，果汁が多い真果である．

e. 堅果類（nuts）

くりやくるみなどで，外皮が著しく硬い．主に肥大した子葉が食用部である．本書では，種実類として記載されている．

❸ 果実類の化学成分（表 3F-3）

果実類は，動物に「食べられる」ことを目的に発達した植物の組織と考えられ，鮮やかな色を呈することが多く，また，水分・糖（甘味）・有機酸（酸味）・香気成分（アルコール類，アルデヒド類，エステル類，テルペン類）などの含量が他の食品より多い．一般的に，デザートや間食用の嗜好品として扱われている．**表 3F-3** は，果実成分の大部分が，水分と糖質（炭水化物）からなることを示している．

a. 水 分

多くの果実類の水分含量は 80 ~ 90 % であり，水分の補給にはよい食品群である．一方，このために腐敗しやすく，乾燥果実・ジャム・マーマレードなど，水分活性（Aw）を下げた保存食品が，歴史とともに発達してきた．

b. 糖 質

糖質（炭水化物）含量は，水分に次いで多く，普通 5 ~ 20 % 含まれている．日本語の「ブドウ」糖（グルコース）と「果」糖（フルクトース）という用語は，これを反映している．糖の種類や含量は，果実の種類や熟期によって異なるが，一般的に成熟するにつれてデンプンが減少し，成熟過程の初期に還元糖（ブドウ糖），次いで種類によっては非還元糖（ショ糖（スクロース））が増加し，甘味が増加してくる．多くの果実はブドウ糖と果糖が多いが，バナナ，もも，かき，かんきつ類はショ糖が多い（**表 3F-4**）．

表 **3F-3** 主な果実の主要成分組成（可食部100 g当たり）

食 品 名	エネルギー	水分	炭水化物	レチノール活性当量	ビタミンC	ビタミンE	食物繊維総量
	kcal	g		μg	mg		g
みかん	49	86.9	12.0	84	32	0.4	1.0
バナナ	93	75.4	22.5	5	16	0.5	1.1
りんご	56	83.1	16.2	2	6	0.4	1.9
すいか	41	89.6	9.5	69	10	0.1	0.3
日本なし	38	88.0	11.3	0	3	0.1	0.9
か き	63	83.1	15.9	35	70	0.1	1.6
グレープフルーツ	40	89.0	9.6	0	36	0.3	0.6
いよかん	50	86.7	11.8	13	35	0.1	1.1
いちご	31	90.0	8.5	1	62	0.6	1.4
ぶどう	58	83.5	15.7	2	2	0.3	0.5
バレンシアオレンジ	42	88.7	9.8	10	40	0.3	0.8
も も	38	88.7	10.2	Tr	8	0.7	1.3
露地メロン	45	87.9	10.4	12	25	0.3	0.5
なつみかん	42	88.6	10.0	7	38	0.3	1.2
レモン（果汁）	24	90.5	8.6	1	50	0.1	Tr
パインアップル	54	85.2	13.7	3	35	0	1.2
はっさく	47	87.2	11.5	9	40	0.3	1.5

記号は**表2-3**（p.11）参照

［文部科学省科学技術・学術審議会資源調査分科会：日本食品標準成分表2020年版（八訂）を参考に著者作成］

表 **3F-4** 完熟果実の糖組成

果実名（品種）	全 糖	ショ糖	ブドウ糖	果 糖	ソルビトール
うめ（白加賀）	0.47	–	0.17	0.13	0.30
おうとう（ナポレオン）	7.61	0.21	4.25	3.15	2.25
すもも（ソルダム）	7.54	4.42	1.58	1.54	1.01
もも（白桃）	8.95	6.96	0.85	1.14	0.12
ネクタリン	7.22	5.51	0.80	0.91	1.78
りんご（つがる）	9.31	2.31	1.86	5.19	–
なし（二十世紀）	8.58	1.95	1.76	4.87	0.78
ぶどう（巨峰）	15.54	0.77	7.23	8.27	–
かき（富有）	14.80	8.48	4.00	2.32	–
うんしゅうみかん（早生系）	6.44	2.41	1.76	2.27	–
バナナ（キャベンディッシュ）	14.57	10.71	2.04	1.82	–

［小宮山美弘ほか：果実類の熟度と貯蔵条件に基づく糖組成の特徴．日本食品工業学会誌 **32**（7）：522，1985より許諾を得て改変し転載］

c. 有機酸

　果実類には，リンゴ酸（malic acid），クエン酸（citric acid），酒石酸（tartaric acid）などの有機酸を高濃度に含むものが多く，酸味の原因となっている（**表3F-5**，**図3F-2**）．かんきつ類はクエン酸を多く含み，レモンの酸味はほとんどクエン酸による．ちなみに英語のmalic，citricとは，それぞれ「りんごの」，「かんきつ類の」という意味である．酒石酸はぶどうに多く含まれており，その名称はワインの醸造過程で沈殿する酒石（tartar）に由来している．一般に未熟果は有機酸の含有量が多いが，熟成に従って減少し，0.5～1％程度となる．

　かんきつ類では，糖と有機酸の含有量の比率（糖％/酸％）を糖酸比（甘味率）と呼び，

表 3F-5 果実の主な有機酸

果 実 名	酸	主要な有機酸
あんず	2%前後	リンゴ酸 (25～90%), クエン酸
いちご	1%前後	クエン酸 (70%), リンゴ酸
う　め	4～5%	クエン酸 (40～80%), リンゴ酸
うんしゅうみかん	0.8～1.2%	クエン酸 (90%), リンゴ酸
バレンシアオレンジ	0.7～1.2%	クエン酸 (90%)
か　き	0.05%前後	リンゴ酸, クエン酸
キウイフルーツ	1～2%	キナ酸 (36%), クエン酸
グレープフルーツ	1%前後	クエン酸 (90%), リンゴ酸
おうとう	0.4%前後	リンゴ酸 (75%), クエン酸
すもも	1～2%	リンゴ酸 (大部分), クエン酸
西洋なし	0.2～0.4%	リンゴ酸, クエン酸
なつみかん	1.5～2.0%	クエン酸 (60%), リンゴ酸
日本なし	0.2%前後	リンゴ酸 (90%), クエン酸
パインアップル	0.6～1.0%	クエン酸 (85%), リンゴ酸
バナナ	0.1～0.4%	リンゴ酸 (50%), クエン酸
び　わ	0.2～0.6%	リンゴ酸 (50%), クエン酸
ぶどう	0.6%前後	酒石酸 (40～60%), リンゴ酸
も　も	0.2～0.6%	リンゴ酸, クエン酸
りんご	0.2～0.7%	リンゴ酸 (70～95%), クエン酸
レモン	6～7%	クエン酸 (大部分), リンゴ酸

［三浦 洋ほか：果実とその加工，建帛社，p.53，1988 より許諾を得て転載］

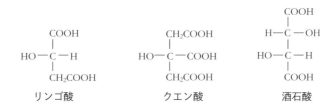

図 3F-2 有機酸の化学構造

これが低いと酸味を強く感じ，高いと甘く感じる．果実を貯蔵すると，酸が減少し糖酸比が増加するので甘くなる．また有機酸は，ジャムやゼリーを作るときにペクチンとともに凝固に関係するほか，ジュースや缶詰類の保存性にも寄与している．リンゴ酸やクエン酸は，TCA 回路（クエン酸回路）の要素でもあり，摂取された後は，最終的に酸化分解されエネルギー源となる．

d. ビタミン類

　ビタミン C は果実類に含まれる代表的なビタミンであるが，種類によって含量に差がある．みかんやレモンのようなかんきつ類のほかに，いちごやかきの含有量が多い．果実類にはビタミン E も含まれているが，一般的に種実類に比べると少ない．

　ビタミン A 活性を持つレチノール（retinol）は，主として動物性食品に含まれる．植物性食品には，動物体内でレチノールに代謝されることによりレチノール活性を有するプロビタミン A（provitamin A）として，α-カロテン（α-carotene），β-カロテン（β-carotene），クリプトキサンチン（cryptoxanthin）などが含まれている．日本食品標準成分表

2020年版には，算出式を用いて算出されたレチノール活性当量が掲載されている．果実類では，みかん，かき，すいかなどの含有量が比較的多い（**表3F-3**）.

β-カロテン当量およびレチノール活性当量の算出式については第2章②d.2）ビタミンA，p.16参照のこと.

e. ペクチン（pectin）

ペクチンは難消化性の多糖類，すなわち食物繊維の一種で，果実類においては食物繊維のかなりの部分をペクチンが占めている．プロトペクチン，水溶性ペクチン（狭い意味でのペクチン．ペクチニン酸（pectinic acid）ともいう），ペクチン酸（pectic acid）などがある．これらはガラクツロン酸（D-galacturonic acid）のポリマーからなる高分子化合物で，一部のカルボキシ基はメチルエステルとなっている（**図3F-3**）.

未熟果実果皮には，ペクチンやセルロース，糖，カルシウム，マグネシウムなどが結合した不溶性のプロトペクチン（protopectin）が多い．成熟するに従って酸や酵素によって分解され，エステル化度や重合度が下がると，水溶性ペクチンに変わる．果実が成熟によって軟化し，多汁質となるのはこのためである.

さらに，水溶性ペクチンのすべてのエステル基が加水分解されたものをペクチン酸と呼び，果実は過熟の状態になる．水溶性ペクチンのエステル構造にはメトキシ基が含まれるので，そのエステル化度はメトキシ基の重量分率と相関する．メトキシ基の重量分率が7%（エステル化度43%）以上のものを高メトキシペクチン，7%以下のものを低メトキシペクチンと呼び，溶解性，粘性，ゲル化能などの物性が大きく異なる．たとえば，水溶性ペクチンは酸と糖との共存によってゼリー化するが，プロトペクチンやペクチン酸はゼリー化しない．ペクチンの多い果実にはかんきつ類，りんご，いちじく，バナナ，ももなどがある.

ペクチンなどの食物繊維は，大腸がんなどの予防に効果があると考えられており，果実類は，不足しがちな食物繊維を補給するのに適している.

f. 無機質

果実類は野菜類と同様に，カリウム含量が多い（一般的に100g中に数百mg）．またカルシウムは数mgから数十mg程度，ナトリウムは数mg以下（いずれも100g中）である.

g. 色素

動物に「食べられる」ことが目的と考えられる果実類にとって，その色は「食べ頃」を示すサインとして重要である．果実類の色はアントシアニン（anthocyanin）類，カロテ

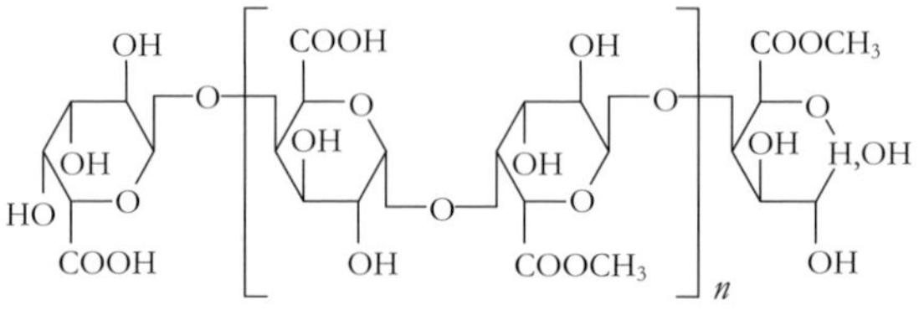

図3F-3 ペクチニン酸の化学構造

ノイド（carotenoid），**フラボノイド**（flavonoid），**クロロフィル**（chlorophyll）などによる．クロロフィルは未熟果実に多く含まれるが，熟すにつれて減少する．

りんご，ぶどう，いちごなどの赤色や紫色は，アントシアニン類に由来する．アントシアニン類は，ブドウ糖（グルコース）やガラクトースなどの糖とアントシアニジン（anthocyanidin）が結合した配糖体であり，加水分解すると糖と色素体（アグリコン aglycon）であるアントシアニジンになる．この溶液は pH によって色が変化し，酸性で赤色，アルカリ性で紫色ないし青色を呈する（構成するアグリコンによって色調が異なる）．熱に不安定で，加熱によって赤色が失われるため，ジャムやジュースの加工で問題となる．

フラボノイドは野菜に多い色素であるが，果実では主にかんきつ類に存在する．酸性では無色であるが，アルカリ性で黄色を呈する．

カロテノイドにはキサントフィル（xanthophyll）とカロテンが多数知られている．トマトから単離された赤色のリコピン（lycopene）は，すいかやかきにも含まれている．リコピンは β-イオノン構造を持たないため，プロビタミン A 活性はないものの，抗酸化作用などさまざまな機能性が報告されている．

h. 芳香成分

果実の芳香（香気）は，色と同様にその「食べ頃」を示す成分として重要である上に，口に入れたときのフレーバー（風味）にも大きく寄与する．これは揮発性の低分子化合物によるもので，主としてエステル類，アルコール類，アルデヒド類，精油類や揮発酸類がある．一般に食品の芳香は多数の成分からなることが多いが，少数の鍵化合物（キーコンパウンド key compound）によって，その果実の香りの特徴が再現できる場合もある．**表3F-6** に主な果実の芳香成分を，また**図 3F-4** にその構造式を示す．たとえば，酢酸イソアミルやイソバレリアン酸イソアミルは，それぞれバナナとりんごのイミテーションフレーバーとして使われており，また（Z)-6-ノネナールはマスクメロンの鍵化合物である．

i. 酵素類

1) ポリフェノールオキシダーゼ

りんごやバナナなどの果肉の切り口を放置すると，切り口が褐色に変化する．これは，果肉中のポリフェノールがポリフェノールオキシダーゼによって酸化されるためで，酵素

表 3F-6 主な果実類の芳香成分

食品名	主要成分名
かんきつ類	シトラール（ゲラニアール（Ⅰ）とネラール（Ⅱ）の混合物），脂肪族アルデヒド類（オクタナール（Ⅲ）など）
バナナ	エステル類（酢酸イソアミル（Ⅳ）など）
りんご	エステル類（イソバレリアン酸イソアミル（Ⅴ）など）
な　し	エステル類（ギ酸アミル（Ⅵ）など）
も　も	ラクトン類（4-ブチルブタノリド（Ⅶ）など）
マスクメロン	（Z)-6-ノネナール（Ⅷ）など
ぶどう	エステル類（脂肪酸エステルのほか，アントラニル酸メチル（Ⅸ）など）

（　）内の色数字は**図 3F-4** に対応

［伊藤三郎（編）：果実の科学，朝倉書店，1991 より許諾を得て転載］

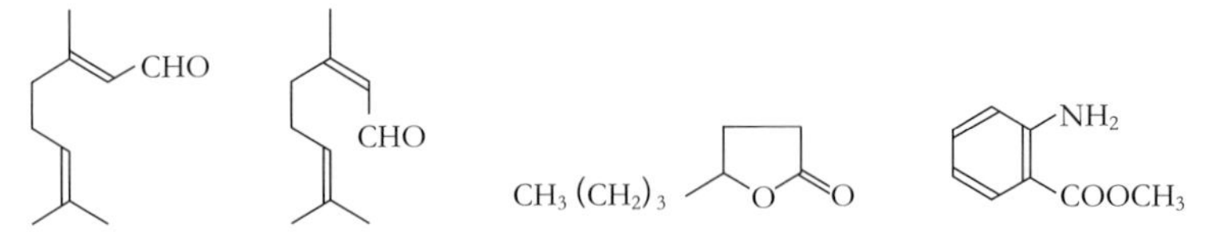

ゲラニアール (Ⅰ)   ネラール (Ⅱ)   4-ブチルブタノリド (Ⅶ)   アントラニル酸メチル (Ⅸ)

オクタナール (Ⅲ) $CH_3(CH_2)_6CHO$

酢酸イソアミル (Ⅳ) $CH_3COOCH_2CH_2CH(CH_3)_2$

イソバレリアン酸イソアミル (Ⅴ) $(CH_3)_2CH_2CH_2COOCH_2CH_2CH(CH_3)_2$

ギ酸アミル (Ⅵ) $HCOOCH_2CH_2CH(CH_3)_2$

(Z)-6-ノネナール (Ⅷ) $CH_3CH_2CH=CH(CH_2)_4CHO$

図 3F-4 果実に含まれる芳香成分の化学構造

的褐変という．これを防ぐには，①酸素（空気）に触れないようにする，②ごく短時間加熱するか食塩水に浸して酵素活性を下げる，③アスコルビン酸（ビタミンC）などの抗酸化剤を添加して基質が酸化されるのを防ぐ，などの方法がある．りんごを食塩水に浸けたり，ジュースにビタミンCを添加するのはこのためである．

2) アスコルビン酸オキシダーゼ

この酵素は還元型のビタミンCを酸化する酵素であり，果実が貯蔵されたり空気に触れたりすると，この酵素によりビタミンC活性が低下する．

> **column │ 甘味たんぱく質と味覚修飾たんぱく質**
>
> 食品の甘味は通常，低分子の糖類によってもたらされるが，果実には，甘味を呈するたんぱく質や味覚を変えるたんぱく質を含むものがある．
>
> たとえばモネリンは，*Dioscoreophyllum cumminsii* という果実に含まれるたんぱく質で，重量基準でショ糖（スクロース）の3,000倍の甘味を示す．モネリンは2本のペプチド鎖からなり，その立体構造が甘味に大きく影響していると考えられている．*Thaumatococcus danielli* の果実に含まれるタウマチン（ソーマチン）も重量基準でショ糖の1,000倍程度の甘味を示す．
>
> 一方，ミラクルフルーツ（miracle berry, *Synsepalum dulcificum*）という果実を口に含んだ後に，希塩酸やレモンなどの酸味を呈する物質を口に含むと，酸味の代わりに甘味を感じるようになる．これは，ミラクリンという味覚修飾たんぱく質（taste modifying protein）の作用による．同様に，*Curculigo latifolia* の果実に含まれるネオクリン（neoculin）も，味覚修飾たんぱく質の一種である．ミラクリンはそれ自体は無味であるが，ネオクリンは甘味を示す．

3) たんぱく質分解酵素

パパイアにはパパイン（papain），パイナップルにはブロメリン（bromelin）というたんぱく質分解酵素が含まれるため，肉料理の後のデザートによく出される．

❹ 収穫後の生理変化と貯蔵

a. 収穫後の生理変化

　一部の果実類には，収穫の前後を問わず，自ら放出する植物ホルモンのエチレン（CH_2 $=CH_2$）により，呼吸量（CO_2 呼出量）が増大するものがある．これらの果実をクリマクテリック型の果実（climacteric fruits）と呼び，エチレンにより呼吸量が一時的に高まる現象を**クリマクテリックライズ**（climacteric rise）と呼ぶ．クリマクテリック型の果実にはりんご，西洋なし，バナナ，もも，アボカド，一部のメロンなどがある．一方，エチレンによる呼吸量の上昇を示さない非クリマクテリック型の果実（nonclimacteric fruits）には，かんきつ類，ぶどう，パインアップルなどがある．

　果実類は収穫後，水分や栄養分の供給がなくても，呼吸や水分の蒸散などの生理作用を続けているが，未熟果の中に過熟果を入れると着色が早まるのは，過熟果から生じる微量のエチレンによるものである．

b. 貯　蔵

　果実類は水分が多く傷つきやすい上に，収穫時期や生産地が限られているので，鮮度を落とさないような適切な貯蔵や輸送が望まれる．しかし，収穫後も呼吸を始めとする生理作用は継続しているので，鮮度・芳香・味などが低下しやすい．したがって，生鮮果実を貯蔵するには，種々の生理作用を抑制あるいは遅らせることが必要である．代表的な方法は，低温貯蔵と **CA** 貯蔵であるが，プラスチックフィルムによる包装貯蔵やワックス処理なども行われる．

1）低温貯蔵

　呼吸作用や蒸散作用は酵素による作用であるから，それを低下させるために低温に保てばよい．低温貯蔵には冷蔵（0℃以上の生きた状態の貯蔵）と冷凍（0℃以下の凍結した状態の貯蔵）がある．果実は水分が多く，凍結すると組織が破壊されるので，冷凍するのは好ましくない．そのため一般に果実の貯蔵適温は0℃といわれるが，バナナのように10℃以下に貯蔵すると果皮が黒変する低温障害を起こすものもあり，貯蔵適温は果実によって異なる．

2）CA 貯蔵（controlled atmosphere storage）

　温度を下げるだけでなく，庫内の酸素濃度を減らし，二酸化炭素濃度を高めることにより，果実の呼吸をさらに低下させる方法である．現在，りんごなど一部のクリマクテリック型果実の貯蔵に実用化されている．

❺ 代表的な果実類の特徴

a. かんきつ類（citrus）

　かんきつ類は，ミカン科に属する木本の果実の総称で，種類が多い．甘味，酸味は品種により異なるが，一般に甘いかんきつ類は酸が少なく，ビタミンCが豊富であり，その含量は熟度が進むにつれて多くなる．甘味の強いかんきつ類として，うんしゅうみかん（温州蜜柑，Satsuma mandarin），ネーブルオレンジ（navel orange），バレンシアオレンジ

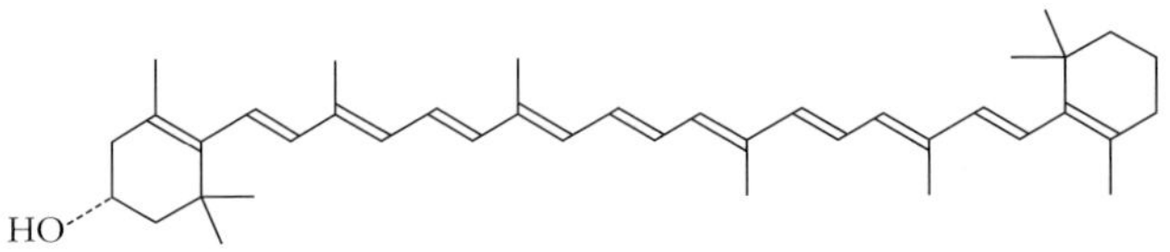

図 3F−5 *β*−クリプトキサンチンの化学構造

（Valencia orange）がある．同じオレンジでもネーブルオレンジは生食に適しているが，バレンシアオレンジはジュースに利用されることが多い．うんしゅうみかんに多く含まれる *β*−クリプトキサンチン（**図3F−5**）は体内でビタミンAに変換され，またさまざまな生理活性も注目されている．なお，グレープフルーツ（grape fruit：ぶどうの房のように実ることからこの名が付いた）の苦味は，フラボノイドのナリンギン（naringin）に由来する．酸味の強いかんきつ類として，レモン（lemon）があり，その香気の主要成分はシトラール（citral）である．なお，シトラールは一組のシス−トランス異性体であるゲラニアール（geranial）とネラール（neral）を合わせて指す呼称であり，どちらもレモン臭を示す．

b. バナナ（banana）

水分約75％と，水分の少ない果実である．果皮が緑色の状態で，フィリピンなどから輸入されるが，その時点では炭水化物の大部分がデンプンである．20℃，密閉状態でエチレン処理すると，クリマクテリックライズが起き，数日たつと果皮は黄色になり，デンプンは糖化し，生食が可能となる．さらに日がたつと，ポリフェノールオキシダーゼの働きで，果皮に茶色い斑点（シュガースポット）が現れる．

c. りんご（apple）

現在，多品種のりんごが市場に出まわっている．ほとんどは生食用であるが，ジュース，缶詰，ジャムのほか，乾燥りんご，りんご酒，りんご酢に適した品種もある．ペクチンに富むため，ジャム，ゼリーに適し，ペクチン原料にもなる．貯蔵性が高く，品種によって異なるが冷蔵で数週間〜数ヵ月，CA貯蔵では6ヵ月以上の貯蔵が可能である．りんごの蜜症はりんごに含まれるソルビトール（sorbitol）によって起こるが，これは，ソルビトールの浸透圧が高いため細胞間隙に水がたまるためである．

なお，ソルビトールはグルコースのアルデヒドが還元されて生成する，甘味を示す糖アルコールである．

d. すいか（water melon）

すいかはウリ科の1年生草本であるが，果実類として分類されている．赤色と黄色の果肉を持つ種類に分けられ，赤色はカロテノイドのリコピン（リコペン）による．

e. なし（pear）

なしには，日本なし（Japanese pear），西洋なし（pear），中国なし（Chinese pear）の3種があり，さらに日本なしは赤なし系と青なし系に分類される．赤なし系にはリグニン

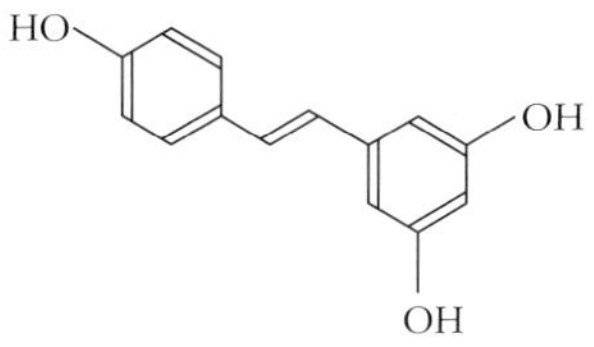

図 3F-6 レスベラトロールの化学構造

(lignin) とペントサン (pentosan) からなる厚膜を持った石（せき）細胞が存在し，その ため果肉はざらざらした特有の舌触りを示す．西洋なしは追熟が必要で，果実を収穫し， 15 〜 20℃で約 1 週間おく．これによってデンプンが消え，糖が増加するとともに，香気 も増加し肉質もなめらかになる．

f. か き (persimmon)

　食用的には，甘がきと渋がきに分ける．渋がきは脱 渋（渋抜き）するか，干しがきに して利用する．成熟した渋がきは，1 〜 2 ％の可溶性タンニン（かきタンニン）をタンニ ン細胞中に含有し，強烈な渋味を呈する．かきタンニンの化学構造は，カテキン類が重合 した分子量約 15,000 前後のプロアントシアニジン（proanthocyanidin）である．タンニン 細胞は壊れやすいのでこれを固定化するか，可溶性タンニンを不溶性にすれば，渋味を感 じない．そのための処理を，脱渋という．脱渋法にはアルコール脱渋などがあり，可溶性 タンニンをアセトアルデヒドと結合させて不溶性にする．なお，かきはβ-カロテン，リ コピン，クリプトキサンチンなどのカロテノイド含量が多い．

g. いちご (strawberry)

　すいか同様いちごも草本植物であるが，果実として分類されている．いわゆる「いちご のツブツブ」の 1 つ 1 つが真果であり，果肉自体は花托が発達した偽果（集合果）である （図 3F-1）．かきやレモンと並んで，ビタミン C 含量が多い．赤い色はアントシアニン由 来であり，そのほとんどをペラルゴニジン（pelargonidin）の配糖体が占める．

h. ぶどう (grape)

　ぶどうには西欧種と米国種があり，また生食用とワイン製造用で品種が異なる．その種 類は 1 万を超え，世界的には生産量が多い果実の 1 つである．いわゆる「種なしぶどう」 は，米国種であるデラウェア種をジベレリン処理したものである．生食用ぶどうの水分含 量は 84 ％，糖質は 14 ％であり，ビタミン C 含量は他の果実に比べて少ない．有機酸は， 主に酒石酸とリンゴ酸からなり，クエン酸は少ない．赤色-紫色系のぶどうの果皮には， 機能性が期待されているレスベラトロールや多様なアントシアニンが多く含まれている （図 3F-6）．

i. も も (peach)

　ももは黄河上流の高原地帯の原産であり，弥生時代の遺跡からもその核（種子）が出土 している．成熟期に入る前はブドウ糖（グルコース）と果糖（フルクトース）が多いが，

成熟期ではショ糖（スクロース）が全重量の 6 ～ 7 ％を占める.

j. メロン（melon）

メロンはウリ科の 1 年生草本であるが，果実類として分類されている．温室内で栽培されるものを「温室メロン」，そうでないものを「露地メロン」として区別するが，これらは品種も異なる．オレンジ色の果肉を持つメロンはカロテン含量が多い.

k. 熱帯性果実類

1）アセロラ（acerola cherry）

さくらんぼに似た果実で，甘味種と酸味種がある．甘味系は，糖度 10 ％前後，ビタミン C が 1,000 ～ 2,000 mg/100 g であり，生食用に適している．酸味種は，糖度は 8 ％以下でビタミン C が 1,500 ～ 3,000 mg/100 g 含まれており，加工用に利用される.

2）アボカド（avocado）

果実は 20 ％程度の脂質を含むことから，「森のバター」とも呼ばれる．糖は少なく追熟中に消失するので，甘味も酸味もない独特の風味を持つ．一般的には野菜的果実として利用されており，すしネタにも用いられる.

3）グアバ（guava）

和名を「ばんじろう」といい，わが国では白肉種と赤肉種が多く利用されている．果実は球形や洋なし形をしており，ビタミン C，カロテン類，ペクチンが多い．生食用は甘味が多いもの，加工用は酸味の強いものが好まれる.

4）ドリアン（durian）

果実は表面が鋭い剛球でおおわれた独特の形態をし，人頭大になる．仮種皮を食べるが，炭水化物，鉄，ビタミン B_1，E が多い．甘味，酸味いずれもないが，生クリームのような感触がある．強烈な匂いにもかかわらず，その食味から「果物の王様」とも呼ばれる.

5）パイナップル（pineapple）

フィリピンからの輸入が多いが，原産地はブラジルである．缶詰用品種として最も多く利用され，店頭によく出まわっているのはスムースカイエンという品種である．そのほかに，多汁で甘味が強いエローモーリシャス，小果で甘味の強いクイーン系などがある．パイナップルは，果肉たんぱく質の 1/2 がブロメリンというたんぱく質分解酵素であり，肉類の消化を助ける．なお，未熟な果実は，多量の有機酸のほかにシュウ酸石灰などを含み，口内を刺激する.

6）パパイア（papaya）

成熟果は生食や加工に利用される．未熟果は野菜と同じように調理に用いられる．成熟果は 10 ％の糖分を含み，その約 50 ％はショ糖（スクロース）である．パパイアの未熟果や，幹を傷つけて得られる乳液には，耐熱性のたんぱく質分解酵素であるパパインが含まれており，パパイア栽培の目的の 1 つになっている.

7）マンゴー（mango）

熱帯アジア原産で，ウルシ科に属する．歴史が古く，世界的な生産量も比較的多い．品種や産地により成分が大きく異なる．一般に生食されるが，缶詰，乾燥果実，冷凍ジュースなどの加工食品にも利用される．未熟果は，塩漬やピクルスにする．ビタミン C や β-

カロテンを多く含む.

❻ 果実類の利用

a. 果汁

　収穫期に搾汁した果汁は，そのまま嗜好飲料にする以外に，ゼリーや果実酒などにも用いられる.　果汁飲料には，果汁 100 ％の天然果汁（ジュース），果肉ピューレ（puree）を希釈した果肉飲料（ネクター nectar），果汁 50 ～ 90 ％の果汁飲料，果汁 10 ％に糖分や添加物を加えた清涼飲料などがある.

b. ジャム（jam），ゼリー（jelly），マーマレード（marmalade）

　それぞれ，果肉，果汁，果皮などにショ糖（スクロース）を添加し，加熱することにより，ペクチンが有機酸とショ糖の作用でゲル化したものである.

c. 缶詰，びん詰

　果実を砂糖シロップに漬けて缶あるいはびんに詰め，脱気，密閉，殺菌したもので，貯蔵性の高い加工食品である.　シロップ漬により，生果にショ糖が移行するので，主成分は糖分である.

d. 乾果，糖果

　乾果は果実の乾燥品で，貯蔵性に富む上に，独特の風味を持つ.　ただし，ビタミン C は加工中に消失してしまう.

　糖果は，果実を乾燥あるいは煮た後，徐々に高濃度の砂糖液に漬けていくもので，ドレインドフルーツ（drained fruits，果実を砂糖液に浸漬したままの製品），クリスタルフルーツ（crystal fruits，表面に砂糖の結晶をまぶしたもの）やグラッセ（glacé，糖果をさらに熱した粘液に漬け，45 ℃前後で乾燥し光沢を持たせたもの）などがある.

練習問題

(1)　果実類の成分に関する記述である.　正しいのはどれか.　1 つ選べ.
① 　赤い果肉のすいかの赤色はアントシアニン類による.
② 　橙色の果肉のメロンの色はカロテン類による.
③ 　いちごの赤色はリコペンによる.
④ 　レモンの酸味は酢酸による.
⑤ 　うんしゅうみかんに含まれる β-クリプトキサンチンはカロテン類に分類されるが，プロビタミン A 活性は示さない.
(2)　果実類についての記述である.　正しいのはどれか.　1 つ選べ.
① 　果実類の主成分は水分で 80 ～ 90 ％あるが，それ以外の主要成分は糖質と脂質である.　熟した果実の主な糖質は，デンプンやセルロースといった多糖類である.

② 果実の褐変（酵素的褐変）を防ぐには，酸素に触れない，食塩などで酵素の活性を止める，抗酸化剤を添加して基質の酸化を防ぐ，などをすればよい．

③ 果実類は，収穫後貯蔵しているときに呼吸が高まる現象（クリマクテリックライズ）を持つものがある．ぶどうやオレンジなどが，その例である．

④ 果実を原料とするジャム類は，果実に含まれるペクチンが弱アルカリ性の下で，ゲル化する性質を利用している．

⑤ 果実類の中にはパパインやブロメリンなどの糖質分解酵素を含むものがあり，食事の消化・吸収を促進する効果があるので，食後のデザートとしてよい．

(3) 果実についての記述である．正しいのはどれか．1つ選べ．

① りんごの切り口が短時間で褐変するのは，アスコルビン酸オキシダーゼの作用による．

② 果実，果実飲料の甘味と酸味のバランスは，糖酸比で示されている．これは，糖量で酸量を除したものである．

③ 渋がきの脱渋機構は，生成したアセトアルデヒドが，タンニンと反応して水に可溶性となるためである．

④ 日本なしの組織中にある，ざらざらした舌触りを起こす独特の細胞を，石細胞と呼んでいる．

⑤ 一般に果実には，ビタミン類の中ではビタミンEが，無機成分の中ではナトリウムが多い．

G きのこ類

　きのこ類は，分類学上はカビや酵母とともに真菌門に分類されており，その中で，形態的に比較的大型の子実体を作るもの，あるいは子実体そのもののことを"きのこ"という名称で呼んでいる．きのこ類は，胞子の作り方からその多くが担子菌門に分類されるが，冬虫夏草のように一部は子嚢菌門に属する．葉緑素を持たないことから光合成により自ら栄養分を作り出すことができず，他の生物に対する腐生，共生，寄生などにより栄養分を摂取している従属栄養生物である．

　きのこ類に分類される菌類は世界中で推定10〜20万種と考えられているが，文献などに記載されているのは2万種程度である．わが国に自生しているきのこ類は，4,000〜5,000種といわれており，そのうち「食用きのこ」とされるものは，約100種，「毒きのこ」は40〜50種類程度とされている．約20種が食用として市販されているが，その多くは人工栽培されたえのきたけ，ぶなしめじ，しいたけなどである．9〜11月上旬には山野に自生しているきのこが食用に供されることもあるが，毒きのこを食用きのこと誤食したことによる，重篤な自然毒食中毒が毎年のように発生している．

❶ 栽培法と生産量

　きのこ類の食用に供する部分は子実体である．近年，天然に発生するものよりも多くの子実体を収穫するため，人工的な方法によりきのこを栽培する方法が用いられている（**表3G-1**）．人工栽培に用いられる種菌は，種菌専門業者から生産者向けに販売されている．

　きのこ類の生産量は，2000（平成12）年以降増加傾向にあったが，2010（平成22）年くらいからはほぼ横ばいの状況となっている．2019（令和元）年の内訳としては，えのきたけ，ぶなしめじ，生しいたけの順となっており，この3種で生産量全体の約7割を占めている．乾しいたけ，きくらげ，生しいたけ，まつたけなど輸入元のほとんどは中国で

表 3G-1 きのこの人工栽培法

栽培方法	方　　　法	種　　　類
原木栽培	伐採された天然の木材に，種になるきのこの種（胞子）を殖菌し，きのこ（子実体）を発生・育成する方法．きのこの種類によりクヌギ，コナラなど異なる樹種が使用される	しいたけ，まいたけ，ひらたけ など
菌床栽培	おがくずに米ぬかなどの栄養源や栄養剤，さらに水を混ぜた人工の培地を殺菌後，びんや袋などに詰めたものに，きのこの種を摂取して栽培する方法．現在は，空調管理下の室内で栽培されている	しいたけ，ひらたけ，えりんぎ，まいたけ，なめこ など
堆肥栽培	稲わらを発酵させて調製した堆肥や，わら，家畜の排泄物などを培地とし，きのこの種を殖菌し栽培する方法	マッシュルーム，ひらたけ，ひめまつたけ など
林地栽培	①菌糸体きのこを林地に埋め込んだり，きのこの胞子を林地に散布したりすることで発生場所の環境を人為的に操作し発生場所を操作する，②共生主となる植物の根元などにきのこの種を接種する，などの方法	①ほんしめじ，あみたけ など ②まつたけ，トリュフ など

表 3G-2　きのこの生産量・輸入量（トン）

品　目	1965 （昭和40）		1975 （昭和50）		1985 （昭和60）		2017 （平成29）		2018 （平成30）		2019 （令和元）	
	生産量	輸入量	生産量	輸入量	生産量	輸入量	生産量	輸入量	生産量	輸入量	生産量	輸入量
乾しいたけ	5,371	－	11,356	93	12,065	140	2,544	5,050	2,635	4,998	2,414	4,869
生しいたけ	20,761	－	58,560	－	74,706	－	68,961	2,108	69,754	1,942	71,071	1,835
なめこ	2,090	－	11,416	－	19,793	－	22,946	－	22,809	－	23,285	－
えのきたけ	－	－	37,497	－	69,530	－	135,615	－	140,038	－	128,974	－
ひらたけ	－	－	4,761	－	26,211	－	3,828	－	4,001	－	3,862	－
ぶなしめじ	－	－	－	－	9,157	－	117,712	－	117,916	－	118,597	－
まいたけ	－	－	－	－	1,506	－	47,728	－	49,670	－	51,108	－
エリンギ	－	－	－	－	－	－	39,088	－	39,413	－	37,635	－
きくらげ類	－	－	14	－	230	1,542	1,710	24,735	2,309	26,696	2,315	25,320
まつたけ	1,291	－	774	－	820	1,817	18	787	56	798	14	849

［林野庁：令和元年特用林産基礎資料を参考に著者作成］

ある．近年，国内で消費されるまつたけの消費量のうち国産の占める割合は1割にも満たない（**表3G-2**）．栽培きのこの生産額に関しては，近年，増加傾向で推移してきたが，2019（令和元）年は，暖冬による鍋物需要の減少などにより，えのきたけの生産量が減少したことから前年に比べ3.8％の減少を示した．

❷ 主なきのこの種類（図3G-1）

a. しいたけ（椎茸 shiitake mushroom，キシメジ科）

　自然界では，クヌギ，ナラ，ブナなどの広葉樹の倒木や切り株に自生している．市販されている乾しいたけは，ナラやクヌギなどを用いた原木栽培で人工栽培によるものが主流であり，生しいたけもこれまでは原木栽培が主であったが，生産量が気象条件により左右されることから，最近では菌床栽培によるものが増えてきている．主な生産地として，乾しいたけは大分県や宮崎県など，生しいたけは静岡県や鹿児島県（原木栽培）および徳島県や北海道（菌床栽培）などである．

　乾しいたけには，2000（平成12）年に品質表示基準が制定され，さらに，2006（平成18）年には，商品への「原木栽培」か「菌床栽培」かの表示が義務化された．生しいたけを乾燥させることは，水分活性を下げることで保存性を高めたり，主要なうま味成分である核酸系の5'-グアニル酸に加え，アミノ酸系のグルタミン酸なども増加させる働きがある．また，乾しいたけは，収穫時期の違いにより冬菇と香信に区分され販売されている．冬菇は，かさが7分開きにならないうちに採取したものをいい，香信は，かさが7分開きになってから採取したものをいう．

　生しいたけはそのまま焼き物やてんぷらなどで，水で戻した乾しいたけは吸い物や五目寿司の具，出汁を取る目的などに用いられる．

b. えのきたけ（榎茸 enoki mushroom，キシメジ科）

　天然のえのきたけは，エノキ，コナラ，カキなどの広葉樹の枯れ木，切り株に群生して

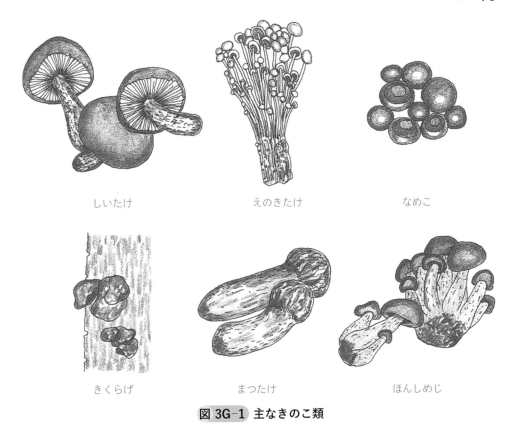

しいたけ	えのきたけ	なめこ

きくらげ	まつたけ	ほんしめじ

図 3G-1 主なきのこ類

いる．えのきたけの生産量は，きのこ類の中で最も多い．市場で販売されているものは，菌床栽培されているものであり，主な生産地は，長野県，新潟県などである．

　えのきたけは，みそ汁，鍋料理などや，炒め物などによく用いられる．「なめ茸」は，"えのきたけのしょうゆ炊きやびん詰め"などを指し，なめこの別名の滑茸とは異なる．

c. しめじ（占地 shimeji mushroom，キシメジ科）

　本来，「しめじ」はキシメジ科のほんしめじのことを指すが，しめじ類に属するきのこは，わが国に 20 種類以上存在する．ほんしめじはまつたけと同様，生きた樹木の根と共生する外生菌根菌なので，人工栽培は現在でも非常に困難であることから希少である．ほんしめじは，核酸系やアミノ酸系のうま味成分に富んでいる．

　ぶなしめじは，広葉樹の倒木に自生し菌床栽培が可能であることから，かつて市場では「ホンシメジ」として販売されていた．また，栽培されたヒラタケ科のひらたけが，「しめじ」として市販されていたこともあったが，最近は，「ひらたけ」として販売されていることが多い．

　しめじ類のきのこは，鍋や煮物などに使用される．

d. なめこ（滑子 nameko mushroom，モエギタケ科）

　ブナやナラなどの広葉樹の倒木などに群生する．きのこ全体が粘液性の多糖体を分泌し

ており，このぬめりと食べたときの歯ごたえに特徴がある．原木栽培と空調施設内での菌床栽培が行われているが，現在市販されているものはほとんどが菌床栽培のものである．主な生産地は，長野県，新潟県などである．

なめこは，びん詰めや缶詰めされた加工品としても販売されている．みそ汁の具や和風料理に利用される．

e. きくらげ（木耳 Jew's ear fungus，キクラゲ科）

ケヤキ，クワ，ナラなどの広葉樹の倒木などに群生する．形状は，耳状，円盤状，半円形状など不規則で，表面は暗褐色を呈し，ゼリー状で，くらげのような独特な食感がある．きくらげ（くろきくらげ）には，近縁種であるあらげきくらげ，しろきくらげがあり，これらを合わせて原木栽培，菌床栽培されたものが「キクラゲ類」という総称で乾燥品として市販されている．国内に流通しているきくらげの 95％ 以上は輸入品で，そのほとんどが中国からのものである．

きくらげは，乾燥品を水で戻して中華料理などで食される．

f. まいたけ（舞茸 maitake mushroom，サルノコシカケ科）

ブナ科樹木の大木の根元に自生する．子実体の形状は，太い柄からいくつにも分岐し，傘状に重なり合い大きな塊となり，直径 50 cm 以上になることもある．芳香の強さと歯切れのよい口当たりが特徴である．菌床による人工栽培法が確立されてから大企業の参入などもあり，生産量が伸びた．主要な生産地は新潟県で全体の 60％ 以上を占めている．

まいたけは，そのまま天ぷらの具や炒め物，鍋やみそ汁の具として利用される．

g. まつたけ（松茸 pine mushroom，キシメジ科）

アカマツやクロマツなどの根と共生する外生菌根菌で，まだ実用的な人工栽培技術は確立されておらず，生産量は気象条件によって左右される．マツタケオール，ケイ皮酸メチルからなる独特の芳香を持つ．主な生産地は，長野県，岡山県などであるが，95％ 以上は，中国，韓国などからの輸入品である．

炊き込みご飯や，土瓶蒸しなどの吸い物として食される．

h. エリンギ（trumpet mushroom，ヒラタケ科）

地中海性気候のヨーロッパから中央アジアにかけて自生しているが，わが国には自生しない．わが国の市場に流通しているものは，すべて人工栽培されたものである．主な生産地は長野県，新潟県などである．

エリンギは，香りはほとんどないものの，まつたけに似た歯切れのよい食感を持つ．そのまま焼き物として食されるほか，フランス料理やイタリア料理に使用される．

i. マッシュルーム（common mushroom，ハラタケ科）

和名はツクリタケであるが，セイヨウマツタケとも呼ばれる．フランスではシャンピニオンと呼ばれるなど，世界中で人工栽培されている．ホワイト種，クリーム種，ブラウン種の 3 種に分類される．うま味成分のグルタミン酸を多く含むことから独特の風味を持つ．

グラタン，サラダ，スープなどに利用される．

❸ きのこの栄養成分（表3G-3）

単位量当たりの栄養価を乾燥きのこと生きのことで比較すると，乾燥により水分が失われる分，大きく異なっている（**表3G-3**）．生きのこでは，たんぱく質2〜3％，脂質0.2〜0.6％，炭水化物2.1〜8.2％であるのに対し，乾燥きのこでは，それぞれ7.9〜21.9％, 2.1〜3.9％, 59.9〜71.1％である．ビタミン類は，A，C，Eなどはほとんど含まれないものの，B群はB_{12}を除き豊富に含まれている．B群それぞれの含有量はきのこの種類により多少異なっており，たとえば，生きのこでビタミンB_1はえのきたけに，B_2はほんしめじやマッシュルームに，ナイアシンはまつたけに比較的多く含まれている．また，生きのこは，プロビタミンDであるエルゴステロールを含むことから，天日干しなどで乾燥する際の構造変換により，乾燥きのこにはビタミンDが多く含まれている．

きのこは，一般の野菜などに比較して不溶性食物繊維に富んでおり，含有されるミネラルの種類も豊富である．うま味成分としては，核酸系の5′-グアニル酸，アミノ酸系のグルタミン，グルタミン酸，さらに，トレハロースやマンニトールのような糖質系の成分も含まれている．

❹ きのこの生理活性物質

きのこ類はカビや酵母と同じ真菌であることから，多様な二次代謝産物を産生する能力を有している．それらの中には，特異な生理活性を示すものも少なくない．たとえば，しいたけからは血漿コレステロール低下作用を示す**エリタデニン**や，免疫賦活作用を示す高分子多糖の**レンチナン**が，かわらたけからも同様に免疫賦活作用を示す高分子多糖**クレスチン**などがみつかっている．さらに，近年，この分野の研究が精力的に行われる中，やまぶしたけからはアルツハイマー病の予防や治療が期待される**エリナシン類**，つぶぼたけからは関節リウマチなどへの抗炎症作用が期待される**バイアリニン類**などが見いだされている．

❺ 毒きのこ

わが国には，40種類を超える毒きのこが自生している．食用きのこと誤って採取し，誤食することによる食中毒が毎年のように起こっている．また，道の駅などで食用きのこと誤って売られ問題となる事例も散見される．きのこによる自然毒食中毒は，生命に関わることもある．**表3G-4**に主な毒きのこの中毒症状と，その有毒成分をまとめた．

表 3G-3 きのこ類の主要成分組成 （可食部 100 g 当たり）

食品名	エネルギー (kcal)	たんぱく質 (g)	脂質 (g)	炭水化物 (g)	食物繊維 (総量) (g)	灰分 (g)	ナトリウム (mg)	カリウム (mg)	カルシウム (mg)	マグネシウム (mg)	リン (mg)	鉄 (mg)	亜鉛 (mg)	銅 (mg)	A β-カロテン当量*1 (μg)	A レチノール活性当量*2 (μg)	D (μg)	E α-トコフェロール (mg)	K (μg)	B1 (mg)	B2 (mg)	ナイアシン (mg)	B6 (mg)	B12 (μg)	葉酸 (μg)	パントテン酸 (mg)	ビオチン (μg)	C (mg)
しいたけ（菌床栽培，生）	25	3.1	0.3	6.4	4.9	0.6	1	290	1	14	87	0.4	0.9	0.10	0	0	0.3	0	0	0.13	0.21	3.4	0.21	0	49	1.21	7.6	0
乾しいたけ（乾）	258	21.2	2.8	62.5	46.7	4.4	14	2,200	12	100	290	3.2	2.7	0.60	(0)	(0)	17.0	0	0	0.48	1.74	19.0	0.49	–	270	8.77	41.0	20
えのきたけ（生）	34	2.7	0.2	7.6	3.9	0.9	2	340	Tr	15	110	1.1	0.6	0.10	(0)	(0)	0.9	0	0	0.24	0.17	6.8	0.12	(0)	75	1.40	11.0	0
なめこ（生）	21	1.8	0.2	5.4	3.4	0.5	3	240	4	10	68	0.7	0.5	0.11	(0)	(0)	0	(0)	(0)	0.07	0.12	5.3	0.05	Tr	60	1.29	7.4	0
マッシュルーム（生）	15	2.9	0.3	2.1	2.0	0.8	6	350	3	10	100	0.3	0.4	0.32	(0)	(0)	0.3	0	(0)	0.06	0.29	3.0	0.11	(0)	28	1.54	11.0	0
きくらげ（乾）	216	7.9	2.1	71.1	57.4	4.0	59	1,000	310	210	230	35.0	2.1	0.31	(0)	(0)	85.0	0	(0)	0.19	0.87	3.2	0.10	(0)	87	1.14	27.0	0
まいたけ（生）	22	2.0	0.5	4.4	3.5	0.6	2	230	Tr	10	54	0.2	0.7	0.22	(0)	(0)	4.9	(0)	(0)	0.09	0.19	5.0	0.06	(0)	53	0.56	24.0	0
（乾）	273	21.9	3.9	59.9	40.9	5.0	3	2,500	Tr	100	700	2.6	6.9	1.78	(0)	(0)	20.0	(0)	(0)	1.24	1.92	64.0	0.28	(0)	220	3.67	240.0	(0)
まつたけ（生）	32	2.0	0.6	8.2	4.7	0.9	2	410	6	8	40	1.3	0.8	0.24	(0)	(0)	0.6	0	(0)	0.10	0.10	8.0	0.15	(0)	63	1.91	18.0	0
エリンギ（生）	31	2.8	0.4	6.0	3.4	0.7	2	340	Tr	12	89	0.3	0.6	0.10	(0)	(0)	1.2	0	(0)	0.11	0.22	6.1	0.14	(0)	65	1.16	6.9	0
ぶなしめじ（生）	22	2.7	0.5	4.8	3.5	0.9	2	370	1	11	96	0.5	0.5	0.06	(0)	(0)	0.5	0	(0)	0.15	0.17	6.1	0.09	0.1	29	0.81	8.7	0
ほんしめじ（生）	21	2.5	0.4	2.8	1.9	0.6	1	310	2	8	76	0.6	0.7	0.32	(0)	(0)	0.6	(0)	(0)	0.07	0.28	5.1	0.19	(0)	24	1.59	–	0

*1 β-カロテン当量＝β-カロテン（μg）＋1/2α-カロテン（μg）＋1/2β-クリプトキサンチン（μg）
*2 レチノール活性当量＝レチノール（μg）＋1/12β-カロテン当量（μg）

記号は表 2-3（p.11）参照

［文部科学省科学技術・学術審議会資源調査分科会：日本食品標準成分表 2020 年版（八訂）を参考に著者作成］

表 3G-4 主な毒きのこの中毒症状と有毒成分

分　類	症　状	有毒成分	主なきのこの種類
原形質毒性型	コレラ様症状，肝臓・腎臓障害	アマニタトキシン類 アリルグリシン ジロミトリン	ドクツルタケ，シロタマゴテングタケ アマシロオニタケ，コテングタケモドキ シャグマアミガサタケ
	溶血障害，心機能不全	ルスフェリン，ルスフェロール類	ニセクロハツ
	毛細管など循環器障害	トリコテセン類	カエンタケ
神経障害型	副交感神経刺激（ムスカリン様症状）	ムスカリン，ムスカリジン	オオキヌハダトマヤタケ，クロトマヤタケ，シロトマヤタケ，キイロアセタケ
	副交感神経麻痺（アトロピン様症状）	イボテン酸，ムッシモール	ベニテングタケ，テングタケ，キリンタケ，ヒメベニテングタケ
	中枢神経麻痺（幻覚剤様症状）	シロシビン，シロシン，バエオシスチン	オオワライタケ，シビレタケ，アイセンボンタケ
	末梢血管運動神経刺激（肢端紅痛症）	アクロメリン酸類	ドクササコ
	ジスルフィラム（アンタビュース）	コプリン デセン酸	ヒトヨタケ ホテイシメジ
消化器障害型	胃腸症状（腹痛，嘔吐，下痢）	イルジン S ウスタリン酸	ツキヨタケ カキシメジ

［山浦由郎：きのこ中毒．食品衛生学雑誌 **50**(5)：J–301 〜 J–306, 2009 を参考に著者作成］

練習問題

(1) きのこ類に関する記述である．正しいのはどれか．1つ選べ．
① しいたけの主要なうま味成分は，イノシン酸ナトリウムである．
② ぶなしめじは，人工栽培できない．
③ まつたけは，95 % 以上が国内産である．
④ えのきたけは，わが国のきのこ類の中で最も生産量が多い．
⑤ 市販されているエリンギには，国内に自生しているものも含まれる．

(2) きのこ類の栄養成分に関する記述である．正しいのはどれか．1つ選べ．
① 100 g で比較すると，生しいたけは乾しいたけよりも炭水化物を多く含む．
② エリンギは，ビタミン C を豊富に含む．
③ 乾燥まいたけは，ビタミン B_1 を豊富に含む．
④ 乾燥きくらげにビタミン D は含まれていない．
⑤ なめこには，食物繊維が含まれていない．

(3) きのこ類に関する記述である．正しいのはどれか．1つ選べ．
① 乾しいたけで，かさが7分開きにならないうちに採取したものを香信（こうしん）という．
② まいたけは，大規模な人工栽培が可能である．
③ 「なめ茸」は，なめこのしょうゆ炊きやびん詰めのことである．
④ ほんしめじは，広葉樹の倒木に自生している．
⑤ 市販されているきくらげは，ほとんどが国内産である．

H 藻　　類

　　藻類とは，「酸素発生型の光合成を行う生物のうち，種子植物，シダ植物，コケ植物といっ
た陸上植物以外のグループ」と定義される．藻類の多くは水中に生息し，真正細菌（バク
テリア）から真核生物の単細胞生物，さらに多細胞生物といった，進化的に異なるグルー
プから構成されている．海藻とは，多細胞で主に海水で生息する大型の藻類のことをいう．
わが国では古くから海藻を食材として利用しており，縄文時代の遺跡からも海藻を食べて
いた痕跡が発見されている．大正後期〜昭和 10（1935）年頃までの食生活調査によれば，
各家庭で，45 種の海藻を食べていたことがわかっている．一方，現在食卓に上がる主な
海藻の種類はそれほど多くなく，のり，こんぶ，わかめ，ひじき，もずくなどであるが，
食物繊維やミネラルの供給源として重要な食材である．

❶ 分　　類

　　海藻は多細胞の大型藻類で，含まれるクロロフィル，光合成補助色素，カロテノイドと
いった色素類の構成比によりそれぞれ異なる体色を示す．色の違いにより緑藻，紅藻，褐
藻に分類される（表 3H-1）．食用とされている藻類は，海藻のほかに藍藻がある．藍藻
は青色がかった緑色（藍色）をしており，淡水・海水いずれにも生息するが，食用とされ
る藍藻は淡水産のすいぜんじのりとスピルリナである．食用となる藻類の多くは褐藻と紅
藻に属しているものが多い（表 3H-1）．

表 3H-1 食用藻類の分類

種類	生育環境	クロロフィル	光合成の主な補助色素	主なカロテノイド	主な食用海藻	その他の食用海藻
緑藻類	海水，淡水	クロロフィル a とクロロフィル b	カロテノイド類	β-カロテン，α-カロテン，ビオラキサンチン，ネオキサンチン，ルテイン	あおさ，あおのり，ひとえぐさ，くびれづた（海ぶどう）	かわのり，みる
褐藻類	海水	クロロフィル a とクロロフィル c	カロテノイド（フコキサンチン）	フコキサンチン	沖縄もずくなどのもずく類，わかめ，ひろめ，あおわかめ，こんぶ類，あらめ・かじめ類，ひじき，ほんだわら，あかもく	まつも，はばのり，かやものり，いろろ
紅藻類	海水	クロロフィル a	フィコビリン（たんぱく質と結合して光を吸収）	ゼアキサンチン，ルテイン	あまのり，てんぐさ，きりんさい類，おごのり類，いぎす，えごのり	いばらのり，しきんのり，とさかのり，みりん，ふくろのり，むかでのり，ダルス，まつのり，あかばぎんなんそう
藍藻類	淡水	クロロフィル a	フィコビリン（たんぱく質と結合して光を吸収）	β-カロテン，ゼアキサンチン	すいぜんじのり，スピルリナ	

❷ 食用藻類の栄養成分

a. 糖　質

　海藻は，乾燥重量当たり少ないもので 40 ％，多いものでは 70 ％ を超える炭水化物を含む（**図 3H-1**）．その大部分は細胞間に貯蔵されている粘質性の多糖類で，褐藻類には**アルギン酸**と**フコイダン**が，紅藻類には**寒天**，**カラギーナン**，**ポルフィラン**が含まれている．なお海藻には粘質性多糖類のほか，**セルロース**（海藻すべて），**マンナン**，**キシラン**（緑藻と紅藻）といった細胞壁多糖類や，**ラミナラン**（褐藻），**デンプン**（紅藻），**アミロース**（緑藻）といった貯蔵多糖類も含まれている．これらの多糖類のうち，アルギン酸，フコイダン，寒天，カラギーナン，ポルフィランといった粘質性多糖類やセルロースとラミナランは食物繊維に分類される．海藻の種類によって異なるが，食物繊維含量は乾物重量に換算して，少ないものでも 30 ％ 前後，多いものでは 60 ％ 以上にもなる（**図 3H-1**）．こまつな，ほうれんそう，なす，にんじん，ごぼうといった野菜類も海藻と同じように食物繊維とミネラルが多いが，海藻を上回るものは少ない．

　海藻食物繊維の栄養機能は種類によっても異なるが，基本的には食物繊維一般に知られているように，主に腸管においてさまざまな有効性を示す．海藻食物繊維の機能の詳細がすべて明らかになったわけではないが，①腸管で多くの水を結合し，便容積を増加させる効果，②高い粘性に基づく栄養素の吸収抑制作用，③陽イオン・陰イオンなどと結合し，重金属などの有害物質の排出，ナトリウムの排出，カリウムの吸収を促進する効果，④腸内細菌の栄養素として機能することによるプレバイオテックス作用，などが知られている．こうした作用により，種々の腸疾患の予防，脂質・糖代謝の改善などが期待でき，結果的

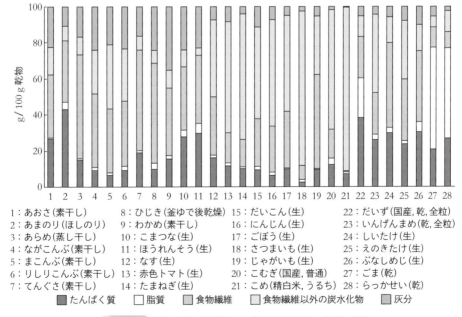

1：あおさ（素干し）　　　　8：ひじき（釜ゆで後乾燥）　15：だいこん（生）　　　22：だいず（国産, 乾, 全粒）
2：あまのり（ほしのり）　　9：わかめ（素干し）　　　　16：にんじん（生）　　　23：いんげんまめ（乾, 全粒）
3：あらめ（蒸し干し）　　　10：こまつな（生）　　　　　17：ごぼう（生）　　　　24：しいたけ（生）
4：ながこんぶ（素干し）　　11：ほうれんそう（生）　　　18：さつまいも（生）　　25：えのきたけ（生）
5：まこんぶ（素干し）　　　12：なす（生）　　　　　　　19：じゃがいも（生）　　26：ぶなしめじ（生）
6：りしりこんぶ（素干し）　13：赤色トマト（生）　　　　20：こむぎ（国産, 普通）　27：ごま（乾）
7：てんぐさ（素干し）　　　14：たまねぎ（生）　　　　　21：こめ（精白米, うるち）28：らっかせい（乾）

■ たんぱく質　□ 脂質　▨ 食物繊維　▨ 食物繊維以外の炭水化物　▨ 灰分

図 3H-1 **主な食用海藻と一般食品素材の栄養成分**

［文部科学省・学術審議会資源調査分科会：日本食品標準成分表 2020 年版（八訂）を参考に著者作成］

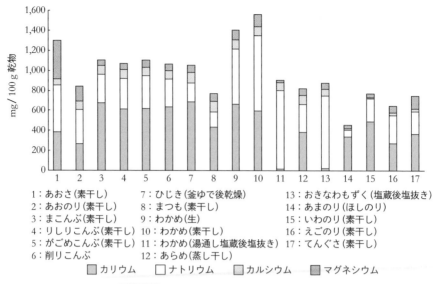

1：あおさ（素干し）　　　　　7：ひじき（釜ゆで後乾燥）　　13：おきなわもずく（塩蔵後塩抜き）
2：あおのり（素干し）　　　　8：まつも（素干し）　　　　　14：あまのり（ほしのり）
3：まこんぶ（素干し）　　　　9：わかめ（生）　　　　　　　15：いわのり（素干し）
4：りしりこんぶ（素干し）　　10：わかめ（素干し）　　　　　16：えごのり（素干し）
5：がごめこんぶ（素干し）　　11：わかめ（湯通し塩蔵後塩抜き）17：てんぐさ（素干し）
6：削りこんぶ　　　　　　　　12：あらめ（蒸し干し）

□ カリウム　　□ ナトリウム　　□ カルシウム　　■ マグネシウム

図 3H-2　食用海藻中の主要ミネラル含量

［文部科学省・学術審議会資源調査分科会：日本食品標準成分表 2020 年版（八訂）を参考に著者作成］

には心臓病，糖尿病，肥満などに有効と考えられている．

　海藻多糖類は食品工業の原料として利用される．アルギン酸は水に不溶であるが，ナトリウム塩にすると水に溶ける．この水溶液は粘性が非常に高くなることから，食品添加物（増粘剤，安定剤，ゲル化剤）として利用されている．寒天は主にゲル化力の強いアガロースとゲル化力の弱いアガロペクチンの混合物（7：3）からなる多糖類である．熱水に溶解させた寒天溶液を冷やすとゲル化するので，ようかん，ゼリー，乳製品などを製造する際に利用されている．カラギーナンにもゲル形成能があり，負荷をかけると容易に流動し，静置すると粘性を回復してゲル状になる．この性質を利用して増粘安定剤，ゲル化剤として乳製品などに利用されている．

b. 無機質（ミネラル）

　海藻の主要栄養成分としては，食物繊維のほかにミネラルがある．海水中のミネラルはナトリウムが圧倒的に多く（80％以上），そのほかマグネシウム（約10％），カルシウムとカリウム（約3％）も含むが，海藻のミネラル成分として最も多いのはカリウムで，次いでナトリウム，カルシウム，マグネシウムと続く（**図 3H-2**）．海藻は海水中のカリウムとカルシウムを優先的に濃縮しているといえる．そのほかに海藻は，鉄，亜鉛，銅，硫黄，ヨウ素など，ヒトが必要とするミネラルをほとんど含むことから，ミネラルの優れた供給源といえる．ただし，塩蔵処理を行うと，ナトリウムがミネラル成分の主体となる（**図3H-2**の塩蔵わかめやおきなわもずく）．生体組織の機能維持にミネラルは必須であるが，過剰に摂取すると障害を引き起こすこともある．特に問題となっているのがナトリウム過多（塩分過多）による高血圧リスクである．一方，海藻に多く含まれるカリウムは，浸透圧の調節，酸-塩基平衡，心臓機能や筋肉機能の調節に関与しているほか，ナトリウムと

表 3H-2 主な食用海藻と一般食品素材のヨウ素含量(可食部100 g当たり)

食品名	含量 (µg)	食品名	含量 (µg)
あおさ　(素干し)	2,200	鶏卵　(生)	33
まこんぶ　(素干し)	20,000	うずら卵　(生)	140
ひじき　(釜茹で後乾燥)	45,000	こむぎ　(国産, 普通)	1
わかめ　(生)	1,600	こめ　(精白米, うるち)	0
わかめ　(湯通し塩蔵後塩抜き)	810	だいず　(国産, 乾, 全粒)	0
あまのり　(ほしのり)	1,400	かぶ　(葉, 生)	6
まあじ　(皮付き, 生)	20	キャベツ　(結球葉, 生)	0
まいわし　(生)	24	かいわれだいこん　(生)	12
しろさけ　(生)	5	ミニトマト　(果実, 生)	4
くろまぐろ　(赤身, 生)	14	みずな　(葉, 生)	7
あさり　(生)	55	りんご　(皮むき, 生)	0
くろあわび　(生)	200		
豚肉　(かた, 赤身, 生)	–		

記号は**表2-3**(p.11) 参照

[文部科学省・学術審議会資源調査分科会：日本食品標準成分表 2020 年版(八訂)を参考に著者作成]

拮抗することでナトリウムの過剰摂取に起因する高血圧や脳卒中を予防することができる.

　なお，**ヨウ素**は海藻類に特異的に多く含まれるミネラルである (**表 3H-2**). 欧米や中国の内陸部ではヨウ素不足による甲状腺腫を防ぐために，ヨウ素を食塩に添加したものが市販されている. 一方，海藻を食材に利用しているわが国ではヨウ素摂取不足が問題となることは少ない. 一方，ヨウ素の過剰摂取による弊害として甲状腺の機能低下，甲状腺腫，甲状腺中毒症などが知られており，わが国の食事摂取基準では，ヨウ素の推奨量は成人で約 130 µg/日，ヨウ素の耐容上限量は約 3,000 µg/日としている.

c. たんぱく質

　海藻中のたんぱく質含量は，乾燥重量当たり 10 % 前後のものから 40 % を超えるものまで幅広い (**図 3H-1**). 特に，たんぱく質含量の多いのがあまのり (のり)，いわのり，かわのりなどで 40 % 前後のたんぱく質を含む. また，まつもも 30 % 程度のたんぱく質を含んでいる. 卵，乳，肉のたんぱく質のアミノ酸組成はバランスがよく，アミノ酸スコア (たんぱく質の栄養価判定に用いる指標で 100 点満点で評価，『食品学 I』2 章 B. ⑥たんぱく質の栄養価，参照) もほとんどが 100 となっている. 一方，海藻と同じように食物繊維やミネラルが多く，総カロリーも低い野菜類のアミノ酸スコアは 50 点台と低い. また，穀類は玄米で 68，小麦粉 (薄力) で 44 などとなっている. これに対して海藻では，のり 91，こんぶ 82，わかめ 100 と，肉，卵，乳以外で比較的アミノ酸スコアの高いだいず (100) に匹敵する値となっている. 海藻にはうま味成分であるグルタミン酸やアスパラギン酸，甘味をもつグリシン，アラニン，プロリンなども多く含まれており，日本食の味作りに重要な役割を果たしている.

d. 脂　質

　海藻中の脂質は多くとも乾燥重量当たり 4 % 程度である. 脂質を構成する主成分は脂肪酸である. 海藻の場合，脂肪酸の多くは葉緑体チラコイド膜の主成分である**グリセロ糖**

脂質の構成成分として存在している．グリセロ糖脂質中の脂肪酸の多くは高度不飽和脂肪酸であり，褐藻では，α-リノレン酸（18：3(n-3）），ステアリドン酸（18：4(n-3）），エイコサペンタエン酸（20：5(n-3），EPA），アラキドン酸（20：4(n-6））を，紅藻ではEPAを，また，緑藻ではα-リノレン酸やステアリドン酸を多く含む．

e. 褐藻に特徴的な栄養成分（表3H-3）

海藻にはさまざまな栄養成分が含まれているが，特に褐藻には以下のような特徴的な機能性栄養成分が報告されている．

1）フコキサンチン

フコキサンチンは褐藻や珪藻の光合成の補助色素として知られている．褐藻や珪藻は藻類の中で最も繁栄している種類であり，フコキサンチンはこのグループの光合成に欠くことのできない補助色素である．フコキサンチンは吸収，代謝，生理作用が比較的よく解明された成分で，抗肥満作用や血糖値改善作用を示すことが報告されている．

2）フコイダン

フコイダンは硫酸化多糖からなる高分子化合物であり，食物繊維の一種である．フコースを主な構成糖に持ち，そのほかにマンノース，ガラクトース，グルクロン酸なども含む．なお，褐藻の種類によって含まれるフコイダンが異なるのはもちろん，同じ褐藻種であっても，種々の構造のフコイダンが含まれている．フコイダンの生理作用としては，抗腫瘍効果，抗アレルギー作用，抗血液凝固作用などが報告されている．しかし，フコイダンは高分子のため，経口投与した場合，そのままの状態では体内に吸収されにくく，作用機構についての詳細は不明な点も多い．

3）フロロタンニン

フロロタンニンは褐藻の細胞壁を構成する成分である．化学構造的にはフロログルシノールを構成単位とした重合物であり，あらめ，かじめ，くろめなどの食用海藻にも含まれている．フロロタンニンはポリフェノールの一種であるため，抗酸化作用や抗炎症作用，抗菌活性作用などが報告されている．

4）フコステロール

フコステロールは褐藻の細胞膜の構成成分である．陸上植物に含まれるステロールは腸

表 3H-3 特徴的な栄養機能性が報告されている食用褐藻中の微量成分

名　称	分　類	生理活性など
フコキサンチン	カロテノイド	褐藻や珪藻など限られた藻類に含まれるカロテノイド．抗肥満作用・抗糖尿病作用などが報告されている．
フコイダン	多糖類	硫酸化多糖．フコースが主な構成糖．構成糖や硫酸基の含量などによりさまざまな構造のフコイダンが存在．抗腫瘍効果，抗アレルギー作用，抗血液凝固作用などが報告されている．
フロロタンニン	ポリフェノール	フロログルシノール（ベンゼン環に水酸基3個が結合した有機化合物）の重合物．重合度や結合様式によりさまざまな構造のフロロタンニンが存在．抗酸化作用，抗炎症作用，抗菌活性などが報告されている．
フコステロール	ステロール	植物ステロールと同様に血中コレステロール低下作用が報告されている．

管からのコレステロールの吸収阻害作用を示す．フコステロールにも同様の効果が報告されている．

❸ 主な食用藻類（図 3H-3）

a. 緑藻類

1）あおのり・あおさ類

　緑藻の中で食用として最も普及しているのが，あおさ類とあおのり類である．特にあおのりは香りや食感がよく，天日乾燥後粉末として用いられる．鉄分含量が高く，ビタミンB_{12}，マグネシウム，カルシウムも豊富に含まれている．あおさはあおのりの代用品としての利用から始まり，最初は日本各地にごく普通に繁茂するあなあおさが収穫されていた．しかし，あなあおさは藻体が厚く，苦味が強いため，より食用に適したみなみあおさが利用されている．

2）くびれづた

　一般的に海ぶどうの愛称または商品名で呼ばれている．くびれづたは宮古島地方で古く

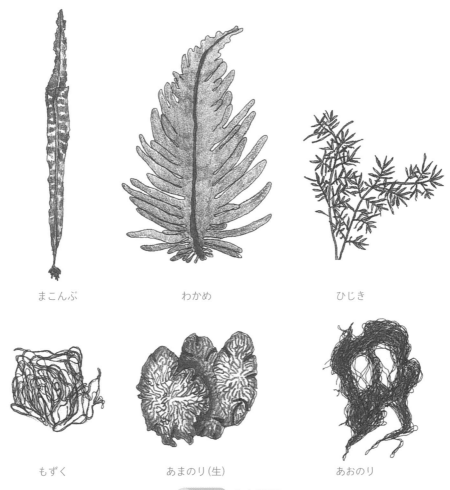

まこんぶ　　　　　わかめ　　　　　ひじき

もずく　　　　あまのり(生)　　　あおのり

図 3H-3 主な藻類

から食されていたが，陸上養殖技術が開発され，全国流通するようになった．流通形態としては，生鮮，塩蔵のほか，高濃度の海水に漬けられた製品もある.

b. 褐藻類

1) こんぶ類

主として北海道沿岸と青森県の一部沿岸で生産されている．食用となるこんぶ類は，暖流の影響域に生育するほそめこんぶ，対馬暖流の影響を受けるまこんぶ，りしりこんぶ，おにこんぶ，がごめこんぶ，寒流の影響を常に受けるながこんぶ，みついしこんぶ，がっがらこんぶがある．主に寿命が1年であるほそめこんぶを除いてその多くは多年生であり，通常2年目に収穫される．収穫後乾燥させ，煮物，サラダなどの食材として直接利用される．また，こんぶに含まれるうま味成分（グルタミン酸）を利用して，和食に欠かせない出汁原料にもなる．そのほか，つくだ煮，昆布巻き，削りこんぶ，昆布茶など食品加工用にも広く利用されている.

2) わかめ

わかめはコンブ目チガイソ科ワカメ属の海藻で，この仲間では，ほかにひろめとあおわかめが食用とされている．しかし，ひろめとあおわかめの生産量はきわめて少なく特産物的な消費に限られており，市場にはほとんど流通していない．わかめは北海道の東部地域を除いた日本各地に分布しており，三陸わかめ（岩手県，宮城県）と鳴門わかめ（徳島県，兵庫県）が代表的なブランドとして知られている．わかめは人工採苗管理が確立されており，各地で養殖が盛んに行われている.

わかめの伝統的な加工法としては，素干しわかめ（北海道，東北地方），板わかめ（山陰地方），灰干しわかめ（徳島県），糸わかめ（三重県，徳島県），もみわかめ（長崎県，北陸地方）がある．一方，湯通し塩蔵わかめとこれを洗浄し乾燥させたカットわかめは，養殖技術の確立による生産量の増大の中で開発された加工法であり，その利便性・保存性のよさのためにさまざまな加工品などに利用されている.

3) ひじき

ひじきは北海道南部から九州までの日本各地に生育する．国内での主な産地は長崎県，千葉県，三重県，愛媛県，大分県などであるが，流通しているひじきの8割以上は韓国や中国からの輸入品である．国内でのひじきの収穫は一般に3〜5月であり，干潮時に鎌で採取される．その後，釜で水煮し，乾燥して出荷される．ひじきにはヒ素が多く含まれており，水煮の過程でヒ素や渋み成分（タンニン様物質）を除去する．生のひじきは褐色をしているが，水煮により緑色となり，乾燥工程でタンニンの酸化により黒色化する．料理の際には水戻しをして利用する.

4) あらめ・かじめ類

食用となるあらめ・かじめ類として，さがらめ，あらめ，かじめ，くろめ，つるあらめ，あんとくめがある．北海道と沖縄を除く日本沿岸に分布し，藻場を形成することも多い．あらめ・かじめ類は古くから食用とされてきた海藻であり，養老律令にも記述がある．しかし，全国的に流通しているわけではなく，特に東日本では一般的でない.

5) もずく類

現在市販のもずく類の9割以上は沖縄県産の養殖もずくであり，本来もずくと呼ばれて

きたものとは種が異なる．沖縄産のもずくはおきなわもずくと呼ばれ，沖縄地方では，古くから家庭料理や琉球王朝料理の材料として用いられていた．1970年代（昭和45年〜）以降におきなわもずくの養殖技術が開発されたことで生産量が増大し，全国的に流通するようになった．本来もずくと呼ばれていたものは，おきなわもずくよりも藻体が細く，おきなわもずくと区別するために，いともずくやほそもずくと呼ばれる．

6）あかもく

北海道南部から九州まで各地に分布している．1年生藻類で波の弱いところでは群落（海中林）を形成する．日本沿岸では古くから食され，うまくさ（秋田県），ぎばさ（青森県，秋田県，山形県，石川県），ぎんばさ（青森県，石川県），じんばそう（新潟県，石川県，鳥取県），ながも（青森県，新潟県，富山県，石川県）などと呼ばれている．岩手県や宮城県では，藻体を湯通しした後，細かく刻んでパック詰めした加工品を製造している．あかもくの名の通り，赤色色素のフコキサンチン含量が多い．

c. 紅藻類

1）あまのり

のり（海苔）はアマノリ属の食用海藻のことをいう．日本産あまのりはあさくさのり，すさびのり，ならわすさびのり，うっぷるいのりなど29種報告されている．ほしのり，焼き海苔，味付け海苔などとして，市場に流通している99％以上はならわすさびのりである．あまのりの養殖は江戸時代に東京湾で始まったといわれている．その頃に養殖に用いられたあまのりは，あさくさのりであったと考えられている．その後，すさびのり類から製造した乾のりは黒く艶があること，特に，ならわすさびのりが多収性であることから，本種が主な養殖種となった．

2）てんぐさ

てんぐさの名称の由来は「寒天をとる草」からきている．ただ，てんぐさという標準和名の海藻はなく，代表種のまくさやその他のテングサ科藻類（日本産27種）を総称しててんぐさと呼んでいる．まくさはオホーツク海や北海道太平洋沿岸や琉球列島を除き，日本沿岸の各地に分布している．まくさはこんぶやわかめなどの大型海藻と比べて成長が非常に緩慢なため，養殖は行われていない．

3）きりんさい類

九州南部や南西諸島で食用として利用されており，海藻サラダや煮固めて食べられてきた．なお，海外では，カラギーナンの原料として各地で利用されている．

4）おごのり類

わが国では古くから刺身のツマや海藻サラダ，寒天の原料として利用されてきた．世界的にも寒天の原料として各地で採取されている．ただし，わが国の伝統的な寒天製法ではてんぐさが主原料であり，おごのり類は混ぜ草として添加する程度である．一方，食品添加物や増粘剤として利用される主な寒天原料にはおごのり類を用いている．

練習問題

⑴　食用海藻に関する記述である．正しいのはどれか．2つ選べ

①　海藻は明治以降に日本各地で食材として利用されるようになり，その後，養殖技術の発展などにより，のり，こんぶ，わかめ，ひじき，もずくなどが全国的に流通するようになった．

②　湯通し塩蔵わかめやカットわかめは，養殖技術の確立による生産量の増大の中で開発された加工法である．

③　海藻は含まれるクロロフィル，光合成補助色素，カロテノイドといった色素類の構成比によりそれぞれ異なる体色を示す．

④　海藻は藻体の色の違いにより緑藻，紅藻，褐藻に分類されるが，食用とされているものはこんぶ，わかめなどの褐藻とあまのりなどの紅藻のみである．

⑤　ほしのり，焼き海苔，味付け海苔などとして市場に流通している99％以上はあさくさのりである．

⑵　食用海藻の栄養成分に関する記述である．誤っているのはどれか．1つ選べ．

①　海藻は含まれるクロロフィル，光合成補助色素，カロテノイドといった色素類の構成比によりそれぞれ異なる体色を示す．

②　海藻にはアルギン酸，寒天，セルロース，ラミナランなどの食物繊維が含まれており，主として腸管でさまざまな栄養機能性を示す．

③　アルギン酸，寒天，カラギーナンといった海藻多糖類は，増粘剤，安定剤，ゲル化剤などの用途で食品工業の原料として利用される．

④　海藻にはミネラルが多く含まれ，その主要成分は海水中と同様にナトリウムである．

⑤　海藻には他の食品成分と比較してヨウ素が特異的に多く含まれている．ヨウ素は生体維持に必須の成分であるが，過剰摂取の弊害も指摘されている．

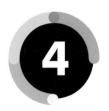

4 動物性食品

A 食肉類

　肉食は，宗教や地理（気候，風土）などに大きく影響される．アメリカやヨーロッパでは，キリスト教の思想と牧畜に適した風土により，肉食の習慣が古くからあるが，わが国では，仏教の影響から穀類や豆類を主に摂取していたため，肉食の習慣があまりなかった．肉食習慣が広く家庭に行き渡ったのは，西洋の食文化が定着し始めた昭和30年代（1955年〜）以降であり，その結果，肉食を始め牛乳，乳製品，卵などの動物性食品の摂取が増加し，日本人の栄養摂取状況を著しく改善させ，日本人の体位向上につながった．しかし，一方では動物性食品の過剰摂取が原因となる生活習慣病の増加が問題視されている．

❶ 食肉の種類と特徴

　食肉は，飼育されている食用の家畜（うし，ぶた，ひつじなど），家禽（にわとり，しちめんちょうなど），家兎などをと畜し，不可食部を除いて食用に適するように加工したものである．主に，獣鳥類の骨格についている筋肉（骨格筋）であるが，舌や尾，内臓類（心臓，腎臓，肝臓など）も可食部として利用している．食肉の肉色，硬さ，風味などは食肉の種類によって異なる．

a. う　し

　牛肉には，国産牛肉と輸入牛肉の2種類がある．また，国産牛肉は，さらに和牛と国産牛と表示されるものに分けられる．和牛は，日本古来の在来種で黒毛和種，褐色和種，無角和種，日本短角種をいい，肉質に優れ，霜降り肉（marbling meat）のほとんどが和牛である．一方，牛乳を多量に生産するホルスタイン種や，外国から輸入されたうしでも3ヵ月以上国内で飼育されれば国産牛として表示される．わが国で販売されている国産牛肉のほとんどは，ホルスタインの雄を去勢して肥育したうしから生産された牛肉，またはホルスタインの雌と黒毛和種の雄を交配したうしから生産された牛肉である．

　輸入牛肉は，外国からフローズンビーフ（冷凍牛肉）やチルドビーフ（半冷凍牛肉）の形で輸入された牛肉のことである．

b. ぶた

　食用とされるぶたはその用途によって，①脂肪型（ラードタイプ），②加工型（ベーコンタイプ），③生肉型（ポークタイプ）の3つに分けられる．ぶたの代表種とされる中ヨークシャーやバークシャー種は生肉型のポークタイプに属する．加工型では，アメリカで飼育が盛んなランドレースがあげられる．黒ぶたとしては，デュロック種がある．現在わが国で飼育されている品種としては，ランドレース，大ヨークシャー，デュロックなどが雑種用の親として各地で利用され，より早くより大きくなどの目的により，これら3種を交配して作った雑種（三元交配雑種）から豚肉が生産されている．

　SPF（specific pathogen free）ぶたは，特定の病原菌や寄生虫が存在しないぶたのことで，帝王切開により無菌状態で取り出した子ぶたを，特定の病原菌に汚染されていない場所で飼育し，そのぶたを種ぶたとして生産したぶたのことをいう．SPF豚肉は抗生物質の使用量が少なくてすむために，安全性が高く，臭みがなく肉質はあっさりしている．

c. ひつじ

　ひつじの品種は，サフォーク種やコリデール種などがある．マトンは生後1年以上の肉であり，ラムは生後1年未満の肉である．羊肉の肉色は橙赤色で，肉質はきめが細かく（特にラム），脂肪は他の食肉に比べて融点が高いのが特徴である．また，羊肉特有の匂いがある．

d. にわとり

　にわとりの種類は，肉用種，卵肉兼用種，卵用種に大別される．鶏肉の主流は，成長の速い食用若鶏（ブロイラー）であり，これはコーニッシュ種の雄とプリスマロック種やニューハンプシャー種の雌との一代雑種を8週齢（生体重3kg弱）まで飼育したものである．肉づきはよく，肉質は軟らかく，肉色は鮮黄色であるが，味は淡白である．コーチン種やシャモ種などの日本在来種は飼育期間が3〜5ヵ月と長く，肉質は硬いが特有の風味を持つ．また，白色レグホーン種は卵用種であるが，産卵しなくなった廃鶏の肉は，肉質が硬いため加工原料として利用されている．

e. その他

　うさぎ，うま，あひる，しちめんちょうなどが，食用として用いられている．

❷ と畜時期と枝肉の分割

　家畜のと畜時期は，良質の肉が多く得られる時期を選ぶ．各種家畜のと畜時期を，**表4A-1**に示した．

　と畜（放血死）した家畜は，皮，頭部，内臓などを取り除き枝肉にする．枝肉は，さらに部位別に分割される．各食肉は，**図4A-1**のように分割され，名前が付けられている．

表 4A-1　家畜のと畜時期

家畜名	品　種	と畜時期
う　し	和牛（雌） 国産牛・ホルスタイン（雄） ホルスタインと黒毛和種との雑種	4 歳 18 〜 20 ヵ月 25 〜 28 ヵ月
ぶ　た	ぶた（三元交配雑種）	6 〜 7 ヵ月
にわとり	ブロイラー 名古屋コーチン	8 週 20 週

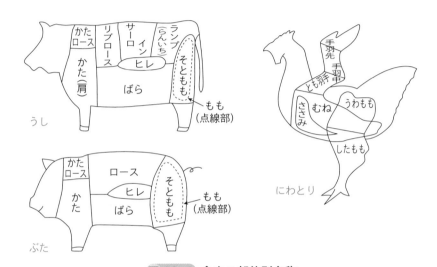

図 4A-1　食肉の部位別名称

［菅 隆幸ほか：食品化学・材料学，朝倉書店，p.115，1982 より許諾を得て改変し転載］

❸ 食肉の構造

　食肉として利用する筋肉の基本構造は，牛肉，豚肉，鶏肉などの種類によらず共通している．食肉となる組織は，筋肉である．筋肉は，横紋筋と平滑筋に分類され，横紋筋はさらに骨格筋と心筋に分けられる．食肉となるのは骨格筋であり，結合組織と脂肪組織が付随する．骨格筋の構造を図 4A-2 に示した．

　骨格筋の基本構造は，太さ 0.2 〜 2 μm の筋原線維（myofibril）が多数集まってできた筋線維（muscle fiber）である．筋線維の太さは 10 〜 100 μm で，長さは食肉の種類などによって異なるが，2 〜 5 cm ほどである．各筋線維は，筋内膜という薄い膜におおわれている．この筋線維が束状に集まって一次筋束となる．一次筋束は，筋周膜でおおわれている．この筋束は，肉眼で識別でき，食肉の「きめ」となる．一次筋束の間に脂肪が細かく分散した状態をいわゆる「霜降り」という．さらに一次筋束が多数集まって，コラーゲンやケラチンで包まれた二次筋束を構成し，血管，リンパ管，神経を包み込んで骨格に付着し骨格筋が形成される．

　筋原線維は筋肉の収縮に関与しており，偏光顕微鏡で見ると，明るい部分（A 帯）と暗い部分（I 帯）が規則正しく繰り返されている．これが，筋肉の横しま（横紋）として観

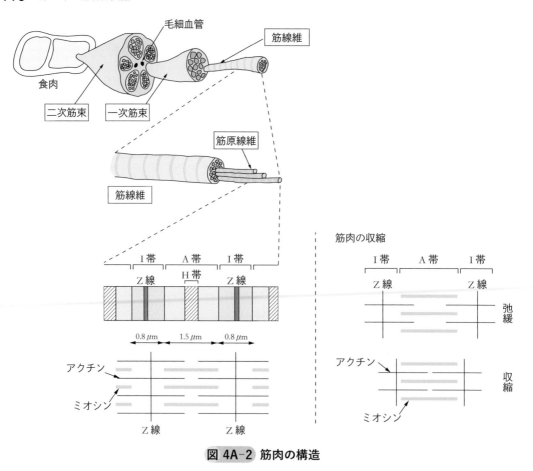

毛細血管

筋線維

食肉

二次筋束 一次筋束

筋原線維

筋線維

筋肉の収縮

図 4A-2 筋肉の構造

察される．A帯の中央部にはやや明るく見えるH帯があり，I帯の中央部にはZ線がある．Z線とZ線の間が筋原線維の最小単位で，筋節といい，ミオシン（myosin，太いフィラメント）とアクチン（actin，細いフィラメント）が主成分となっている．I帯は，アクチンだけで，その一部はZ線と結び付いており，残りはA帯のミオシンの間に入り込んでいる．この入り込む割合やH帯の幅は，筋肉の収縮の強さによって異なる．

❹ 食肉の化学成分

食肉の化学成分の含有量は，家畜の種類，性別，年齢，食肉の部位および栄養状態などによって変動する．特に，脂肪と水分の含有量の変動が大きい．食肉の主成分はたんぱく質と脂肪であり，炭水化物は少ない．食肉の一般成分を**表4A-2**に示した．

a. たんぱく質

食肉のたんぱく質は，食肉組織における存在位置および塩溶液に対する溶解性などから**筋形質（筋漿）たんぱく質**（sarcoplasmic protein），**筋原線維たんぱく質**（myofibrillar protein），**肉基質たんぱく質**（stroma protein）に分類される．

筋形質たんぱく質は，ミオゲン，ヘモグロビン，ミオグロビンなどで，全たんぱく質の

表 4A-2 食肉の成分比較 （可食部 100 g 当たり）

食品名			エネルギー	水分	たんぱく質	脂質	炭水化物	灰分
			kcal			g		
牛肉	かた （脂身つき，生）	和牛	258	58.8	17.7	22.3	0.3	0.9
		輸入肉	160	69.4	19.0	10.6	0.1	0.9
	かたロース （脂身つき，生）	和牛	380	47.9	13.8	37.4	0.2	0.7
		輸入肉	221	63.8	17.9	17.4	0.1	0.8
	サーロイン （脂身つき，生）	和牛	460	40.0	11.7	47.5	0.3	0.5
		輸入肉	273	57.7	17.4	23.7	0.4	0.8
	サーロイン （皮下脂肪なし，生）	和牛	422	43.7	12.9	42.5	0.3	0.6
		輸入肉	218	63.1	19.1	16.5	0.4	0.9
豚肉	かた （脂身つき，生）	大型種肉	201	65.7	18.5	14.6	0.2	1.0
	（皮下脂肪なし，生）	大型種肉	158	69.8	19.7	9.3	0.2	1.0
	ロース （脂身つき，生）	大型種肉	248	60.4	19.3	19.2	0.2	0.9
	（皮下脂肪なし，生）	大型種肉	190	65.7	21.1	11.9	0.3	1.0
	ばら （脂身つき，生）	大型種肉	366	49.4	14.4	35.4	0.1	0.7
鶏肉	むね （皮つき，生）	若鶏肉	133	72.6	21.3	5.9	0.1	1.0
	（皮なし，生）	若鶏肉	105	74.6	23.3	1.9	0.1	1.1
	もも （皮つき，生）	若鶏肉	190	68.5	16.6	14.2	0	0.9
	（皮なし，生）	若鶏肉	113	76.1	19.0	5.0	0	1.0

記号は**表 2-3** （p.11） 参照
［文部科学省科学技術・学術審議会資源調査分科会：日本食品標準成分表 2020 年版 （八訂） を参考に著者作成］

約 30 ％を占め，筋原線維間に溶解している．ミオゲンは解糖系に関与し，ミオグロビンは肉色に関与する．

　筋原線維たんぱく質の主成分はミオシンとアクチンで，筋肉の収縮に関与するたんぱく質である．そのほかにトロポニン （troponin），トロポミオシン （tropomyosin），M たんぱく質などがあり，これらは筋原線維の構造を調節するたんぱく質である．

　肉基質たんぱく質の主成分はコラーゲンであり，そのほかにエラスチンやレチキュリンなどがある．これらは硬たんぱく質で，血管壁，筋内膜，筋周膜，筋上膜および腱などの結合組織の成分となっている．肉基質たんぱく質が増えると肉は硬くなる．十分量の運動をしたり，加齢によりコラーゲン量が増加した動物の肉は硬くなる．また，魚類に比べて食肉のほうが，肉基質たんぱく質が多いため肉質が硬くなる．コラーゲンに水を加えて加熱すると，誘導たんぱく質であるゼラチンに変化する．ゼラチンは，各種料理やゼリーなどの菓子の材料として利用されている．

　食肉のアミノ酸組成を**表 4A-3** に示した．牛肉，豚肉，鶏肉のアミノ酸スコアは 100 であり，魚介類，卵，牛乳などと同様にたんぱく質食品として非常に栄養価が優れている．これに比べて穀類はリシンが少なく，豆類は含硫アミノ酸が少なく，アミノ酸スコアはやや劣る．

b. 脂　質

　家畜中の脂質は，蓄積脂肪 （depot fat） と組織脂肪 （tissue fat） に大別される．
　蓄積脂肪のほとんどが中性脂肪 （トリアシルグリセロール） であり，脂肪組織を構成す

表 4A-3　食肉のアミノ酸組成（可食部100g当たり）

食品名	たんぱく質	イソロイシン	ロイシン	リシン	メチオニン	シスチン	フェニルアラニン	チロシン	トレオニン	トリプトファン	バリン	ヒスチジン	アルギニン	アラニン	アスパラギン酸	グルタミン酸	グリシン	プロリン	セリン
	g	mg																	
和牛サーロイン（皮下脂肪なし,生）	12.9	630	1,100	1,200	380	160	550	460	680	150	670	530	840	790	1,300	2,100	570	530	600
ぶた大型種ロース（皮下脂肪なし,生）	21.1	980	1,700	1,900	580	240	850	780	1,100	260	1,100	960	1,400	1,300	2,000	3,200	1,100	900	980
ぶたひき肉	17.7	780	1,400	1,500	460	200	720	630	860	210	880	690	1,300	1,200	1,700	2,700	1,300	930	830
にわとり若鶏（むね皮なし,生）	23.3	1,100	1,800	2,000	630	260	890	800	1,100	290	1,100	1,200	1,500	1,300	2,100	3,400	980	840	990
にわとり若鶏（もも皮なし,生）	19.0	900	1,500	1,700	520	220	760	670	920	240	950	700	1,300	1,100	1,800	3,000	980	780	840

［文部科学省科学技術・学術審議会資源調査分科会：日本食品標準成分表2020年版（八訂）アミノ酸成分表編を参考に著者作成］

表 4A-4　食肉の脂肪酸組成（可食部100g当たり）

食品名		脂肪酸総量	飽和脂肪酸	一価不飽和脂肪酸	多価不飽和脂肪酸	n-3系	n-6系
		g				mg	
うし（かた脂身つき）	和牛	19.71	7.12	11.93	0.66	0.03	0.64
うし（かた脂身つき）	輸入肉	8.85	4.35	4.20	0.3	0.12	0.18
ぶた（かた脂身つき）	大型種	13.40	5.25	6.50	1.65	0.10	1.55
にわとり（むね皮つき）	若鶏	5.23	1.53	2.67	1.03	0.11	0.92

［文部科学省科学技術・学術審議会資源調査分科会：日本食品標準成分表2020年版（八訂）脂肪酸成分表編を参考に著者作成］

る脂肪細胞中に蓄えられて，皮下，胃，腎臓などの周囲，筋肉間などに存在する．蓄積脂肪の量や性質は，動物の種類，栄養状態，飼料の種類によって変動する．そのため，脂質は食肉中の成分の中で含量の変動が最も激しい．霜降り肉は，和牛を肥育し骨格筋中に中性脂肪が細かく分散し蓄積したものであり，肉質は軟らかく風味がよい．

　組織脂肪は細胞の構成成分であり，骨格筋組織の細胞膜などに存在し，主成分はリン脂質で，糖脂質，コレステロールなどの複合脂質で構成されている．組織脂肪は栄養状態などの外的要因にほとんど影響されないため変動は少ない．

　食肉の脂質を構成する脂肪酸のうち最も多く含まれるのは，一価不飽和脂肪酸のオレイン酸で，次いで飽和脂肪酸であるパルミチン酸，ステアリン酸である．必須脂肪酸であるリノール酸は，豚肉と鶏肉にはある程度含まれているが，他の動物ではきわめて少ない．

表 4A-5　食肉中のコレステロール含量（可食部 100 g 当たり）

食 品 名			含量 (mg)
牛 肉	かた（脂身つき，生）	和牛	72
		輸入肉	59
	かた（皮下脂肪なし，生）	和牛	71
		輸入肉	59
	サーロイン（脂身つき，生）	和牛	86
		輸入肉	59
	サーロイン（皮下脂肪なし，生）	和牛	83
		輸入肉	57
	肝臓	副生物	240
豚 肉	かた（脂身つき，生）	大型種肉	65
	（皮下脂肪なし，生）	大型種肉	64
	ロース（脂身つき，生）	大型種肉	61
	（皮下脂肪なし，生）	大型種肉	61
	ばら（脂身つき，生）	大型種肉	70
	肝臓	副生物	250
鶏 肉	手羽（皮つき，生）	若鶏肉	110
	むね（皮つき，生）	若鶏肉	73
	（皮なし，生）	若鶏肉	72
	もも（皮つき，生）	若鶏肉	89
	（皮なし，生）	若鶏肉	87
	ささみ	若鶏肉	66

［文部科学省科学技術・学術審議会資源調査分科会：日本食品標準成分表 2020 年版（八訂）を参考に著者作成］

主な食肉の脂肪酸組成を**表 4A-4** に示した．

食肉に含まれる脂質の融点は，飽和脂肪酸が多いほど高く，逆に不飽和脂肪酸が多いほど低くなり，舌触りに関与する．脂質の融点は，動物の種類によって異なる．牛脂は 40 ～ 50℃，豚脂は 33 ～ 46℃，羊脂は 44 ～ 55℃，鶏脂は 30 ～ 32℃である．豚肉や鶏肉の脂質は，融点が牛肉より低いため舌触りがよい．また，羊脂は，融点が高いため冷食には適さない．

総コレステロール含量を**表 4A-5** に示した．うし，ぶたの肝臓，にわとりの手羽肉にコレステロールが多く含まれる．

c. 炭水化物

食肉中の糖質の量はわずかで，ほとんどが**グリコーゲン**であり，0.5 ～ 1.3 ％程度である．食肉では，グリコーゲンの大部分が動物の死後，経時的に分解されて乳酸に変わるため，食肉中にはほとんど残っていない．グリコーゲン含量は，動物の種類，栄養状態や死後の保存状態などによって影響を受ける．グリコーゲン以外の糖質としては，結合組織に関連するグルコサミノグリカンやグリコーゲンの嫌気的解糖による中間代謝物，核酸の成分であるリボースなどがある．肝臓はグリコーゲンの主な貯蔵器官であるため，食肉と比較してグリコーゲン含量が多い．

d. 無機質（ミネラル）

食肉中の無機質の含量は約 1 ％であり，カリウム含量が最も多く，次いでリン，ナト

リウム，マグネシウムが多い．そのほかに，カルシウム，亜鉛，鉄，塩素，硫黄などを含む．臓器には，無機質が豊富に含まれており，食肉とは異なりカリウムとリンの含量はほぼ同程度である．また，肝臓には，リン以外に鉄，銅，亜鉛も多く含まれている．

　鉄はヘモグロビン，ミオグロビンおよびある種の酵素の構成成分であるが，食肉や臓器の鉄はヘム鉄の形で存在しており，他の食品中の鉄（非ヘム鉄）に比べて吸収のよい形で存在する．

e．ビタミン

　食肉には，ビタミン B 群が豊富に含まれており，特に豚肉の B_1 含量は，他の食肉よりも多いのが特徴である．食肉中には，ビタミン A，C，D はほとんど含まれない．肝臓は，ビタミン B 群以外に食肉に含まれないビタミン A 含量が多く，ビタミン C もある程度含まれることから，ビタミン供給源として優れている．

❺ 食肉の熟成と成分変化

a．死後硬直

　と畜した家畜の筋肉は，筋肉への酸素の供給が止まるため，好気的な代謝は停止するが，嫌気的な代謝は行われている．家畜の筋肉の pH は約 7.0 であるが，と畜後は筋肉中のグリコーゲンが分解され，代謝産物として乳酸が蓄積するため，pH は約 5.0 ～ 5.5 まで低下する．また，筋肉の ATP も分解されるため，その含有量は低下する．と畜後の家畜のpH，ATP 含量および硬さの変化を，**図 4A-3** に示した．

　筋肉は，pH の低下にともないミオシンとアクチンが結合して，**アクトミオシン**を生成し収縮する．この現象を**死後硬直**（rigor mortis）という．筋肉が死後硬直を起こすと，肉質が硬くなり，保水性もわるくなるため，食肉としては適さない．

　最大死後硬直の時間は，貯蔵温度や生化学的な反応速度に依存しており，家畜の種類に

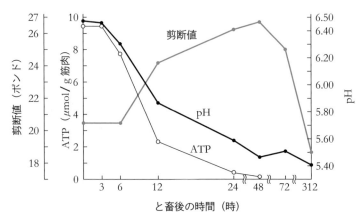

図 4A-3 牛をと畜後，2℃においたときの pH，ATP，硬さ（剪断値）の変化

注：剪断値とは，はさみ切るのに要する力．

［川岸舜朗，中村　良（編）：新しい食品化学，三共出版，p.163，2000 より引用］

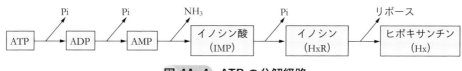

図 4A-4　ATP の分解経路

よって異なる. 0 ～ 4℃で冷蔵貯蔵した場合, 鶏肉で 2 ～ 3 時間, 豚肉で 12 時間, 牛肉で 24 時間である.

b. 解　硬

　死後硬直した筋肉を放置すると, 逆に軟化する. この現象を硬直解除または解硬（resolution rigor）という. このときには, 筋肉の pH が次第に上昇し, 個体の持つたんぱく質分解酵素の作用（自己消化）によりペプチドや遊離アミノ酸が生成する. ATP も図 4A-4 に示すように分解され, うま味成分のイノシン酸（IMP）が増加し, 保水性や粘着性も戻る. 解硬に要する時間は, 食肉の種類, 貯蔵温度などによって異なるが, 2 ～ 5℃の貯蔵において, 鶏肉で 1/2 ～ 1 日, 豚肉で 4 ～ 5 日, 牛肉で 8 ～ 10 日ぐらいである.

c. 熟　成

　うま味成分が増加し, 保水性が向上した解硬後が食に適した時期である. 家畜は, と畜後, 自己消化を安全に経過させ, 食用に適する状態にするため, 一定期間, 低温貯蔵して解硬させる. この処置を一般的に熟成（ripening）という. 熟成させた肉は, 軟らかく, 粘着性や保水性に優れ, 加熱によるエキス分の流出も少なく, 風味やテクスチャーもよい. 肉の熟成効果は, 牛肉, 豚肉, 羊肉, 野鳥の肉などでは認められるが, 鶏肉ではあまり認められない. また, 魚は熟成させないのが一般的である.

d. 食肉の風味

　食肉の風味は, 熟成によって改善され, 一般的に多くの化合物の総合的な量的および質的関係によって決定される. 食肉の風味の生成には, 2 つの要因がある. 1 つは, 各食肉独特の香りで, 脂質や脂溶性の微量成分が加熱によって酸化されたり分解されたりして生じる. これらの加熱による揮発性成分には, 含硫化合物, 脂肪酸, アルデヒド類, アルコール類, エステル類などがある. 2 つ目は, 食肉の種類によらず共通なもので, エキス成分であるアミノ酸やペプチドと糖類が, 加熱中にアミノカルボニル反応を起こして生じる香気である.

e. 食肉の色

　食肉の色は, 色素たんぱく質のミオグロビン, ヘモグロビン, チトクロムなどによるが, 主にミオグロビンが関与する.

　食肉の色の濃さに関与するミオグロビンの含有量は, 家畜の年齢, 筋肉の部位, 運動量などによって変わる. ミオグロビン含有量は, 牛肉で 0.5 % 前後, 豚肉で 0.05 ～ 0.3 %, 鶏肉で 0.01 ～ 0.15 %, 羊肉で 0.25 % 前後, 馬肉で 0.5 ～ 1.0 % である. このようにミオ

グロビン含有量の多い牛肉や馬肉は，豚肉，羊肉，鶏肉に比べて肉色が濃くなる．

　暗紫色であるミオグロビンは，食肉を切ることによって，酸素と結合して鮮紅色のオキシミオグロビンとなる．この現象を，**ブルーミング**（blooming）という．さらに放置すると，ヘム中の2価の鉄イオンが酸化されて3価になり，褐色のメトミオグロビンになる．この現象を**メト化**という．また，食肉を加熱すると褐色に変化するのは，グロビンが加熱変性して**メトミオグロモーゲン**になるためである．

⑥ 食肉の機能成分

　食肉の摂取による脂質の過剰摂取が問題視されているが，食肉はたんぱく質含量が多く，アミノ酸組成に優れ，ミネラルやビタミンも豊富に含まれている．さらに，さまざまな生体調節機能成分も含まれている．

a．L-カルニチン

　長鎖脂肪酸は，ミトコンドリア内でβ酸化され，エネルギーとして利用される．その際のミトコンドリアにおける長鎖脂肪酸の搬入と排出に，L-カルニチンは深く関与しており，L-カルニチンと結合した長鎖脂肪酸しかミトコンドリア内膜を通過することができない．したがって，不足するとエネルギー源としての脂肪の利用が妨げられる．L-カルニチンは，脂質代謝に関与していることから，血中コレステロールおよび血中中性脂肪の低下作用があり，また運動をあわせて行うことで蓄積脂肪を減少させ，さらには運動持久力の向上につながる．

　L-カルニチンは，食事から1日50〜100 mg摂取するほか，約20 mgが体内でも合成されている．しかし，L-カルニチンの合成速度は遅く，特に小児では合成酵素の活性が成人よりも低い．食事からの供給のほとんどが食肉類などの動物性食品であり，食肉はその約80％を占めている．

b．タウリン

　タウリンは分子内に硫黄を含むアミノ酸で，動物組織に広く分布しているが，たんぱく質を構成しているのではなく，遊離の形で存在している．タウリンは主に魚介類に豊富に含まれ，魚介類が主要な供給源であるが，食肉類にも含まれている．しかし，乳，卵，野菜類にはほとんど含まれていない．ヒトでは，脳，心臓，網膜などの器官に豊富に存在しており，体内で生合成されるが，体内の量は栄養状態に左右されるため，食事中のタウリンは重要な供給源となる．タウリンの機能特性については，D. ③ h. 機能性成分，p.148を参照されたい．

c．コエンザイム Q$_{10}$

　コエンザイム Q$_{10}$（CoQ$_{10}$）は，ミトコンドリアでの電子伝達系におけるエネルギー産生に関与しており，酸化型と還元型が存在するが，体内ではそのほとんどが還元型で存在している．CoQ$_{10}$は体内で生合成されるほかに食事からも摂取され，その大部分は食肉類であり，食肉よりも内臓肉に多く含まれる．

　　還元型の CoQ_{10} は，エネルギー産生に関与することに加え，その還元力により，それ自体が抗酸化物質であるばかりでなく，ビタミン E を再生することで間接的にも過酸化反応を抑制する．特に，細胞膜脂質の過酸化反応の抑制に重要な役割を果たしており，その効力はビタミン E や β-カロテンに匹敵する．しかし，加齢にともない CoQ_{10} の生合成能は低下し，体内存在量は低下する．

　　酸化ストレスは，日本人の死因の上位を占めるがん，心臓病，脳卒中などの原因の筆頭にあげられ，老化の原因の 1 つとも考えられている．きわめて強力な抗酸化作用を持つ CoQ_{10} が，これらの病気の予防・治療や老化防止に寄与することが期待されている．

❼ 食肉の利用

　　食肉は，部位別に精肉あるいは食肉加工品に利用される．食肉加工品は，日本農林規格（Japanese Agricultural Standard, **JAS**）によって定められており，ベーコン類，ハム類，プレスハム類，ソーセージ類および混合製品に分類されている．

　　ベーコン類は，豚肉のみを使用し，その使用部位によって名称を付けて，ショルダーベーコン，ロースベーコン，サイドベーコン，ミドルベーコンなどに分類されている．ハム類も豚肉を使用し，骨付きハム，ボンレスハム，ロースハム，ショルダーハム，ベリーハムなどに分類されている．プレスハム類は，原料肉として豚肉，羊肉，山羊肉，家兎肉などを使用して，脂肪，調味料，結着などを混合して，プレスし成型したものである．ソーセージ類は，原料肉として畜肉，家禽肉，魚肉などをミンチし，香料を加えて腸詰めして製造される．混合製品は，すべての食肉を原料として製造されており，ハンバーグステーキ，混合プレスハム，混合ソーセージなどがある．

　　ハムなどの食肉加工品は，発色剤として亜硝酸ナトリウムおよびビタミン C を添加することにより，食肉中のミオグロビンを熱に安定なニトロソミオグロビンに変えている（『食品学 I』第 4 章 A. ③食肉加工品における亜硝酸塩の反応，を参照）．

練 習 問 題

(1)　食肉に関する記述である．正しいのはどれか．1 つ選べ．
　①　食肉を食塩や亜硝酸ナトリウムで漬け込み冷蔵するとミオグロビンがニトロソミオグロビンに変化し，鮮紅色を呈するようになる．
　②　生肉の色は主にヘモグロビンによる．
　③　食肉を切ると，ミオグロビンは酸素と結合して，鮮紅色のメトミオグロビンになる．
　④　食肉を放置すると，ヘム中の 2 価の鉄イオンが 3 価になり，褐色のオキシミオグロビンになる．
　⑤　ハムの加工では発色剤を用いるが，この際にビタミン E を添加して肉の発色を助ける．
(2)　食肉の組織に関する記述である．誤っているのはどれか．1 つ選べ．
　①　家畜の加齢にともない肉質が硬くなるのは，結合組織を作っているコラーゲンの分子内，分子間架橋が増加して不溶化していくためである．

②　結合組織のコラーゲンは加熱すると水溶性のゼラチンに変わり，冷却してももとのコラーゲンには戻らない．

③　死後硬直時には，筋原線維たんぱく質のアクチンとミオシンが結合して，硬直複合体であるアクトミオシンを形成している．

④　食肉の保水性は，と畜直後が最もよく，死後硬直時に最低となり，その後の熟成によっても回復しない．

⑤　死後硬直した食肉を2～5℃の低温で熟成させるのに要する期間は，牛肉で10日，豚肉で5日，鶏肉で1/2日である．

(3)　食肉に関する記述である．誤っているのはどれか．1つ選べ．

①　食肉の死後硬直は，好気的代謝によるATPの生成停止と，嫌気的代謝にともなう乳酸の蓄積によるpHの低下により始まる．

②　豚肉のビタミンB_1含量は，牛肉，鶏肉に比べて顕著に多い．

③　食肉中のナトリウム含量は，カリウム含量に比べて多いので，肉はカリウム含量の多い野菜類とともに摂取することが望ましい．

④　食肉は熟成を必要とするが，魚介類は熟成させないのが一般的である．

⑤　食肉中のイノシン酸は熟成中にうま味のないイノシンや苦味成分であるヒポキサンチンへ変化する．

B 牛　　乳

　　人類が乳を利用し始めたのは，約1万年前頃といわれている．乳とは，哺乳動物がその仔に栄養を供給するために母体の乳腺から分泌するものであり，仔は一定期間，乳のみによって成長する．そのため，乳汁には仔の成長・健康維持に必要な栄養素がバランスよく含まれており，その成分組成は動物種によって大きく異なる．つまり，ヒト，ウシ，ヤギなどの哺乳動物の乳汁成分の含有量や質は，それぞれの動物の仔に適したものであり，完全栄養食品といえるが，ヒトの乳児にとって他の動物の乳は完全とはいえない．それでも乳汁は非常に栄養価が高く，牛乳は殺菌して飲用乳として利用されるとともに，乳成分の特性を活かしてさまざまな乳製品が製造されている．さらに，乳には食品の三次機能を持つ成分がいくつか見いだされている．牛乳および人乳の成分を**表 4B-1** に示した．

❶ 乳牛の種類

　　牛乳生産を目的とする乳用種としてわが国で飼育されているのは，ほとんどがホルスタイン種（オランダ原産）である（約 99.5％）．ホルスタイン種は白黒斑の大型乳牛で，雌の体重は 500 〜 600 kg である．ホルスタイン種の乳脂肪率は約 3.5％で，ジャージー種に比べて低く，脂肪球は小さい．しかし，泌乳量が多く，年間乳量は 8,000 〜 9,000 kg である．

　　そのほかに，限られた地域（岡山県，熊本県など）でジャージー種（イギリスのジャージー島原産）が飼育されている．ジャージー種は小型で，雌の体重は 400 〜 500 kg である．ホルスタイン種と比べて年間泌乳量は 5,000 〜 7,000 kg と少ないが，乳脂肪率が約 5％と高く，脂肪球が大きいという特徴を持つ．

❷ 牛乳の成分

　　牛乳は，水分と乳固形分に分けられ，水分が 86 〜 88％と最も多い．残りの 12 〜 14％を占める乳固形分は，さらに乳脂肪分と無脂乳固形分（solids-not-fat, SNF）に分け

表 4B-1 牛乳および人乳の主要成分組成（可食部 100 g 当たり）

食品名		エネルギー		水分	たんぱく質	脂質	炭水化物	灰分	無機質					鉄
									ナトリウム	カリウム	カルシウム	マグネシウム	リン	
		kcal	kJ	g					mg					
生乳　ジャージー種		77	322	85.5	3.9	5.2	4.7	0.7	58	140	140	13	110	0.1
ホルスタイン種		63	263	87.7	3.2	3.7	4.7	0.7	40	140	110	10	91	Tr
人乳		61	255	88.0	1.1	3.5	7.2	0.2	15	48	27	3	14	0.04

記号は**表 2-3**（p.11）参照

［文部科学省科学技術・学術審議会資源調査分科会：日本食品標準成分表 2020 年版（八訂）を参考に著者作成］

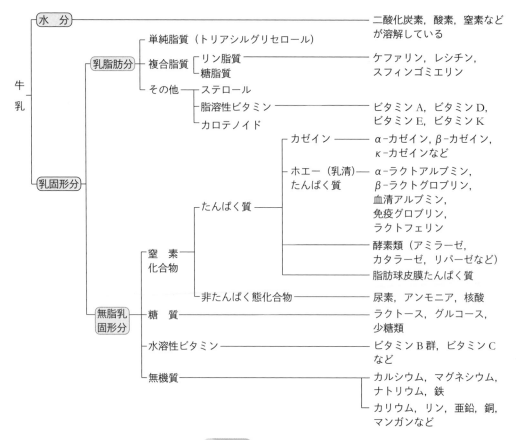

図 4B-1　牛乳の成分

られる．乳脂肪分は，単純脂質，複合脂質および脂溶性ビタミンなどから構成されており，無脂乳固形分は，たんぱく質，糖質，水溶性ビタミンおよび無機質などから構成されている（**図 4B-1**）．

　牛乳の成分は泌乳期，年齢，品種，飼料，季節などによって変化し，特に乳脂肪分の変化が大きい．牛乳と人乳の乳汁成分を比較すると，人乳では炭水化物（乳糖，ラクトース）の含量が多く，牛乳ではたんぱく質，灰分が多い．このような成分の違いは，短期間で成体となる必要のある牛と，体の成長速度の割合に対して脳の発達速度が速いヒトとでは必要な成分が異なるためと考えられる．したがって，育児用の調製粉乳を製造する場合には，このような点を考慮しなければならない．

a．たんぱく質

　たんぱく質は人乳と比較して牛乳に多く，牛乳には約 3.2 ％のたんぱく質が含まれる．その 80 ％は**カゼイン**であるが，カゼインは脱脂乳に酸を添加して pH を 4.6 にすると沈殿する．残りの液体部分（この部分を**乳清**（**ホエー** whey）と呼ぶ）には α-ラクトアルブミン，β-ラクトグロブリン，免疫グロブリンなどのホエーたんぱく質が含まれている．牛乳の主要たんぱく質を**表 4B-2** にまとめた．

表 4B-2　牛乳中の主要たんぱく質

たんぱく質	牛乳中 (%)	分子量(×10³)	性　質
カゼイン	2.6 ～ 2.8		
α_{S1}-カゼイン	1.2 ～ 1.5	24	カルシウムの共存下で容易に沈殿. 199 個のアミノ酸, 8 個のセリンがリン酸化
α_{S2}-カゼイン	0.3 ～ 0.4	25	207 個のアミノ酸からなる. カゼイン中, 親水性が最も高い
β-カゼイン	0.8 ～ 1.0	24	疎水性アミノ酸含量が多く, 209 個のアミノ酸からなる
β-カゼインファミリー	0.1 ～ 0.2		β-カゼインのプラスミン（血中に存在するエンドプロテアーゼ）分解物
κ-カゼイン	0.2 ～ 0.4	19	カゼインミセルの表面に存在. カゼイン中, 唯一の糖たんぱく質
乳清たんぱく質	0.4 ～ 0.7		
α-ラクトアルブミン	0.06 ～ 0.17	14	分子内に 4 個のジスルフィド結合を持つ ラクトース合成に不可欠
β-ラクトグロブリン	0.2 ～ 0.4	18	ビタミン A と強く結合. 人乳には存在しない
牛血清アルブミン	0.01 ～ 0.04	66	血清中の主要たんぱく質
ラクトフェリン	0.002 ～ 0.02	78	鉄分子 2 個と結合
IgG₁	0.03 ～ 0.06	160	
IgG₂	0.005 ～ 0.01	150	大部分は血液から移行
IgA	0.005 ～ 0.015	900	
IgM	0.005 ～ 0.01	1,000	
分泌片	0.002 ～ 0.01	70 ～ 96	分子量約 80×10³. 分泌型 IgA の構成成分
プロテオース・ペプトン	0.04 ～ 0.18	40 ～ 4	乳清中のペプチドの総称
脂肪球皮膜たんぱく質	0.03 ～ 0.035		脂肪球分泌過程で細胞膜から被覆されたもの

［鈴木敦士, 渡部終五ほか（編）：たんぱく質の科学, 朝倉書店, p48, 1998 より許諾を得て改変し転載］

1）**カゼイン**（casein）

　カゼインは単一のたんぱく質ではなく，α_{S1}-，α_{S2}-，β-，κ-カゼインの 4 種類のたんぱく質から構成される．各カゼイン成分は会合体（サブミセル）を形成し，さらにサブミセルはリン酸カルシウム複合体（リン酸カルシウムクラスター）と結合して，直径 100 ～ 200 nm の大きなカゼインミセルを形成している．疎水性アミノ酸残基を多く含む α_S-，β-カゼインがカゼインミセルの中心に，親水性アミノ酸残基を多く含む κ-カゼインがカゼインミセルの表面に存在している．また，κ-カゼインの親水性部位（グリコマクロペプチド）が負の電荷を持つため，その電気的反発力によりカゼインミセルどうしの凝集が抑制される．そのため，カゼインミセルは牛乳中で安定したコロイド粒子として存在する（**図 4B-2**）．牛乳が白く濁っているのは，牛乳中でコロイド状に分散しているカゼインミセルや脂肪球に光が乱反射するためである．

　チーズ製造の際，牛乳に凝乳酵素レンネット（たんぱく質分解酵素キモシンが主成分）を添加すると，κ-カゼインが分解される．これによりカゼインミセルが不安定化して凝固し，**カード**（curd, 凝乳）を形成する．このカードからチーズが製造される．

　また，牛乳に乳酸菌を添加して発酵させると，乳酸菌が産生する乳酸により pH が徐々に低下する．牛乳の pH は約 6.6 であるが，カゼインの等電点である pH 4.6 まで低下するとカゼインミセルどうしは凝集して沈殿し，ゲル状のヨーグルトが形成される．

2）**ホエーたんぱく質**（whey protein）

　ホエーたんぱく質は，牛乳たんぱく質の約 20 ％を占め，人乳では約 60 ～ 70 ％とその

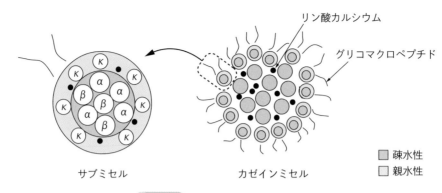

図 4B-2 カゼインミセルの模式図

α：α-カゼイン，β：β-カゼイン，κ：κ-カゼイン

表 4B-3 牛乳および人乳の主要ホエー（乳清）たんぱく質の種類と乳中の含量 (g/kg)

たんぱく質	牛　乳	人　乳
全ホエーたんぱく質	4〜7	3〜8
α-ラクトアルブミン	0.6〜1.7	1.5
β-ラクトグロブリン	2〜4	0
血清アルブミン	0.1〜0.4	0.3〜0.5
ラクトフェリン	0.02〜0.2（初乳：1）	2〜4（初乳：6〜8）
免疫グロブリン		
IgG	0.72（初乳：32〜212）	0.03〜0.04（初乳：0.43）
IgG₁	0.6　（初乳：20〜200）	
IgG₂	0.12（初乳：12）	
sIgA	0.13（初乳：3.5）	1（初乳：17.35）
IgM	0.03〜0.04（初乳：8.7）	0.1（初乳：1.59）

［伊藤敞敏ほか：動物資源利用学，文永堂出版，p.24，1998 より許諾を得て改変し転載］

割合が大きく異なる．牛乳と人乳のホエーたんぱく質について，その種類と含有量を**表4B-3**に示した．ホエーたんぱく質は，哺乳動物の仔の感染予防など，いろいろな生理作用を持つことが特徴である．

α-ラクトアルブミンは，ホエーたんぱく質の約20％を占め，ラクトースの合成に必要不可欠である．123個のアミノ酸から構成され，分子量約14,000のカルシウム結合金属たんぱく質である．

β-ラクトグロブリンは，162個のアミノ酸からなる分子量18,000のたんぱく質で，ホエーたんぱく質の約50％を占めている．1分子当たり1個のレチノールと結合することから，ビタミンAの吸収に関与していると考えられる．人乳中にはβ-ラクトグロブリンが存在しないため，牛乳アレルギーの主要アレルゲンとなっている．

哺乳動物の免疫グロブリンは，IgM，IgG，IgD，IgA，およびIgEの5種類があり，乳児の感染予防に寄与する．初乳中に多く含まれ，牛乳と人乳では含まれる免疫グロブリンの量が異なる．牛乳ではIgGが多量に含まれている一方，人乳では分泌型IgA（sIgA：IgAの二量体）が多い．

ラクトフェリンは，689個のアミノ酸からなる分子量78,000の糖たんぱく質である．1分子当たり2個の鉄と結合し，増殖に鉄を必要とする細菌に対して抗菌作用を有する．牛

表 4B-4　牛乳と人乳の脂質の脂肪酸組成

脂　肪　酸	記　号	牛　乳	人　乳
酪　酸	4：0	3.6	0
ヘキサン酸（カプロン酸）	6：0	2.3	0
オクタン酸（カプリル酸）	8：0	1.4	0.1
デカン酸（カプリン酸）	10：0	3.2	1.1
ラウリン酸	12：0	3.5	4.8
ミリスチン酸	14：0	10.9	5.2
パルミチン酸	16：0	30.7	21.2
パルミトレイン酸	16：1	1.1	2.3
ステアリン酸	18：0	15.3	5.4
オレイン酸	18：1	21.4	40.9
リノール酸	18：2	3.4	14.1
リノレン酸	18：3	0.4	1.4
アラキドン酸	20：4	0	0.4

注：脂肪酸総量 100 g 当たりの脂肪酸（g）を示す.
［文部科学省科学技術・学術審議会資源調査分科会：日本食品標準成分表 2020 年版（八訂）脂肪酸成分表編を参考に著者作成］

乳よりも人乳に多く，特に初乳に多い.

b. 脂　質

　牛乳中に約 3.7 ％含まれる脂質の約 98 ％はトリアシルグリセロールであり，さらにリン脂質，糖脂質，コレステロールおよび脂溶性ビタミンなどを含む．この脂質の約 95 ％が脂肪球の形で，水中油滴型（O／W）エマルションとして牛乳中に分散しており，残りはリポたんぱく質として存在する．牛乳と人乳の脂肪酸組成を**表 4B-4** に示した.

　牛乳の脂質を構成する主要脂肪酸の組成は，パルミチン酸，ステアリン酸，ミリスチン酸などの飽和脂肪酸が 70 ％，オレイン酸などの不飽和脂肪酸が 30 ％程度含まれる．また，牛乳には人乳に比べて酪酸，カプロン酸，カプリル酸などの短鎖脂肪酸が多く，リノール酸などの不飽和脂肪酸が少ない．短鎖脂肪酸は揮発性が高く，牛乳，乳清品の風味に関与する.

c. 糖　質

　牛乳中に約 4.7 ％含まれる炭水化物は，約 99 ％がラクトース（乳糖）であり，哺乳動物の乳における主要なエネルギー源である．ラクトースは牛乳より人乳中に多く，約 7.2 ％含まれる．ラクトースは，グルコースとガラクトースが β-1, 4 結合した二糖類であり，牛乳の甘味に寄与する．ラクトースは小腸において，ラクターゼ（β-ガラクトシダーゼ）によって分解され，吸収される．ラクターゼの活性は，乳児期に高く，成長にともなって次第に低下する．またその活性の低下の度合いは人種間で差があり，黄色人種や黒色人種は活性が低下しやすく，白色人種では低下しにくい．ラクターゼ活性が低いまたはほとんどない人が牛乳を飲むと，腹部の膨張，腹痛および下痢などの症状が出る．これを乳糖不耐症（lactose intolerance）と呼ぶが，これは，分解されずに腸管に蓄積されたラクトースにより腸管内の浸透圧が上昇すること，腸内細菌によってラクトースが分解され産生した有機酸やガスによって腸管が刺激されること，などが原因であり，牛乳アレルギーとは異

なる．乳糖不耐症の人向けに乳糖分解乳が市販されている．また，乳加工品であるチーズやヨーグルトは，その製造段階で微生物によってラクトースが分解・消費されるため，乳糖不耐症の人が食べても一般的には症状は出ない．

d．無機質（ミネラル）

牛乳の無機質含量は約 0.7 ％であり，カルシウムやリンが多く含まれている．そのほかにカリウム，ナトリウム，マグネシウムも含まれるが，鉄はほとんど含まれない．

牛乳は 100 g 中に 110 mg のカルシウムを含んでいるが，その存在状態は，無機カルシウムが約 50 ％，カルシウムイオンが約 30 ％，さらにカゼインミセルと結合しているものが約 20 ％である．骨や歯の形成と維持のためには，カルシウムとリンの摂取比率が 1：1 ～ 1：2 となるようにすることが望ましいが，牛乳中のカルシウムとリンの比率は 1.2：1.0 であり，バランスがよい．また，ラクトースやカゼインホスホペプチドがカルシウムの吸収を促進するため，牛乳のカルシウムは，他の食品よりも吸収率がよい．

e．ビタミン

牛乳中にはほとんどすべてのビタミンが含まれ，脂溶性ビタミンは牛乳の脂質中に，水溶性ビタミンはホエー（乳清）中に存在する．牛乳中のビタミン含量は，乳牛の品種，季節，飼料などの影響を受ける．特に脂溶性ビタミンの含量は牛が牧草を多く食べる夏に多く，冬に少ないため，夏にはバターや牛乳が，牧草に含まれるカロテンの移行によりやや黄色味を帯びる．一方，水溶性ビタミンは飼料の影響をほとんど受けない．人乳と比較すると，牛乳にはビタミン B 群，特に B_2 が多いが，牛乳の加熱殺菌で加熱温度が高いほど分解されやすく，それらの含量は減少する．

❸ 牛乳の栄養成分と健康

牛乳は，栄養的に優れているだけでなく，機能性を示す多くの成分が確認されている．

a．良質なカルシウム供給源

牛乳は，カルシウムの最も優れた供給源として知られるが，これにはいくつかの要因があげられる．カルシウム含量が多いこと（約 100 mg / 100 g），ラクトースを含むことに加えて，消化された後に**カゼインホスホペプチド**が生成するためである．

1）ラクトース

食品中にラクトースが含まれていると，カルシウムの吸収が著しくよくなる．その理由は，腸管内でラクトースが消化されて生成する乳酸が pH を低下させ，カルシウムの溶解性を高めるためと考えられる．さらに，生成した乳酸は，大腸粘膜細胞の細胞膜にも作用し，カルシウムに対する透過性を高める働きも持つと考えられている．

2）カゼインホスホペプチド（casein phosphopeptide, CPP）

CPP は，カゼインをペプシン消化すると生成され，セリン残基にリン酸が結合したペプチドである．CPP はこのリン酸基を介してカルシウムと弱い結合体を形成し，カルシウムの可溶化を促進する．そのため，食物繊維などの成分がカルシウムと結合して吸収を

阻害するのを防ぐ.

b．腸内細菌叢（フローラ）改善効果

　ラクチュロースは，生乳には含まれないが，生乳の加熱殺菌によって生成する．ラクチュロースは，ラクトースのグルコース部分がフルクトースに異性化したものであり，胃や小腸では消化されず，大腸においてビフィズス菌などの腸内細菌によって代謝される．また，ラクトースも難消化性であり，大腸で分解されて乳酸となり，腸内を酸性状態にするため有用菌の増殖に役立っている.

c．抗菌作用と鉄吸収調節作用

　牛乳中には，鉄結合たんぱく質としてラクトフェリンとトランスフェリンが存在する．これらのたんぱく質は鉄を必要とする細菌に対して抗菌性を示すが，トランスフェリンと比べ，ラクトフェリンは鉄イオンに対する親和性が100倍以上高い．また，鉄結合たんぱく質には生体の鉄吸収を調節する作用も認められ，貧血を改善する効果が確認されている.

d．血圧調節ペプチド

　牛乳カゼインの酵素分解により調製されたカゼインドデカペプチドは，血圧調節に関与するアンギオテンシン変換酵素（ACE）の活性を阻害し，血圧を降下させる作用がある.

e．骨密度への影響

　乳塩基性たんぱく質（milk basic protein, MBP）は，牛乳中に微量含まれるたんぱく質で，骨芽細胞の増殖と骨基質たんぱく質の合成を促し，破骨細胞の形成を阻害することによって，骨密度を高める.

f．神経系に及ぼす影響

　牛乳の β-カゼイン，α-ラクトアルブミンおよび牛乳に少量含まれている牛血清アルブミンを分解して得られるペプチドはオピオイドペプチドと呼ばれ，モルヒネ様鎮痛作用を持つ.

❹ 牛乳・乳製品

　牛乳（生乳）からは種々の乳製品が製造されているが，それらの加工品は食品衛生法に基づく「乳及び乳製品の成分規格等に関する省令（**乳等省令**）」によって，その種類，成分，製造法，および保存法などの基準が定められている．牛乳・乳製品の分類を**図 4B-3**に示した.

a．飲用乳

　飲用乳として牛乳，特別牛乳，成分調整牛乳，低脂肪牛乳，無脂肪牛乳，加工乳，および乳飲料の7種類がある.

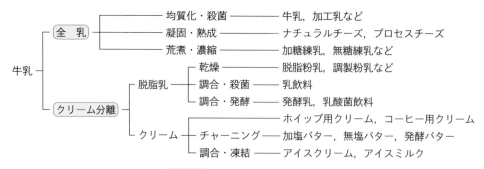

図 4B-3　牛乳・乳製品の分類

表 4B-5　飲用乳の殺菌条件

種　　類	温　度	時　間
低温長時間（LTLT）殺菌	63 ～ 65 ℃	30 分
高温短時間（HTST）殺菌	72 ℃以上	15 秒以上
超高温短時間（UHT）殺菌	120 ～ 130 ℃	2 ～ 3 秒
超高温短時間（UHT）滅菌	135 ～ 150 ℃	1 ～ 4 秒

LTLT：low temperature long time
HTST：high temperature short time
UHT：ultra high temperature

　生乳中の乳脂肪は，脂肪球の大きさにばらつきがあり（直径 0.1 ～ 17 μm），放置しておくとクリーム層が分離する．これを防止するため，脂肪球を 1 μm 程度にそろえる均質化処理（**ホモゲナイズ**）を行った後に殺菌される．飲用乳の殺菌条件を**表 4B-5** に示した．
　また，牛乳を加熱すると，表面に薄い被膜（ホットミルクの皮）が形成される現象（**ラムスデン現象**）は，加熱により牛乳表面から水分が蒸発することで空気との界面のホエーたんぱく質が濃縮熱変性し，周囲の脂質を巻き込むことにより生じる．

1）牛　乳

　搾乳した生乳を殺菌して直接飲用できるもので，無脂乳固形分 8.0 ％，乳脂肪分 3.0 ％以上を含有し，細菌数 50,000 / mL 以下で大腸菌群陰性であるもの．成分調整はされていない．最近では，LL 牛乳（ロングライフミルク long life milk）が普及してきている．LL 牛乳は，UHT 殺菌法と無菌充填法を組み合わせて作られたもので，常温で長期間（60 日程度）の保存が可能である．

2）特別牛乳

　特別牛乳の搾乳処理の許可を受けた施設で得られた生乳（未殺菌）を処理したもの，あるいは加熱殺菌したもので，無脂乳固形分 8.5 ％以上，乳脂肪分 3.3 ％以上を含む．

3）成分調整牛乳

　生乳から水分や乳脂肪など成分の一部を除くことで成分調整後に殺菌したもの．

4）低脂肪牛乳

　生乳から乳脂肪分の一部を除去し，殺菌したもので，無脂乳固形分 8.0 ％以上，乳脂肪分 0.5 ％以上～ 1.5 ％以下のもの．

表 4B-6　発酵乳・乳酸菌飲料の成分規格

	発酵乳	乳酸菌飲料	
無脂固形分	8.0 % 以上	3.0 % 以上	3.0 % 未満
細菌数	1,000 万以上	1,000 万以上	100 万以上
（1 mL または 1 g 中）			
大腸菌群	陰性	陰性	陰性

5）無脂肪牛乳

生乳から乳脂肪分をほとんど除去し，殺菌したもので，無脂乳固形分 8.0 % 以上，乳脂肪分 0.5 % 未満のもの．

6）加工乳

生乳，牛乳，特別牛乳，およびこれらを原料として製造された乳製品（脱脂乳，脱脂粉乳，クリーム，バターおよび濃縮乳など）を用いて加工されたもの．乳製品以外の成分が加えられていない点が乳飲料と異なる．

7）乳飲料

生乳，牛乳，特別牛乳，およびこれらを原料として製造された乳製品を主原料として，ビタミン，カルシウム，鉄などを加えて栄養を強化したり，果汁やコーヒーなどを加えたりして加工したもの．乳製品以外の成分を加えてもよい点が加工乳と異なる．

b. 発酵乳・乳酸菌飲料

世界中で多くの種類が食されている発酵乳は，乳等省令では発酵乳と乳酸菌飲料に分類される（表 4B-6）．

発酵乳（ヨーグルト）は，「乳または乳等を乳酸菌または酵母で発酵させ，糊状または液状としたものまたはこれらを凍結したもの」と定義されている．わが国では，ヨーグルトはプレーン（砂糖や香料などの添加物を一切加えず乳を乳酸菌で発酵させただけのもの），ハード（原料乳に甘味料や果汁，寒天やゼラチンを加えてプリン状にしたもの），ソフト（発酵して固まったヨーグルトをかき混ぜてなめらかにし，甘味料や果汁・果肉などを加えたもの），ドリンク（ヨーグルトの組織を細かく砕いて液状にし，甘味料，果汁などを加えたもの），フローズン（ヨーグルトに空気を含ませて冷凍したアイスクリーム状のヨーグルト）タイプに分類される．近年，腸内細菌の中で有用菌として注目を集めている乳酸菌やビフィズス菌を使用したヨーグルトが多数市販されている．これらの有用細菌は整腸作用，免疫力向上，生活習慣病予防など種々の生理機能を有しており，その医療効果が注目されている（第 7 章微生物利用食品，p.179 参照）．

乳酸菌飲料は，乳または乳製品を乳酸菌または酵母で発酵させたものを加工したものである．生菌のまま飲むものと，加熱殺菌してスクロース（ショ糖），香料などが加えられたものとがある．

c. チーズ

チーズは紀元前から製造されており，その種類は数百以上にのぼる．チーズは乳を原料とし，凝固や発酵などの加工を施して製造されるが，ナチュラルチーズとプロセスチーズ

表 4B-7 ナチュラルチーズの種類

分　類	水分含量	タイプと製造方法	代表的なチーズ名	特　　徴
軟　質	50％以上	フレッシュチーズ 　熟成しない	クリームチーズ カッテージチーズ モッツァレラチーズ	さっぱりとした食感
		ウォッシュチーズ 　乳酸菌で熟成 　表面を塩水やワイン 　で洗う	リヴァロチーズ マンステールチーズ	内部はクリーミーな半液状 刺激的な風味
		白カビチーズ 　白カビにより熟成 　（1〜3ヵ月）	カマンベールチーズ ブリーチーズ	表面に白カビが繁殖 なめらかな食感
半硬質	40〜50％	乳酸菌で熟成 （2〜6ヵ月）	ゴーダチーズ サムソーチーズ	一般的なチーズ プロセスチーズの原料にも利用
		青カビチーズ 　青カビにより熟成 　（2〜6ヵ月）	ロックフォールチーズ コルゴンゾーラチーズ	内部に青カビが繁殖 塩分，風味が強い
硬　質	25〜40％	乳酸菌で熟成 （4〜8ヵ月）	チェダーチーズ エダムチーズ エメンタールチーズ	発酵によりガス孔ができるもの もある 組織がしまって重く大きいもの が多い
超硬質	20％以下	乳酸菌で熟成 1〜3年の長期間熟成 させる	パルメザンチーズ スプリンツチーズ	保存性が高い おろして粉末状にして使用

に大別される（7章微生物利用食品，p.179 参照）．ナチュラルチーズの種類を**表4B-7**に示した．

1）ナチュラルチーズ

原料乳に乳酸菌またはカビなどの微生物と，凝乳酵素レンネット（キモシン）を添加してカード（凝固乳）とホエー（乳清）に分離する．カードに塩，乳酸菌，カビなどを加えて一定期間熟成させて製造する．熟成により微生物や酵素の作用でカードのたんぱく質が分解されてアミノ酸に変化するため，うま味や風味が増す．

2）プロセスチーズ

プロセスチーズは，1種類または数種類のナチュラルチーズを細砕した後，加熱溶解して調味料，色素，香料，保存料などを加えて成型する．加熱によりナチュラルチーズに含まれていた微生物が死滅し，酵素も失活するため，ナチュラルチーズ特有の風味は失われるが，保存性は高い．

d. 練　乳

練乳は，牛乳の水分を蒸発・濃縮して製造され，スクロースを加えない無糖練乳（エバミルク）と，スクロースを加えた加糖練乳（コンデンスミルク）がある．そのほかに，乳脂肪分を取り除いてスクロースを加えた脱脂加糖練乳と，スクロースを加えない無糖脱脂練乳がある．

表 4B-8 アイスクリームと氷菓の成分規格

分　類	成分規格	
	乳固形分	乳脂肪分
アイスクリーム	15.0 % 以上	8.0 % 以上
アイスミルク	10.0 % 以上	3.0 % 以上
ラクトアイス	3.0 % 以上	
氷　菓	上記以外	

e. 粉　乳

粉乳は，練乳よりもさらに水分を除去したもので，水分含量が 2.5 ～ 5.0 % の粉末状の乳製品である．全粉乳，脱脂粉乳，調整粉乳などがある．育児用調製粉乳は，さまざまな成分を添加して母乳の組成に近づけたものとなっており，乳児の成長に合わせて，新生児～ 6ヵ月の乳児を対象とした乳児用調製粉乳，離乳食併用のフォローアップミルクなどがある．

f. クリーム

クリームは，乳等省令で「生乳，牛乳または特別牛乳から乳脂肪分以外のものを除去したもの」と定義され，乳脂肪分 18.0 % 以上，酸度（乳酸）0.2 % 以下のものであり，他の成分の添加は認められていない．ホイップ用クリームとコーヒー用クリームに大別され，乳脂肪率の高いものから，ダブルクリーム（40 ～ 50 %），ホイッピングクリーム（30 ～ 40 %），コーヒークリーム（10 ～ 20 %），およびシングルクリーム（10 ～ 20 %）の 4 種類に分類される．

g. バター

バターは，乳等省令で「生乳，牛乳または特別乳から得られた脂肪粒を練圧したもので，乳脂肪分 80.0 % 以上，水分 17.0 % 以下のもの」と定義されている．バターは非発酵バターと発酵バターに分類される．非発酵バターは，無塩バターと加塩バター（食塩 1.0 ～ 2.0 % 添加）に分類される．加塩は食塩が添加されているため適度な塩味があり，保存性にも優れている．一方，無塩は食塩が添加されていないので，菓子やパンなどの原材料として幅広く利用されている．発酵バターは，原料クリームを乳酸菌によって発酵させて製造され，焼くことによって独特のコクと香りを引き出せることから，クッキーやクロワッサンなどに利用されている．

h. アイスクリーム

アイスクリーム類は，乳等省令で乳固形分，乳脂肪分の含有率により，アイスクリーム，アイスミルク，およびラクトアイスの 3 種類に大別されている（**表 4B-8**）．

アイスクリームの製造では，生乳，クリーム，脱脂乳などの乳原料に糖質や乳化剤，卵黄などを加えて撹拌しながら凍結する．空気を混入することでアイスクリームの容積は増大し，ふんわりとした食感を形成する．気泡の混入による容積の増加割合をオーバーランといい，空気混入前の原料アイスクリームミックスの容量に対する混入後の容積の増加率

で表わされる（通常 70 ～ 100 ％ に設定）．半凍結状態のものをソフトクリーム，水分を完全に凍結して硬化させたものをアイスクリームと呼ぶ．

練 習 問 題

(1)　牛乳に関する記述である．正しいのはどれか．1つ選べ．

　① 主な糖質は，マンノースである．

　② 中鎖脂肪酸が含まれているのが特徴である．

　③ 牛乳のカルシウム含量は，人乳に比べて少ない．

　④ 牛乳中のカルシウムは，不溶性より可溶性が多い．

　⑤ 加熱で変性するたんぱく質は，カゼインである．

(2)　牛乳とその加工品に関する記述である．正しいのはどれか．1つ選べ．

　① 牛乳は，乳脂肪分が 2.8 ％ 以上のものをいう．

　② LL 牛乳は，低温長時間殺菌法で製造される．

　③ アイスクリームは，乳脂肪分が 8.0 ％ 以上のものをいう．

　④ コーヒー牛乳は，「乳及び乳製品の成分規格等に関する省令」では加工乳に分類される．

　⑤ ナチュラルチーズの製造では，乳清たんぱく質が凝固する．

(3)　牛乳の成分に関する記述である．正しいのはどれか．1つ選べ．

　① カゼインホスホペプチド（CPP）は，乳清たんぱく質から作られる．

　② 牛乳にはコレステロールは含まれない．

　③ ラクトフェリンは，鉄結合性たんぱく質である．

　④ カゼインミセルは，加熱により凝固して，薄膜を形成する．

　⑤ 乳糖不耐症は，マルターゼ活性の低下あるいは欠損によって起こる．

C　卵　　類

　わが国の鶏卵生産量は年間 250 万トン前後であり，鶏卵の 1 人当たり年間消費量は 19.5 kg となっている．これを個数でいうと約 330 個であり，世界トップクラスである．卵は価格が安定していて，安価であることから，「物価の優等生」といわれてきた．

❶ 卵の種類と特徴

　わが国では生産量，消費量ともに鶏卵が最も多く，その他にうずら卵，あひる卵などがある．卵用種のにわとりとして広く利用されているのは，白色レグホーン種であり，就巣性（抱卵のための巣ごもり）がなく初年度産卵数が 240 ～ 280 個ときわめて多い．卵重量は 56 ～ 63 g である．うずら卵は主として，わが国で家禽化された日本うずらの卵のことであり，年間産卵数が 150 ～ 250 個，卵重量は 8 ～ 10 g である．鶏卵に比べて卵殻膜が厚いため保存性がよく，ゆで卵では殻がむきやすい．また，うずら卵のたんぱく質，脂質含量は鶏卵とほぼ同じであるが，レチノール当量，ビタミン B_1，B_2，および鉄分はうずら卵のほうが多い（**表 4C-1**）．あひる卵は，中国料理の前菜として知られるピータン（皮蛋）に利用される．

❷ 卵の産卵生理と構造

a. 産卵生理

　産卵器官と卵の形成について **図 4C-1** にまとめた．卵巣で十分成長した卵胞（卵黄）は，長さ 70 ～ 75 cm の卵管に排卵され，24 ～ 27 時間かけて卵が形成される．卵管は漏斗部，膨大部，峡部，卵殻腺部，腟部からなる．

　漏斗状の形をした漏斗部の主要な役割は，卵巣から排卵された卵黄を捕獲することであり，卵黄膜外層はここで形成される．卵が漏斗部を通過する時間はわずか 15 ～ 25 分である．膨大部に送られた卵黄の周囲には，3 ～ 3.5 時間をかけて卵白成分が分泌される．次いで峡部で卵殻膜が形成され（1.25 ～ 1.5 時間），さらに卵殻腺部において 18 ～ 22 時間かけて水分と無機質などが分泌され，卵殻が形成される．卵殻が形成された卵はにわとりが産卵の準備を整えるまで腟部に保持され，その後，総排泄腔から放卵される．

b. 卵の構造

　卵の構造を **図 4C-2** に示した．外側から順に，卵殻，卵白，卵黄に分かれ，これらの 3

表 4C-1　鶏卵とうずら卵の栄養成分の比較（可食部 100 g 当たり）

食品名	たんぱく質	脂質	鉄	レチノール当量	ビタミン B_1	ビタミン B_2
	g		mg	μg	mg	
鶏　卵	12.2	10.2	1.5	210	0.06	0.37
うずら卵	12.6	13.1	3.1	350	0.14	0.72

［文部科学省科学技術・学術審議会資源調査分科会：日本食品標準成分表 2020 年版（八訂）を参考に著者作成］

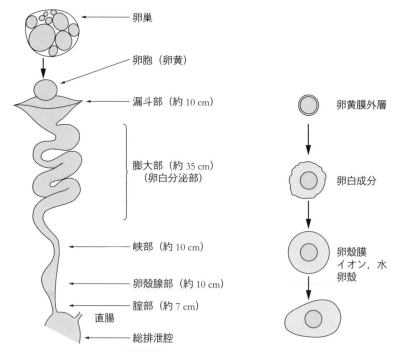

図 4C-1　産卵器官と卵の形成

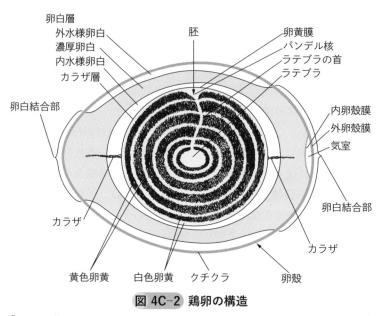

図 4C-2　鶏卵の構造

[Romanoff AL et al：The Avian Egg，John Wiley & Sons，p.11，1963 より引用]

つの部分の大まかな重量比率は 1：6：3 である．

1）卵　殻

i）クチクラ（cuticle）：卵殻の最外殻をおおう皮膜で，たんぱく質と少量の糖質からなる．クチクラは，卵殻気孔を閉じ，微生物の侵入を防ぐのに役立っているが，水洗いしたり手でこすったりするだけでも剥がれ落ちる．新鮮卵の手触りはクチクラの影響でザラザラし

ているが，古い卵になるとクチクラが消失してなめらかな手触りとなる．

ii) **卵殻**（egg shell）：卵殻の厚さは約 0.3 mm で，外部環境と卵の内部を遮断する役割がある．約 98 % を無機質が占め，そのうちの 95 % 以上が炭酸カルシウム（$CaCO_3$）である．そのほかにリン酸マグネシウム（$MgPO_3$）とリン酸カルシウム（$Ca_3(PO_4)_2$）を含む．

iii) **卵殻膜**（shell membrane）：卵殻膜は外膜と内膜の 2 枚からなり，いずれも線維状たんぱく質が網目状になっている．卵の鈍端部で 2 枚の卵殻膜は分離し，気室を形成する．卵内部の水分は気孔を通して蒸発するので，気室は卵が古くなるにつれて容積が大きくなる．

2) 卵 白（egg white）

卵白は，水分が約 88 %，残りの大部分がたんぱく質である．卵白は，粘度の低い水様卵白と，粘度の高い濃厚卵白に分けられる．濃厚卵白は，割卵した際に卵黄を取り囲んで高く盛り上がるゲル状の部分である．卵が古くなると，濃厚卵白が水様化して水様卵白に変わる．

また，卵黄膜から卵の鈍端と鋭端に向けて，糸をよじったようなものが卵黄を支えている．これをカラザ（chalazae）という．割卵したとき不透明な白い塊として卵白中に認められる．

3) 卵 黄（egg yolk）

卵黄は，卵黄膜と卵黄に分かれている．卵黄膜（vilelline membrane）は，卵白に接する外層と，卵黄に接する内層および両層間にある連続層から構成される．卵黄膜は厚さ約 $10\,\mu m$ の半透明膜で，卵黄と卵白との大きな浸透圧に耐えて両者を分離している．卵を長期間保存すると，濃厚卵白が水様化するとともに，卵白に接した外卵黄膜が消失して卵黄膜が弱体化する．

卵黄は，水分が 50 %，残りは脂質やたんぱく質からなる．黄色が濃い部分（黄色卵黄）と薄い部分（白色卵黄）がいくつもの層を形成している．また中心はラテブラと呼ばれ，ラテブラから頭頂部の胚までの細い管状の組織を「ラテブラの首」と呼び，卵黄の栄養を胚へ送る働きをしている．卵黄の表面に小さな白い斑点が認められるが，これは有精卵では胚盤，無精卵では卵子の卵核があったなごりである．

❸ 卵の成分

卵は，胚の発生に必要十分な栄養成分を含有しているため，ビタミン C 以外の主要なビタミンや無機質を有し，たんぱく質の栄養価もきわめて優れている．しかし，コレステロール含量が高く（特に卵黄），またビタミン C や食物繊維が含まれないという面もある．また，卵黄と卵白では栄養成分が大きく異なるが，有精卵と普通の卵（無精卵）では栄養価はほとんど変わりがない．卵の栄養成分を**表 4C-2** に示した．

a. たんぱく質

卵には多くのたんぱく質が含まれており，そのアミノ酸組成は非常にバランスがよく，アミノ酸スコアは 100 である．特に卵白たんぱく質には卵の加工特性，貯蔵特性に寄与する重要な成分が多く含まれている．

表 4C-2 卵の栄養成分（可食部 100 g 当たり）

食品名	エネルギー	水分	たんぱく質	コレステロール	脂質	食物繊維総量	炭水化物	ナトリウム	カリウム	カルシウム	マグネシウム	リン	鉄	亜鉛	銅	A(レチノール活性当量)	D	E	K	B$_1$	B$_2$	ナイアシン	B$_6$	B$_{12}$	葉酸	パントテン酸	C
	kcal	g	g	mg	g	g	g	mg	mg	mg	mg	mg	mg	mg	mg	μg	μg	mg	μg	mg	mg	mg	mg	μg	μg	mg	mg
鶏卵 全卵生	142	75.0	12.2	370	10.2	0	0.4	140	130	46	10	170	1.5	1.1	0.05	210	3.8	1.8	12	0.06	0.37	0.1	0.09	1.1	49	1.16	0
鶏卵 卵黄生	336	49.6	16.5	1,200	34.3	0	0.2	53	100	140	11	540	4.8	3.6	0.13	690	12.0	6.1	39	0.21	0.45	0	0.31	3.5	150	3.60	0
鶏卵 卵白生	44	88.3	10.1	1	Tr	0	0.5	180	140	5	10	11	Tr	0	0.02	0	0	0	1	0	0.35	0.1	0	Tr	0	0.13	0

［文部科学省科学技術・学術審議会資源調査分科会：日本食品標準成分表 2020 年版（八訂）を参考に著者作成］

1）卵白たんぱく質

　卵白には，約 10 ％のたんぱく質と 0.7 ％の無機質とわずかなビタミン B 群が，約 88 ％の水分に溶解した状態で存在している．たんぱく質の多くは糖を結合し，新鮮卵の卵白にはほとんど脂質は含まれない．卵白中に含まれるたんぱく質の種類，組成，および生物学的性質を**表 4C-3** に示した．

　i）オボアルブミン（ovalbumin, OVA）：オボアルブミン（OVA）は，卵白たんぱく質の約 54 ％を占める主要なたんぱく質である．385 個のアミノ酸で構成される分子量 45,000 の球状たんぱく質であり，1 本の糖鎖を持つ．OVA は 1 分子当たり 1 つの S-S 結合と遊離の SH 基を 4 つ持っているが，卵白たんぱく質中で遊離の SH 基を持つたんぱく質は OVA のみである．そのため，加熱などの変性によって，分子間に S-S 結合を生じやすい．たんぱく質としての生物学的な特徴は持たないが，卵の調理・加工の際には，卵白の起泡性，熱凝固性などにおいて重要な役割を果たしている．

　ii）オボトランスフェリン（ovotransferrin）：オボトランスフェリンは，卵白たんぱく質の約 12 ％を占め，686 個のアミノ酸で構成される分子量約 78,000 の糖たんぱく質である．このたんぱく質は，鉄，銅および亜鉛などの金属イオンと，たんぱく質 1 分子につき 2 ヵ所で結合する能力を有する．また，その構造はヒト血清トランスフェリンや乳中に存在するラクトフェリンなどと相同性が高く，そのため，鉄を必要とする微生物の生育を阻害することにより抗菌性・抗ウイルス性を示す．また，金属イオンと結合したオボトランスフェリンは安定化し，熱変性温度が上昇したり，プロテアーゼ抵抗性が高まったりする．

　iii）オボムコイド（ovomucoid）：オボムコイドは卵白中に約 11 ％含まれ，186 個のアミノ酸で構成される分子量約 28,000 の糖たんぱく質である．糖含量は 25 ％にも及び，また分子内に S-S 結合が 9 つ存在し，分子は 3 つのコンパクトなドメインを形成している．このような特異な分子構造を持つため，熱や化学処理にきわめて安定性が高い．また，オボムコイドはたんぱく質分解酵素であるトリプシンの働きを阻害するトリプシンインヒビターとして知られるが，ヒトのトリプシンは阻害しない．

表 4C-3 卵白の主要たんぱく質の組成と主な性質

たんぱく質	組成（%）	等電点	分子量	糖含量（%）	生物学的性質
オボアルブミン	54	4.7	45,000	3	リンたんぱく質
オボトランスフェリン	12～13	6.1	77,700	2	鉄と強く結合し，鉄を必要とする微生物の成育を抑制
オボムコイド	11	4.1	28,000	20～25	トリプシンインヒビター
オボムチン	1.5～3.5	4.5～5.0	$2.5～7.2×10^5$	9（α），50～60（β）	粘稠性，ウイルスによる赤血球凝集阻止作用
リゾチーム	3.4～3.5	10.7	14,300	0	一部のグラム陽性菌の細胞膜を分解
オボグロブリン G_2	4	5.5	49,000	5.6	起泡性に関与
オボグロブリン G_3	4	4.8	49,000	6.2	〃
オボインヒビター	0.1～1.5	5.1	49,000	6	セリンプロテアーゼインヒビター（トリプシン，キモトリプシンや細菌・カビのプロテアーゼを阻害する）
オボグリコプロテイン	0.5～1.0	3.9	24,400	16	不明
フラボプロテイン*	0.8	4.0	32,000	14	リボフラビン結合性
オボマクログロブリン	0.5	4.5～4.7	$7.6～9.0×10^5$	9	プロテアーゼインヒビター
シスタチン	0.05	5.1	12,700	0	チオールプロテアーゼインヒビター
アビジン	0.05	10.0	68,300	8	ビオチン結合性

*リボフラビンバインディングプロテイン（RfBP）ともいう.

[Li-Chen E, Nakai S：Biochemical basis for the properties of egg white. Critical Reviews in Poultry Biology **2**：21, 1989 を参考に著者作成]

iv）オボムチン（ovomucin）：**オボムチン**は，高分子量の糖たんぱく質で，α-オボムチン，β-オボムチンと呼ばれる 2 種類のサブユニットからなる．α-オボムチンの分子量は 254,000 で糖含量約 9％，β-オボムチンの分子量は約 400,000～720,000 で糖含量 50～60％と報告されている．オボムチンは，高速遠心分離により可溶性オボムチンと不溶性オボムチンに分離できるが，不溶性オボムチンは濃厚卵白の構造の維持，卵白の泡立ち性に関与している．一方，可溶性オボムチンは水様卵白に含まれる．

v）リゾチーム（lysozyme）：**リゾチーム**は，129 個のアミノ酸で構成される分子量約 14,300，等電点 10.7 の塩基性たんぱく質である．糖を含まず，分子内に S-S 結合が 4 つ存在する．酸性溶液中では非常に安定なたんぱく質であり，pH 4.5 では 100℃で 1～2 分加熱しても失活しない．リゾチームは溶菌作用のあるたんぱく質として知られており，グラム陽性菌の細胞壁成分であるムコ多糖類を加水分解することにより溶菌する．そのため，卵の腐敗防止に大きく貢献しているほかに，塩化リゾチーム製剤としても汎用されている．

2）卵黄たんぱく質

卵黄は，水分 49.6％，たんぱく質 16.5％，脂質 34.3％，無機質 1.7％を主要な成分とする．卵白と比較して，固形分と脂質の含量が多い．卵黄たんぱく質は大部分が脂質と結合したリポたんぱく質であるが，超遠心分離を行うと，上澄（プラズマ）と沈殿（グラニュール）に分離される．卵黄のたんぱく質組成を**表 4C-4** に示した．プラズマには低密度リポたんぱく質（LDL）やリベチンが，グラニュールには高密度リポたんぱく質（HDL）や

表 4C-4 卵黄プラズマとグラニュールたんぱく質組成

たんぱく質	プラズマとグラニュール中の たんぱく質の重量比率（%）		分子量×10⁵
	プラズマ*	グラニュール*	
高密度リポたんぱく質			
α-リポビテリン		41	40
β-リポビテリン		29	40
低密度リポたんぱく質			
LDL₁＋LDL₂	87	12	480
ホスビチン		17	3.6
リベチン	13		α：8.0 β：4.2 γ：15

*卵黄に NaCl 溶液を加えて均質化した後，超遠心分離した上澄をプラズマ，沈殿物をグラニュールといい，卵黄固形物の約72％がプラズマ，22％がグラニュールである．プラズマは脂質含量が多く，グラニュールはたんぱく質が多く脂質が少ない．

ホスビチンが含まれる．これらのうち，LDL が最も多く，約65％を占める．

　i）低密度リポたんぱく質（LDL）：LDL は，脂質含量が85 ～ 89％と高く，比重も0.98と低いため，超遠心分離では上層部のプラズマ部分に多く集められる．脂質のうち74％はトリアシルグリセロールで，残りの約26％はリン脂質である．その構造は，**図4C-3**に示したように，トリアシルグリセロールを中心とし，その周りをリン脂質やたんぱく質が取り囲んだミセルを形成し，これが卵黄の持つ乳化性に関与する．

　ii）高密度リポたんぱく質（HDL）：HDL は，α-リポビテリンとβ-リポビテリンと呼ばれるリポたんぱく質からなり，ともに脂質を含むが，LDL に比べてその含量は低く約25％である．超遠心分離では下層部のグラニュール部分に存在し，ホスビチンと複合体を形成している．

　iii）ホスビチン（phosvitin）：ホスビチンは，約10％のリンを含む糖たんぱく質である．リン酸基を介して2価の金属イオンとキレート結合することが知られており，卵黄中の鉄はほとんどがホスビチンと結合していることから，卵黄中の鉄貯蔵たんぱく質として知られている．

　iv）リベチン（livetin）：プラズマ中に存在する水溶性たんぱく質で，α-，β-，γ-リベチンに分類される．いずれも血清たんぱく質が移行したものである．

b. 脂　質

　卵黄と卵白で含量が大きく異なり，卵白にはほとんど脂質は含まれない．卵黄中の脂質含量は約30％で，主にたんぱく質と結合した状態で存在する．卵黄脂質の組成は，トリアシルグリセロール約65％，リン脂質が約31％，コレステロールが約4％であり，このほかには微量のカロテノイド色素を含む．リン脂質としてはホスファチジルコリン（レシチン）が約80％と最も多く，卵黄の乳化性に関与する．卵黄脂質の組成を**図4C-4**に示した．

　卵黄の脂肪酸組成としてはオレイン酸が約41％と最も多く，次いでパルミチン酸（25％），リノール酸（13％），ステアリン酸（9％）が含まれる．また，卵1個（50 g）に

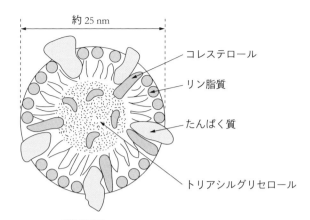

約 25 nm

コレステロール

リン脂質

たんぱく質

トリアシルグリセロール

図 4C-3 卵黄 LDL の構造（模式図）

［田主澄三，小川　正（編）：食べ物と健康 2，化学同人，p.71，
2003 より許諾を得て改変し転載］

は，370 mg のコレステロールが含まれる．コレステロールは，体内でホルモンの前駆体
となる重要な成分であり，糖質や脂質からも体内で合成される．その量は 1.5 g/日であり，
食品から摂取するコレステロール量（0.5 g/日）よりはるかに多いため，健康な人は，1
日 1 ～ 2 個程度の鶏卵を食べてもまったく問題がない．

c．無機質およびビタミン

　卵白と比較して，卵黄のほうが無機質含量は多く，特にカルシウムとリンが多い．また，
卵中の鉄はほとんどが卵黄に存在するが，体内で吸収されやすいほかに，卵をゆでた際の
卵黄の変色（卵白と接する卵黄部分が暗緑色に変色すること）の原因となる．

　ビタミンは，卵黄に脂溶性ビタミンとしてビタミン A，D，E，K が，水溶性ビタミン
としてビタミン B_1，B_2 などが含まれる．卵白はほとんど脂質を含まないため，脂溶性ビ
タミンはほとんど含まれず，水溶性ビタミンのうち，ビタミン B_2 を多く含む．ビタミン
C は卵黄，卵白ともに含まれていない．

d．その他の成分

　卵黄の色素は大部分がカロテノイド系の脂溶性色素によるものである．卵黄中のカロテ
ノイドは，キサントフィル類に属するルテインとゼアキサンチンが主成分であり，たんぱ
く質と結合している．動物は一般的にカロテノイドを体内で合成できないので，卵黄に存
在するカロテノイドは，にわとりが摂取したとうもろこし由来の成分が移行したものであ
る．

❹ 卵の調理特性

a．熱凝固性

　卵黄と卵白に含まれるたんぱく質の種類はかなり違うため，卵を加熱した場合，卵白と
卵黄とでは凝固温度が異なる．卵黄より卵白のほうが早く，60 ℃前後から凝固（ゲル化）

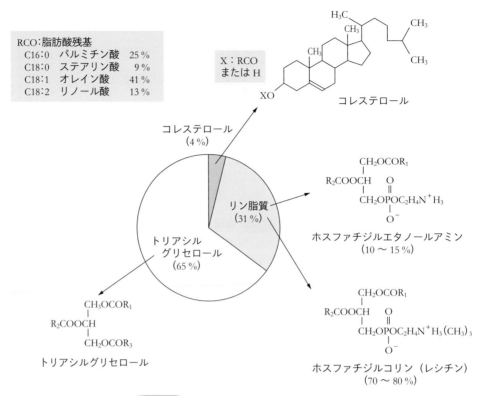

図 4C-4 卵黄脂質の構成成分とその組成

［渡邊乾二（編）：食卵の科学と機能, アイ・ケイコーポレーション, p.54, 2008 より許諾を得て改変し転載］

し始めるが，70℃以上にならないと完全には固まらない．一方，卵黄では65℃前後から凝固し始め，固まり方は遅いが70℃の加熱で完全に固まる．また65℃で長時間加熱しても固まるため，この熱凝固性の違いを利用して温泉卵が作られる．温泉卵は，卵を65℃〜68℃のお湯に30分程度浸け，卵白は固めず，卵黄のみ固めたものである．

　また，卵白の熱凝固性は，温度，濃度，共存する塩，糖およびpHによって影響を受ける．

b. 酸・アルカリによる凝固

　卵は，酸性（pH 2.2 以下）またはアルカリ性（pH 12 以上）で凝固する性質を持っている．アルカリによる凝固を利用したものに，中国料理の前菜として知られるピータン（皮蛋）がある．ピータンは，紅茶葉やその煎じ汁に食塩，草木灰，生石灰を加えてあひるの卵殻表面に塗り，25〜35℃で4〜6週間貯蔵して作る．これは，卵殻からアルカリ性成分内部に浸透することで，卵のたんぱく質が凝固する作用を利用している．

c. 泡立ち性

　卵白の泡立ち性は，ケーキなどの洋菓子において，口どけやふんわり感などの食感の形成に重要な性質である．この泡立ち性は，卵白たんぱく質が表面張力によって変性することにより形成されるが，泡の立ちやすさ（起泡性）にはオボアルブミン，オボトランスフェ

リン，オボグロブリンが，泡の安定性にはオボムチンがそれぞれ関与している．

　卵割時に卵黄がごく微量混入した場合，卵黄が抑泡剤として働き，卵白の泡立ち性は著しく低下する．また，卵白の粘度も泡立ち性に影響を及ぼす．貯蔵卵に比べて新鮮卵のほうが濃厚卵白を多く含み，粘度が高いため泡の安定性が高い．

d. 乳化性

　乳化性は，卵黄の最も重要な特性である．卵白も乳化性が認められるが，卵黄のほうが乳化安定性は高い．卵黄に含まれるレシチンやリポたんぱく質は，分子内に親水基と疎水基をあわせ持ち，本来混じり合わない水と油を細かい粒子の状態で分散させ，混じり合わせる作用を持つ．この作用を乳化といい，これを利用した食品としてマヨネーズやアイスクリームがある．マヨネーズは酢と油を混ぜて作るが，水（酢）の中に油滴が分散した水中油滴型エマルションとなる．

❺ 貯蔵による変化

　卵には，卵黄を外部から侵入する微生物から守るために，いくつもの防御機構が備わっている．①クチクラが卵殻の気孔をふさぎ，②卵殻膜がフィルターの役割を果たしており，さらに，③卵白の高い粘性（濃厚卵白）とカラザによって卵黄を卵の中央に保持し，卵黄を保護している．

　濃厚卵白が水様化して卵白の粘度が低下すると，比重の小さい卵黄は浮上して卵殻膜に密着するようになる．卵黄は抗菌性を持たない上に，栄養分に富んでいるため，微生物に汚染されやすい．これを防ぐため，卵白たんぱく質には各種の抗菌成分が含まれている．卵白たんぱく質の①リゾチームはグラム陽性菌の細胞膜を分解することにより溶菌し，②オボトランスフェリンは鉄と結合する性質を持つため，鉄を必要とする微生物の増殖を抑え，また，③オボムコイドのトリプシン阻害作用，オボインヒビターのトリプシン，キモトリプシン阻害作用などによって，微生物の持つたんぱく質分解酵素を阻害し，微生物の増殖を抑える．さらに，④アビジンはビオチンと，フラボプロテインはリボフラビンと結合することで微生物のビタミン利用を妨げ，増殖を阻害する．また，⑤卵白の pH が高いことも微生物の増殖抑制に寄与している．

　このように，微生物に対するさまざまな防御機構を持つ卵であるが，その鮮度の低下による変化および鮮度評価法には以下のものがあげられる．

a. 鮮　度

　卵を貯蔵すると，卵内の水分は気孔を通して徐々に蒸発し，気室の容積が増加することで，重量や比重が低下する．新鮮卵の比重は 1.08 ～ 1.09 程度であるが，かなり古くなると比重 1.02 程度まで低下する．

　また，新鮮卵の pH は 7.5 ～ 7.6 であるが，卵を室温で貯蔵すると pH 9 以上となる．これは，卵から炭酸ガス（CO_2）が放出されることによって炭酸イオン（CO_3^{2-}）が減少するためである．卵白の pH の上昇に伴って濃厚卵白が水様化し，水様卵白が増加すると卵白に接した外卵黄膜が消失し，卵黄膜が脆弱化する．

b. 鮮度評価法

①比重法：10％食塩水（比重1.074）に卵を入れ，浮き沈みの状態によって判定する．新鮮卵の比重は1.07 〜 1.09であるため，新鮮卵であれば10％食塩水にはほとんど沈むはずである．しかし，貯蔵により比重が低下した卵は，気室のあるほうを上にして浮く．

②卵黄係数：卵黄係数とは，平板上に割卵した卵黄の高さを卵黄の直径で割った値であり，新鮮卵の卵黄係数は0.36 〜 0.44である．鮮度が劣化すると，卵黄膜の脆弱化などにより卵黄の高さが低下するとともに扁平化して直径が増加するため，値は低下する．

③ハウ・ユニット：割卵した卵の濃厚卵白の高さ（Hmm）と卵の重量（Wg）から次式により算出される値であり，新鮮卵のハウ・ユニット数は90前後である．

$$ハウ・ユニット（HU）＝100×\log(H－1.7W^{0.37}＋7.6)$$

新鮮卵ではハウ・ユニットは90前後であるが，鮮度が低下すると濃厚卵白が水様化して高さが低下するため，ハウ・ユニットも低下する．

❻ 卵の利用と機能性

卵は，食物繊維とビタミンC以外の主要な栄養成分をバランスよく含み，栄養価が非常に優れた食品である．通常，卵中の各種成分含量は一定であるが，鶏の飼料の配合を変えたり，もともと卵に含まれていない健康機能を有する成分を添加したりすることで，卵中にそれらの成分が高濃度に蓄積された栄養強化卵や機能性卵が開発されている．脂溶性ビタミン，不飽和脂肪酸などのほか，ヨウ素などの一部のミネラルや水溶性ビタミンなどが飼料から卵へ移行しやすいといわれている．これらは主に卵黄に蓄積される．

ヨード卵は，飼料にヨウ素を多く含む海藻（昆布，わかめなど）を混ぜ，鶏を通して卵にヨウ素を移行させたもので，普通卵（17 μg／100 g）の約20倍のヨードを含有する．DHA卵は，飼料に魚油を添加し，多価不飽和脂肪酸のドコサヘキサエン酸（DHA）含量を高めた卵である．DHAは非常に酸化されやすい脂肪酸であるにもかかわらず，DHA卵では酸化されずに卵黄に移行する．

練 習 問 題

(1) 鶏卵に関する記述である．正しいのはどれか．1つ選べ．
　① 卵の鮮度が低下すると，卵白のpHが上昇する．
　② 卵殻の主成分は，たんぱく質である．
　③ 卵白は，脂質を約30％含む．
　④ 卵黄係数は，鮮度が低下すると高くなる．
　⑤ 全卵たんぱく質のアミノ酸スコアは，80である．
(2) 卵の成分に関する記述である．正しいのはどれか．1つ選べ．
　① オボムコイドは，ゆで加熱により凝固する．
　② 卵黄のリン脂質は，レシチンを含む．

③　オボアルブミンは，卵黄の主要たんぱく質である．

④　ビタミン含量は，C は卵白のほうが多く，A は卵黄のほうが多い．

⑤　卵黄の色素の主成分は，リコペンである．

(3)　卵白と卵黄の成分を比較した記述である．正しいのはどれか．1 つ選べ．

①　卵白の鉄含量は，卵黄より多い．

②　卵黄の水分含量は，卵白に比べて多い．

③　卵黄は，卵白よりアレルギーを起こしやすい．

④　リゾチームは，卵白よりも卵黄に多い．

⑤　脂質含量は，卵黄のほうが卵白より多い．

D 魚 介 類

　動物性食品のうち，肉類，乳類，卵類は畜産食品として世界的に定着しているが，わが国においては，伝統的に魚介類の肉も，主要な動物性食品として食されてきた．動物性たんぱく質の供給源としては，肉類，乳類，卵類が大半を占めるものの，魚介類への依存度は依然として高い．また，最近では，生活習慣病などの予防にも魚介類が優れていることが明らかになってきており，魚介類の栄養面への評価は高く，見直されてきている．

　魚介類の肉と肉類とを比較すると，大きな違いがみられる．肉類の成分は，部位によって変動するが，魚介類は部位ばかりではなく，季節，漁獲場所等による影響を受けて，変動が大きい．

　魚介類は，肉類に比べて死後硬直の持続時間が短く，筋肉たんぱく質の酵素作用が活発なため自己消化が進み，変質，腐敗しやすい．また，漁獲時やその後の取り扱いで傷みやすく，微生物が侵入しやすい．そのため，鮮度を維持するために，魚介類は低温貯蔵が基本である．

　多種類にわたる魚介類がそれぞれ特有の味わいを持ち，季節性があることは，われわれの食生活を豊かにしている．

❶ 魚介類の分類

　日本食品標準成分表2020年版（八訂）では，魚介類を魚類，貝類，えび・かに類（節足動物），いか・たこ類（軟体動物），その他，水産練り製品に分類している．魚類は，その生息域により，以下の3つに分類できる．

　①海水産魚類：海水産魚類は，生息する場所によって，回遊魚，沿岸魚，底生魚に分類できる．回遊魚は，遠洋に生息するまぐろ類やかつお類と，近海に生息するあじ類やいわし類に分類できる．また，沿岸魚は，たい類やふぐ類などに，底生魚はかれい類，ひらめ類，たら類などに分類できる．

　②溯降河回遊魚類：さけ，ますのように，海から産卵のために川へ移動する魚と，うなぎのように，川から産卵のために海に移動するものに分けられる．

　③淡水産魚類：あゆ，こい，わかさぎ，どじょうなどの魚は，淡水である川や湖沼を生息場所とし，このタイプに分類される．

　また，魚類はミオグロビン（myoglobin）などの筋肉色素の含量により，赤身魚と白身魚に区別される．一般に，赤身魚の赤色筋は，筋線維がやや細く，筋線維内では筋原線維たんぱく質に比べて筋形質たんぱく質の量が多い．白色筋は，これとは反対の性状を持つ．赤色筋には，ミオグロビン，チトクロム（cytochrome）などの生理活性の高い色素たんぱく質が多量に含まれる．回遊魚の多くが赤色筋を有し，狭い範囲しか移動しない魚種の多くが白色筋を有している．

❷ 魚類の筋肉

　魚類の可食部のほとんどを占める筋肉は，大きく2つに分けることができる（**図4D-1**）．

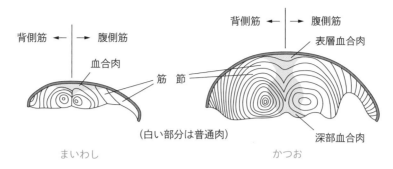

図 4D-1 側筋の断面図

可食部の大半を占める普通肉と，血合肉である．血合肉は，魚類特有の筋肉組織で，赤黒い色調は多量の色素たんぱく質によるものである．血合肉の分布は，魚種によって異なる．白身魚は，表層血合肉がわずかに存在するのみであるが，赤身魚は，表層血合肉のほか，深部血合肉がよく発達している．

❸ 魚介類の主要成分

a. 一般成分

　魚介類の成分は，季節，餌料生物，漁獲場所，年齢，性別などの影響を受けて変動が大きく，水分 50 ~ 80 %，たんぱく質 7 ~ 30 %，脂質 0.2 ~ 30 %，炭水化物 0.1 ~ 5.0 %，灰分 0.9 ~ 2.1 % の範囲にある（**表 4D-1**）．一般に，回遊魚は底生魚より脂肪含量が多く，季節による変動が大きい．変動する主な成分は，水分と脂質である．

　無脊椎動物は，魚類に比べて，水分，炭水化物，灰分が多く，たんぱく質，脂質がやや少なくなっている．魚類が脂質を多く貯蔵するのに対して，貝類は，脂質の代わりにグリコーゲンを蓄積するので，炭水化物の割合が高い．

b. たんぱく質

　たんぱく質は，魚介類の栄養素のうち最も重要であり，生物価や消化率などからも，肉類や乳類と同等と評価されている．魚肉および畜肉の必須アミノ酸量を**表 4D-2**に示した．また，こめやこむぎなどの殻類にはリシンが少ないが魚肉にはリシンが多く，パンやこめと魚との組み合わせは，栄養的に大きな意味を持つ．

　魚肉のたんぱく質含量は約 20 % で，溶解性の違いから大きく 3 つに分類される．水溶性（水またはイオン強度 0.05 以下の中性塩溶液に可溶）の筋形質（筋漿）たんぱく質，塩溶性（イオン強度 0.5 以上の塩溶液に可溶）の筋原線維たんぱく質，不溶性（塩溶液に不溶）の肉基質（筋基質）たんぱく質である．**表 4D-3**にたんぱく質組成を示したが，筋原線維たんぱく質が 38 ~ 85 % と最も多い．肉基質たんぱく質が畜肉類に比べて少ないことは，魚肉の軟らかさに関与している．

1）筋形質たんぱく質

筋細胞間または筋原線維間に存在し，解糖系の酵素やクレアチンキナーゼ，ミオグロビンなどからなる．

表 **4D-1** 魚介肉および畜肉の主要成分組成 （g/可食部 100 g）

食品名	水 分	たんぱく質	脂 質	炭水化物	灰 分	備 考
た ら	80.9	17.6	0.2	0.1	1.2	まだら，生
ひらめ	76.8	20.0	2.0	Tr	1.2	天然，生
まだい	72.2	20.6	5.8	0.1	1.3	天然，生
まあじ	75.1	19.7	4.5	0.1	1.3	皮つき，生
ぶ り	59.6	21.4	17.6	0.3	1.1	生
まいわし	68.9	19.2	9.2	0.2	1.2	生
さ ば	62.1	20.6	16.8	0.3	1.1	まさば，生
かつお	72.2	25.8	0.5	0.1	1.4	春獲り（通称初がつお），生
かつお	67.3	25.0	6.2	0.2	1.3	秋獲り（通称戻りがつお），生
まぐろ	70.4	26.4	1.4	0.1	1.7	くろまぐろ赤身，生
まぐろ	51.4	20.1	27.5	0.1	0.9	くろまぐろ脂身，生
か き	85.0	6.9	2.2	4.9	2.1	養殖，生
い か	80.2	17.9	0.8	0.1	1.3	するめいか，生
くるまえび	76.1	21.6	0.6	Tr	1.7	養殖，生
う し	43.7	12.9	42.5	0.3	0.6	和牛サーロイン，皮下脂肪なし，生
ぶ た	64.6	20.6	13.6	0.2	1.0	中型種ロース，皮下脂肪なし，生
にわとり	76.1	19.0	5.0	0	1.0	若鶏もも，皮なし，生

記号は**表 2-3**（p.11）参照
［文部科学省科学技術・学術審議会資源調査分科会：日本食品標準成分表 2020 年版（八訂）を参考に著者作成］

表 **4D-2** 魚肉および畜肉の必須アミノ酸 （mg/g 窒素）

食 品 名	イソロイシン	ロイシン	リジン（リシン）	メチオニン＋シスチン	フェニルアラニン＋チロシン	トレオニン（スレオニン）	バリン	ヒスチジン
まだい，天然，生	310	510	600	270	480	310	350	170
ひらめ，養殖，皮つき，生	290	500	580	260	490	320	330	170
まいわし，生	300	500	570	250	480	310	340	320
まさば，生	290	480	560	280	470	310	340	390
くろまぐろ，天然，赤身，生	290	470	550	240	440	290	320	580
うし（和牛肉），サーロイン，皮下脂肪なし	310	540	600	260	490	330	320	260
ぶた（中型種肉），ロース，皮下脂肪なし	310	510	560	250	470	310	340	320
にわとり（若どり・主品目），もも，皮なし	300	500	550	240	470	300	310	230

［文部科学省科学技術・学術審議会資源調査分科会：日本食品標準成分表 2020 年版（八訂）アミノ酸成分表編を参考に著者作成］

2）筋原線維たんぱく質

　筋細胞内で筋原線維を構成するたんぱく質で，ミオシン（myosin）が 55 ～ 60 ％，アクチン（actin）が 20 ％を占めている．貝類，いかなどには魚肉にはみられないパラミオシンが含まれているのが特徴である．ミオシンは線維状たんぱく質で，アクチンは球状たんぱく質である．ミオシンとアクチンは重合して，アクトミオシンを形成する．かまぼこは，このアクトミオシンのゲル化を利用した加工食品である．

3）肉基質たんぱく質

　筋隔膜，筋細胞膜，血管などの結合組織の構成成分で，主にコラーゲン（collagen）と

表 4D-3　魚肉のたんぱく質組成（%）

食品名	筋形質 たんぱく質	筋原線維 たんぱく質	残渣中の細胞内 たんぱく質	肉基質 たんぱく質
ぶ　り	32	60	5	3
さ　ば	30	67	1	2
かます	31	65	2	3
とびうお	29	68	1	2
た　ら	21	76		3
しびれえい	26	64		10
ほしざめ	21	64	7	9
い　か	12 〜 20	77 〜 85		2 〜 3
はまぐり（閉殻筋）	41	57		2
はまぐり（足筋）	56	33		11

［須山三千三，鴻巣章二（編）：水産食品学，恒星社厚生閣，p.18，1987 より許諾を得て転載］

表 4D-4　養殖および天然魚肉の脂質含量（%）

食品名	養殖魚	天然魚	食品名	養殖魚	天然魚
めばる	7.3	1.3	まあじ	10.9	7.7
めじな	4.8	1.1	くろだい	4.9	2.0
うまづらはぎ	0.5	0.2	かさご	1.2	0.5
かわはぎ	0.5	0.2	いしだい	5.2	5.7
ぶ　り	7.5 〜 9.8	0.8 〜 2.9	ぼ　ら	2.0	1.7
まだい	3.3 〜 5.7	1.0 〜 1.4	ひがんふぐ	0.4	0.4
あ　ゆ	7.3	3.6	とらふぐ	0.4 〜 0.3	0.2 〜 0.4

［鹿山　光（編）：水産動物の筋肉脂質，恒星社厚生閣，1985 より許諾を得て転載］

エラスチン（elastin）からなる．コラーゲンは，線維状たんぱく質で水と加熱すると可溶性のゼラチンに変化する．エラスチンはコラーゲンに類似するが，酸，アルカリ，および熱に対して安定である．

c. 脂　質

　すでに述べたように，魚肉の脂質含量は変動が著しい．脂質は，主にトリアシルグリセロール（トリグリセリド triglyceride），リン脂質，ステロール（sterol）などからなるが，大部分をトリアシルグリセロールが占める．脂質の変動は，蓄積脂肪に含まれるトリアシルグリセロールによるものである．組織脂肪のリン脂質量は約 1 % と，ほぼ一定に保たれている．脂質は魚の年齢とともに増加する傾向にあり，飼料の影響で，養殖魚のほうが天然魚よりも高い（**表 4D-4**）．

　一般に魚介類の脂質は，ヨウ素価が 120 〜 180 と高く，多価不飽和脂肪酸量が肉類に比べて多い（**表 4D-5**）．また，二重結合が 4 個以上の高度不飽和脂肪酸を，肉類より比較にならないほど多く含んでいる．特に，**エイコサペンタエン酸**（eicosapentaenoic acid，EPA）や**ドコサヘキサエン酸**（docosahexaenoic acid，DHA）の含量が多く，これらは，動脈硬化の予防や血清脂質の改善作用が認められている（詳細は，h. 機能性成分，p.148 参照）．

　しかし，不飽和脂肪酸，特に高度不飽和脂肪酸は酸化されやすいため，加工・貯蔵時には，過酸化脂質の生成による風味や栄養価の低下に留意する必要がある．

表 4D-5 動植物脂質の脂肪酸組成（g/可食部 100 g）

食 品 名	総量	飽和	不飽和 一価	不飽和 多価	n-3系	n-6系
まいわし	6.94	2.55	1.86	2.53	2.10	0.28
まさば	12.27	4.57	5.03	2.66	2.12	0.43
まあじ	3.37	1.10	1.05	1.22	1.05	0.13
まだら	0.14	0.03	0.03	0.07	0.07	0.01
ぶ り	12.49	4.42	4.35	3.72	3.35	0.37
まがれい	0.95	0.23	0.29	0.43	0.35	0.06
うし（かた脂身つき）	19.71	7.12	11.93	0.66	0.03	0.64
ぶた（かた脂身つき）	13.40	5.25	6.50	1.65	0.10	1.55
だいず	17.78	2.59	4.80	10.39	1.54	8.84

［文部科学省科学技術・学術審議会資源調査分科会：日本食品標準成分表 2020年版（八訂）脂肪酸成分表編を参考に著者作成］

d. ビタミン，無機質（ミネラル）

　ビタミン含有量は，魚の種類，年齢，飼料，部位などによって異なるが，一般に，皮や内臓に多く，普通肉より血合肉に多い．

　ビタミン A は肝臓に多く含まれるが，筋肉（可食部）には少ない．しかし，肉類に比べて，魚介類にはビタミン A 含量が高いものが多い．特に，やつめうなぎ，うなぎ，ぎんだら，ほたるいか，あなごなどは豊富である．

　ビタミン D は，ビタミン A と同様に肝臓に多く含まれ，筋肉にはそれほど多くない．ビタミン D が多いものとしては，脂肪の多い回遊性の赤身魚である，いわし，かつお，さば，さんまなどがあげられる．

　ビタミン E は，あゆ，うなぎ，さわら，さばなどの筋肉や，あまえび，くるまえびなどにも豊富に含まれている．ビタミン E も，ビタミン D と同様に，脂肪の多い赤身魚に多く含まれている．

　ビタミン B_1 は，0.1〜0.3 mg/100 g の範囲が多いが，淡水魚では 0.4〜0.75 mg/100 g と多い傾向がみられる．

　魚介類の灰分は 1.5％ 前後で，カルシウム，マグネシウム，リン，鉄，ナトリウム，カリウム，ヨウ素などを含む．カルシウムは，魚類ではあゆ，うなぎ，さんま，にしん，まいわしなどに多く含まれ，貝類やえび類にも豊富である．魚介類は，肉類に比べて，はるかに優れたカルシウムの供給源である．リンとカリウムの含量は，肉類と魚介類ではあまり変わらない．鉄は，赤身魚であるまぐろ，かつお，いわしなどに多く含まれ，たらやたいなどの白身魚には一般に少ない．赤身魚に鉄が多いのは，ミオグロビン含量が多いためであり，ヘモグロビンやミオグロビンに含まれるヘム鉄は，非ヘム鉄より吸収率が高い．赤身魚は，鉄の供給源として優れている．また，貝類にも鉄が多く含まれている．

e. エキス成分

　エキス成分は，風味の主体となる重要な成分である．魚介肉から熱水で抽出した成分のうち，たんぱく質，グリコーゲンなどの高分子や，色素およびビタミンなどを除いたもの

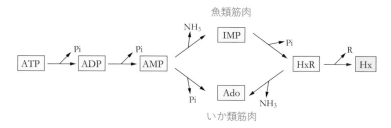

図 4D-2 魚介類の筋肉における ATP の分解

ATP：アデノシン三リン酸，ADP：アデノシン二リン酸，AMP：アデノシン一リン酸
IMP：イノシン酸，Ado：アデノシン，HxR：イノシン，Hx：ヒポキサンチン，Pi：リン酸

がエキス成分であり，遊離アミノ酸，低分子ペプチド，ヌクレオチドなどの非たんぱく態
窒素化合物と有機酸類からなる．

　さめ，えい類は，筋肉中に尿素を 0.5 ～ 2 ％含み，**トリメチルアミンオキシド**（trime-
thylamine oxide, TMAO）を 1 ～ 1.5 ％程度含む．これらは細菌の酵素によって，アンモ
ニアやトリメチルアミン（trimethylamine, TMA）に分解され，漁獲後まもなく生じてく
る特有の生臭い悪臭の原因となる．TMAO は甘味成分の 1 つで，海水魚に多い（淡水魚
には少ない）が，鮮度の低下とともに TMA に変化して悪臭を発する．

　軟体動物や甲殻類には，遊離アミノ酸，ベタイン，タウリン，オルニチンなどが多い．
遊離アミノ酸のうち，甘味を呈するアミノ酸であるグリシンやアラニンなどが多く，魚類
の甘味に関与している．また，貝類にはコハク酸も多く含まれ，うま味に寄与している．

　ヌクレオチドの主要なものとしては，魚類では**イノシン酸**（IMP），魚類以外ではアデ
ノシン一リン酸（AMP）があげられる．これは，死後，筋肉中のアデノシン三リン酸（ATP）
が酵素の作用を受けて分解し，AMP や IMP を蓄積するためである．ATP の分解の様子を，
図 4D-2 に示した．IMP は，グルタミン酸とともに，魚肉のうま味成分としての役割が
大きい．かつお節や煮干しの出汁のうま味は，これらの相乗効果による．

f. 色 素

　魚介類の体色は，表皮に散在している色素細胞の配列や大きさ，それに含まれる色素の
種類によって，特有の色が現れる．一般に，回遊魚には背側が濃い青緑色で腹側が銀白色
のものが多く，沿岸魚や底生魚には黒から褐色を持つものや鮮やかな色彩を持つものが多
い．黒から褐色のメラニン（melanin），赤色の**アスタキサンチン**（astaxanthin），黄色の
ルテイン（lutein）などと，グアニンやアデニンなどを多く含む光彩細胞との配合が，こ
れらの体色に関与している．

　えび，かになどの甲殻には，赤色カロテノイドのアスタキサンチンがたんぱく質と結合
した状態で存在し，青から黒褐色をしている．加熱すると，たんぱく質部分が熱変性して
分離し，アスタキサンチンの本来の色が現れ，赤色となる．さけ，ますの紅色の肉色も，
このアスタキサンチンによる．それ以外の魚類の肉色は，ミオグロビンとヘモグロビンか
らなっている．

　甲殻類，いか，巻貝などは，銅を含む色素たんぱく質**ヘモシアニン**（hemocyanin）によっ

て青色を呈する．酸素と結合していないヘモシアニンは無色であるが，酸素と結合することにより青色になる．

g. 臭気成分

生鮮魚では匂いはほとんど感じられないが，鮮度の低下とともに微生物や内因性の酵素が作用し，たんぱく質やアミノ酸などの成分が分解され，異臭を生じる．海水魚ではTMAが生臭さを発生するが，α-アミノ吉草酸，酪酸，含硫化合物，カルボニル化合物などの揮発性物質も臭みに関与している．生鮮魚では，海水魚より淡水魚のほうが匂いが強く，その主成分はピペリジン（piperidine）である．

h. 機能性成分

1）エイコサペンタエン酸（EPA，イコサペンタエン酸），ドコサヘキサエン酸（DHA）

魚類は哺乳類に比べ低温の海水または淡水中に棲息するため，その食物連鎖とあいまって，体内に n-3 系列の EPA，DHA などの，特徴的な脂肪酸に富むトリアシルグリセロールを集積するものが多い．わが国で最も漁獲高の多いいわしの油には，EPA 10〜15％，DHA 7〜10％程度が含まれている．DHA は，脳を始めとする神経系に多く含まれる脂肪酸であり，神経機能の維持に必須の脂肪酸として知られている．

EPA は，プロスタグランジン（PG）の前駆体であり，体内における PG の生合成と，その生理作用に影響する食事因子として注目されている（5章油糧食品，p.155 参照）．

2）タウリン

アミノスルホン酸の一種であるタウリンは，たんぱく質を構成せず，遊離の形で細胞内に存在する．水産食品では，貝，いか，たこなどの軟体動物や，甲殻類，赤身魚の血合肉，紅藻のあさくさのりの仲間に多く含まれている．代表的な魚介類に含まれるタウリン含量を，表 4D-6 に示した．

成人はメチオニンやシステインなどの含硫アミノ酸からタウリンを合成できるが，新生児は十分量のタウリンを合成できない．タウリンは，人乳には非たんぱく態窒素化合物のうち，グルタミン酸に次いで多いアミノ酸として存在するが，牛乳には少ないので，人工乳に強化される．タウリンが強化されていると，新生児の発育がよく，また，知能の発達にも寄与するとされている．

タウリンとコレステロールが，胆汁酸成分（タウロコール酸）を構成している．タウリンの摂取は，胆汁酸の分泌を促進し，これがコール酸の材料であるコレステロールの排泄

表 4D-6 魚介類のタウリン含量（mg/100 g）

食品名	タウリン	食品名	タウリン
まだい	138	くろあわび	946
ひらめ	171	あさり	664
まさば	84	ほたてがい	784
まあじ	75	くるまえび	150
かつお	16	ずわいがに	243

［須山三千三，鴻巣章二（編）：水産食品学，恒星社厚生閣，1987 より許諾を得て転載］

を促し，血中コレステロール濃度を低下させると考えられている（2/3 はグリシンとの抱合体，1/3 がタウリンとの抱合体である）．さらに，タウリンの生理機能は各方面から研究され，血中コレステロール・中性脂肪の低下作用のほかに，細胞再生作用，細胞保護作用などや，これらが互いに関係した作用として，血圧安定，肝機能の改善，心機能の改善，利尿作用，免疫増強作用など，さまざまな活性が認められている．タウリンの細胞膜機能の改善作用がインスリンによる糖の膜透過作用を助けることにより，ある種の糖尿病に効果があることが，動物実験から明らかにされている．

3）キチン質

えびやかにの殻の主成分である**キチン**，**キトサン**は，食物繊維として特定保健用食品の関与成分とされたり，また健康食品としてソフトカプセル，錠剤として市販されている．

キチンは，N-アセチルグルコサミンの β-1,4 結合多糖体であり（脱アセチル化度が約10％），一般の有機溶媒や，各種の pH 水溶液には不溶である．キトサンは，N-アセチルグルコサミンとグルコサミンの β-1,4 結合多糖体であり，脱アセチル化度が約60％のものであって，希塩酸や乳酸，アスコルビン酸，リンゴ酸などの有機酸水溶液には溶解する．キチンとキトサンを合わせて，キチン質という．

多くの研究によって，キトサンの機能性として，血中コレステロール改善作用が認められている．消化されないキトサンが，消化管内において胆汁酸と結合して便中に排泄されることによって，胆汁酸の腸肝循環を妨げ，その結果，体内のコレステロールプールが減少し，血中のコレステロールを低下させると考えられている．そのほか，有害物質を吸着し，体外に排泄することによる大腸がんなどの抑制作用や，血圧上昇抑制作用などが認められている．

❹ 魚介類の死後変化

a. 死後硬直

漁獲直後の魚は，弾力性があり，魚肉にも透明感がある．死後しばらくすると，筋肉は硬直し，透明感もなくなる．これを**死後硬直**という．死後，組織に酸素が供給されなくなると，グリコーゲンの嫌気的分解が起こり，乳酸が生成され pH が低下する．グリコーゲンの多い魚ほど pH の低下が著しく，5.5 付近まで低下するものもある．グリコーゲンが消失すると，筋肉中の ATP が減少し，筋肉が収縮し，死後硬直が始まる．

死後硬直の開始時間は，魚種によって異なる．硬直の持続時間は，低温貯蔵によって延長される．また，これらの時間は致死条件によって異なる．即殺魚は苦悶死させた魚より死後のグリコーゲンや ATP が多く存在することから，死後硬直までの時間が遅れ，硬直の持続時間も長くなり，硬直の度合いも大きくなる．そのため，「活けじめ」といって延髄を刺して即殺する方法が，養殖のはまちや活魚のたいなどに用いられている．

鮮度の高い魚肉を薄切りにして，冷水（硬水）で洗うと，魚肉が縮む．これを「あらい」という．これは，筋肉の硬化（グリコーゲン・ATP の減少）が死後短時間に起こることによる，筋肉の収縮と考えられる．

表 4D-7 魚の鮮度の官能検査法

部位	新　　鮮	初期腐敗
体表	光沢があり，生き生きしている うろこがしっかり付いている	光沢がなく，腹面から変色している うろこの脱落が多い
眼	澄んでいて，張り出している	白濁しており，落ち込んでいる 血液の浸出が多い
えら	鮮やかで桃赤色をしている	周辺から灰色を帯び，次第に暗緑灰色 になる
腹部	腹切れがなく弾力がある	腹部が切れ，内臓が露出したり，流出 するようになる
匂い	不快臭はない	不快な生臭さがある

b. 自己消化と腐敗

　死後硬直が過ぎると，筋肉は逆に軟らかくなっていく．これは，内因性の酵素が魚肉たんぱく質を分解するためであり，自己消化と呼ばれる．自己消化が進むと，低分子の窒素化合物が生成されるばかりでなく，魚肉に付着した微生物によって分解がさらに進み，腐敗していく．

c. 鮮度判定

　魚介類は，鮮度の低下が速く腐敗しやすいので，鮮度の判定は，食品としての価値を決定する上で重要である．以下に，一般的なものをあげる．

1）官能検査法

　外観，匂いなどから，総合的に判定する方法である．**表4D-7** に要点を示した．

2）細菌学的方法

　魚介類の腐敗は，細菌によって引き起こされる．生菌数を測定することにより，腐敗の程度を判定する．魚肉1 g 中の生菌数が 10^5 未満であれば新鮮，$10^5 \sim 10^7$ は初期腐敗，10^7 以上は腐敗とみなされる．

3）VBN（揮発性塩基窒素）の測定

　魚介類の，自己消化や細菌による分解によって生成するトリメチルアミンオキシド（TMAO），あるいはアンモニアやトリメチルアミン（TMA）を主成分とするVBNを測定する．TMAO は $1 \sim 5$ mg/100 g で初期腐敗とみなし，VBN では $30 \sim 40$ mg/100 g で初期腐敗と判定する．

4）*K* 値の測定

　これは，魚肉の「活きのよさ」を判定するものである．魚類は死後，筋肉中の ATP が分解されると，IMP が蓄積されうま味が出るが，鮮度が低下するとさらに分解が進み，イノシンやヒポキサンチンになり（**図4D-2** 参照），うま味が減少する．このことから，*K* 値は ATP 関連化合物全体に占める，イノシンとヒポキサンチンの割合で表される．*K* 値は，次式により算出される．

$$K 値 = \frac{HxR + Hx}{ATP + ADP + AMP + IMP + HxR + Hx} \times 100$$

ATP：アデノシン三リン酸	IMP：イノシン酸
ADP：アデノシン二リン酸	HxR：イノシン
AMP：アデノシン一リン酸	Hx ：ヒポキサンチン

この値は，官能検査の結果とよく一致し，簡易検査法が開発され，実用化されている．生食用の K 値は，20 以下が望ましいとされている．

❺ 魚介類の利用

a．各種の魚介類

わが国で食用とされる市販魚介類は 500 種に近いが，その代表的なものの特徴について述べる．

1）魚　類

i）いわし：まいわし，うるめいわし，かたくちいわし，きびなごなどが含まれる．まいわしは，体側に 7 個前後の小黒点が並んでいることから七つ星とも呼ばれ，他のいわし類と区別しやすい．可食部の脂肪は 15 ％ と多く，エイコサペンタエン酸などの高度不飽和脂肪酸に富む．また，ミネラル，ビタミン類も豊富である．しかし，まいわしは食用よりも，飼料などに加工する割合が多い．いわし類の各種の加工品としては，乾燥品（丸干し，煮干し，田作り，たたみいわし），缶詰（アンチョビー，トマトサーディン），練り製品，マリンビーフなど，多種にわたり製造されている．

ii）たら類：まだらとすけとうだらの 2 種があり，いずれも寒海性の底生魚である．脂肪が少ない代表的な白身魚で，鍋物，煮物に用いられる．鮮度が低下しやすいため，ほとんどが加工用で，冷凍すり身として利用されている．その他の加工品としては，塩だら，すきみだら，でんぶなどがある．また，卵巣の塩蔵品がたらこである．

iii）さ　ば：まさば，ごまさばがある．代表的な多獲性魚のまさばは，秋から冬にかけて脂肪含量が多く，20 ％ を上まわることもあり，旬の秋さばとして知られている．ビタミン類，特にビタミン D，E が豊富である．

また，エキス分中に，ヒスチジン（histidine）が 700 mg／100 g も含まれ，その他のアミノ酸やイノシン酸含量も多い．さばの「生き腐れ」といわれるが，さばは内臓の酵素力が強く，死後の組織の分解が速く，細菌が繁殖しやすいため，ヒスチジンからアレルギーの炎症に関与するヒスタミン（histamine）が生成される．外観は新鮮に見えても，アレルギーを起こすことがある．生食用にはしめさばにするが，加工品としては，缶詰，塩干し，さば節などがある．

iv）まぐろ類：くろまぐろ，きはだ，びんなが，めばちが主なもので，いずれも紡錘形で，遠洋または近海を回遊する．代表種のくろまぐろは，ほんまぐろとも呼ばれ，全長 3 m にも達する．めじ（50 cm 内外），まぐろ（1.5 m 以上），しび（老年魚）と，成長するにつれて名前が変わる出世魚で，背側はたんぱく質含量が多く，脂肪含量は数 ％ であるが，腹側の脂身では 25 ％，大トロでは 40 ％ にも達し，特に美味とされ，すし種として賞味される（**図 4D-3**）．びんなが，きはだの一部が缶詰用となる．びんながはホワイトミートツナと呼ばれ，フレーク缶詰の原材料としても利用される．

まぐろの肉色は，主にヘム色素のミオグロビンによるもので，貯蔵中に次第にメトミオグロビンになるため，褐変する．まぐろ肉は耐凍性があり，褐変を抑えるため，長期貯蔵には −40 ℃ 以下の低温で保存される．

v）かつお：かつお，そうだがつおなどがある．日本近海では春に黒潮にのって，九州，

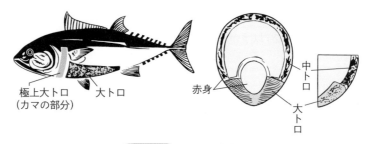

図 4D-3 まぐろの部位

[菅原龍幸ほか：新訂原色食品図鑑，第2版，建帛社，p.71，2008 より許諾を得て転載]

四国の沿岸から北上し，秋に三陸から北海道に至る．筋肉のたんぱく質含量が多く，アミノ酸価も100で，鉄，ビタミン類も豊富である．

かつおは北上するにつれて，脂肪量が増し，初夏の頃が旬で，刺身，たたきで食べるほか，缶詰，角煮，塩辛などに加工される．また，遊離アミノ酸やイノシン酸にも富み，エキス分が多いため，かつお節にする．**かつお節**は，わが国特有のくん製品で，焙乾，かび付けを繰り返して本枯節となるが，焙乾1回終了時のなまり節も食用にされる．

vi）かれい，ひらめ：かれいは，まがれい，あかがれい，むしがれいなど種類が多い．寒帯から温帯に分布する底生魚で，大きさもさまざまで，俗に「左ひらめに右かれい」といわれるように，例外もあるがほとんど眼が右側にあり，口が比較的小さい．刺身，煮付け，フライ，種類によっては干物にもする．

ひらめは，わが国各地の沿岸に生息し，成魚では80cmにも達する．淡白な白身で，イノシン酸含量が多く，遊離アミノ酸のバランスがよく，美味で，刺身，すし種など生食が多い高級魚である．近年は，養殖もされている．

vii）たい種：まだい，きだい，ちだい，くろだいのうち，まだいが代表的で，体長50cm～1mに達し，姿，色，味ともに優れ，わが国では百魚の王として珍重されている．体色は，主にアスタキサンチンによる．まだいでは，死後のK値の上昇がゆるやかで，イノシン酸の分解が遅く，鮮度が低下しにくいばかりでなく，長期間保存しても味が落ちない．刺身，塩焼き，煮物，すべての調理によく，加工品では，浜焼き，小鯛の笹漬けなどが有名である．

viii）さ け：漁獲高が最も多いのはしろざけで，近縁種にぎんざけ，べにざけ，ますのすけなどがある．北太平洋に分布し，全長1mに達する．わが国の沿岸魚，河川に溯上するのはしろざけが大部分で，人工ふ化させ，放流している．

たんぱく質20％，脂肪が10％弱といずれも多い．筋肉にアスタキサンチンを含むので赤味を帯び，特にべにざけは成長するにつれて増加する．新巻，塩ざけ，くん製，缶詰などに加工する．卵はすじこやいくら，また腎臓の塩辛はめふんといい，特に珍重されている．べにざけはわが国にはほとんど回遊してこないが，この種の陸封型のにじますは養殖されている．

2）軟体類

軟体動物は種類が多いが，食品として重要なものは，頭足類のいか・たこ類と，腹足類の巻貝，斧足類の二枚貝などである．

　i）い　か：するめいか，こういか，やりいか，けんさきいか，など種類が多い．筋肉の成分にたんぱく質は少ないが，濃厚なうま味，甘味がある．これは，遊離アミノ酸やベタインによるとされる．いか肉特有のテクスチャーは刺身に向いているが，煮物，焼き物にもよく，加工品として，するめ，くん製，塩辛などがある．

　ii）た　こ：主なものはまだこ，いいだこ，みずだこで，まだこが最も美味で，冬が旬である．成分的にはいかと似ているが，生食せず，煮だこにして利用する．ゆでると，皮のオモクロムという色素がたんぱく質から分離して溶出するため，赤くなる．この色素は，いかにも含まれている．エキス分にはベタインが豊富で，淡白なうま味を持ち，刺身，酢だこなどに用いる．

　iii）貝　類：多くの種類があるが，主なものは，ほたてがい，あさり，さざえ，あわび，はまぐり，もがい，などである．あさりの場合，貝殻が60％前後に対し，肉と内臓部が40％である．貝類の筋肉は，水分が72〜86％と魚肉より多く，たんぱく質，脂質含量が少ないが，糖質が多いのが特徴で，1〜5％を占める．特に，かきは冬期に**グリコーゲン**量が多く，美味である．ほたてがいは，コハク酸量やうま味成分が多く，味がよく，主に貝柱を食用とする．かき，ほたてがいともに養殖が盛んである．あわびは種苗生産され，放流されている．

　貝類は生食のほか，各種の調理法がある．加工品として，つくだ煮，缶詰類，くん製，煮干し品などが多い．

　3）甲殻類

　節足動物に属し，多くの種類があるが，食用として重要なのは，えび・かに類である．

　i）えび類：いせえび，くるまえび，しばえび，あまえびのほか，多くの種類がある．えび類の需要はきわめて高く，インド，インドネシアその他から輸入され，輸入水産物の第1位を占めている．

　甘味のある独特のうま味は，主にエキス中の遊離**アミノ酸**や**ベタイン**に由来する．長く貯蔵すると，チロシナーゼの作用でメラニンが生成し，黒化する．生食のほか，てんぷらその他あらゆる調理に用いられる．小型のしばえび，さくらえびは，干しえび，つくだ煮などにも加工される．

　ii）かに類：多くの種類が陸上から深海まで広く分布しているが，わが国では，ずわいがに，がざみ，たらばがに，けがにが代表的な食用種である．最も美味な水産物の1つで，非常に高価である．たんぱく質は魚肉と比べやや少ないが，エキス分に富み，グリシン，グルタミン酸，アルギニン，アデニル酸やグアニル酸などによる特有のうま味を醸し出す．かに類は死後すみやかに腐敗が起こるので，生きているものを加熱するのが普通である．加工品としては，かにフレーバーを加えた練り製品，缶詰，塩辛などがある．

　b．加工品

　主な加工品について，**表 4D-8** にまとめて示した．

表 4D-8　魚介類の主要な加工品

食 品 名	主 な 製 品 名
練り製品	かまぼこ，竹輪，魚肉ハム，魚肉ソーセージ
乾製品	
素干し品	するめ，田作り，身欠きにしん，棒だら，さめのひれ
塩干し品	いわし，あじ，さんま，さば，ふぐ，からすみ
煮干し品	かたくちいわし，まいわし，あわび，えび，いりこ（干しなまこ），貝柱
焼干し品	浜焼だい，はぜ，あゆ，ふな，わかさぎ
くん製品	さけ，ます，たら，いか，たこ，さんま，にしん
節類	かつお，さば，いわし，そうだかつお
塩蔵品	さけ，ます，さば，塩くらげ，かずのこ，たらこ
塩辛	いか，かつお，うに，このわた，うるか
魚しょうゆ	しょっつる（はたはた，いわし，小あじ）
調味品	つくだ煮（はぜ，わかさぎ，かつお，えび，あさり） 甘露煮（あゆ，ふな），でんぶ（たら，たい） 焙焼品（魚せんべい，さきいか） みりん干し（まいわし，かれい，ふぐ，きす） 漬物（すし類，酢漬，ぬか漬，みそ漬）
缶詰（水煮，味付，油漬，トマト漬）	まぐろ，かつお，いわし，さけ，かに，えび，いか 貝類（ほたてがい，かき，あさり，はまぐり，あかがい）
冷凍品	鮮魚介冷凍品（各種魚介類） 加工冷凍品（新巻きさけ，いか生干し，冷凍すり身） 調理冷凍品（フライ，フィッシュボール，フィッシュハンバーグ）

練 習 問 題

(1)　魚介類に関する記述である．正しいのはどれか．1 つ選べ．

①　一般成分のうちで，たんぱく質と脂質は，季節によって変動しやすい．

②　貝類の脂質含量は，魚類に比べて多く，特に多価不飽和脂肪酸の含量が多い．

③　魚類のたんぱく質の栄養価は，肉類より劣っている．

④　魚類のたんぱく質中に占める筋基質たんぱく質の割合は，肉類に比べて少ない．

⑤　たいやさばなどのたんぱく質のアミノ酸組成は，穀類と同様リシンが少ない．

(2)　魚介類に関する記述である．正しいのはどれか．1 つ選べ．

①　鮮度判定の K 値は，ATP 関連化合物に対して占めるイノシンの割合である．

②　魚類もいか類も死後，イノシン酸（IMP）が増え，うま味となる．

③　死後硬直にともなう pH の低下は，グリコーゲンの多いものほど著しい．

④　さめやえい類は，筋肉中に尿素を含み，これが分解されるとトリメチルアミンオキシド（TMAO）になり，生臭い悪臭となる．

⑤　生鮮魚では，淡水魚より海水魚のほうが匂いが強く，その成分はピペリジンである．

5 油糧食品

　油脂は，たんぱく質，炭水化物に比べてエネルギー値（約9 kcal/g）が高く，脂溶性ビタミン類（ビタミンA，D，E，K）の消化，吸収を高める効果がある．さらに生体内において，細胞の基本構造である生体膜の主要な構成成分となったり，プロスタグランジン，ロイコトリエンなどの生理活性物質の前駆体となったりして，人体の生理機能に大きく関わっている．また，常温での油脂の比熱は水の約半分であることから，熱媒体として優れ，100℃以上に加熱することができる．調理における油脂の利用は，食品になめらかな風味，ショートネス（砕けやすさ），乳化特性などを付加し，嗜好性の向上において重要である．

❶ 食用油脂の特徴

　油脂は，グリセロールに脂肪酸がエステル結合したトリアシルグリセロール（トリグリセリド）が基本構造である．エステル結合する脂肪酸の種類によって，油脂の化学的・物理的性質が決まる．一般に，常温で液体のものを油（oil），固体のものを脂（fat）という．オレイン酸，リノール酸，リノレン酸などの不飽和脂肪酸が多くなると，常温で液体状になり，パルミチン酸，ステアリン酸などの飽和脂肪酸が多くなると，固体状になる．食用の油脂は，それぞれ植物性油脂，動物性油脂，加工油脂に分類される（図5-1）．植物性油脂は，n-6系不飽和脂肪酸を多く含む．動物性油脂は，うし・ぶたなどの陸上動物由来の油脂では飽和脂肪酸が多いが，魚油ではn-3系不飽和脂肪酸を多く含む．

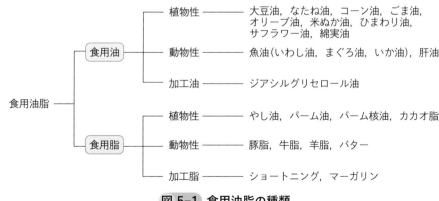

図5-1 食用油脂の種類

　油脂は，不飽和度を反映する値である**ヨウ素価**により，**乾性油**（130以上），**半乾性油**（100～130），**不乾性油**（100以下）に分けられる．乾性油は，リノール酸やリノレン酸などの不飽和脂肪酸の含量が多いため，大気中の酸素を吸収して，固化する性質を持つ．サフラワー油，ひまわり油などが乾性油に分類される．半乾性油は，乾性油と不乾性油の中間の性質を持ち，リノール酸，オレイン酸が主成分である．加工油脂として，サラダ油，マーガリンなどの原料として用いられる．大豆油，コーン油などが半乾性油に分類される．不乾性油は，オレイン酸や飽和脂肪酸を主成分とし，大気中では固化しないため，化粧品や医薬品に用いられる．オリーブ油は不乾性油に分類される．各食用油脂の脂肪酸組成を**表5-1**に示す．

❷ 食用油脂の製造と精製

　植物性油脂の製造方法（搾油）には，圧搾法と抽出法がある．**圧搾法**は，原料に圧力をかけて油脂を搾取する方法で，原料の油脂含量が多い（なたね，ごま，らっかせいなど）場合に用いられる．**抽出法**は，有機溶媒（ヘキサンなど）で原料から油脂を抽出し，蒸留分離により油分を採取する方法で，原料の油脂含量が少ない（だいず，米ぬかなど）場合

表5-1　食用油脂の脂肪酸組成

	大豆油	コーン油	米ぬか油	なたね油	ごま油	オリーブ油	パーム油	パーム核油	サフラワー油	ラード	牛脂	バター（有塩）	マーガリン	ファットスプレッド	ショートニング
脂肪酸総量	928	926	919	933	938	946	929	931	924	927	899	871	906	885	934
飽和脂肪酸量	149	130	188	71	150	133	471	763	93	393	411	623	277	295	463
一価不飽和脂肪酸量	221	280	398	601	376	740	367	144	129	436	451	222	473	300	356
多価不飽和脂肪酸量	558	516	333	261	412	72	92	24	702	98	36	26	156	290	116
飽和脂肪酸															
デカン酸	0	0	0	0	0	0	0	3.6	0	0.1	0	3.0	0.5	0.6	0.3
ラウリン酸	0	0	0	0.1	0	0	0.5	48.0	0	0.2	0.1	3.6	4.8	7.9	3.7
ミリスチン酸	0.1	0	0.3	0.1	0	0	1.1	15.4	0.1	1.7	2.5	11.7	2.3	2.8	2.1
パルミチン酸	10.6	11.3	16.9	4.3	9.4	10.4	44.0	8.2	6.8	25.1	26.1	31.8	15.1	13.3	32.8
ステアリン酸	4.3	2.0	1.9	2.0	5.8	3.1	4.4	2.4	2.4	14.4	15.7	10.8	6.4	7.3	8.8
アラキジン酸	0.4	0.4	0.7	0.6	0.6	0.4	0.3	0.1	0.3	0.2	0.1	0.4	0.5	0.4	0.5
一価不飽和脂肪酸															
パルミトレイン酸	0.1	0.1	0.2	0.2	0.1	0.7	0.2	0	0.1	2.5	3.0	1.6	0.1	0.1	0.2
オレイン酸	23.5	29.8	42.6	62.7	39.8	77.3	39.2	15.3	13.5	43.2	45.5	22.2	51.6	33.3	36.7
多価不飽和脂肪酸															
リノール酸	53.5	54.9	35.0	19.9	43.6	7.0	9.7	2.6	75.7	9.6	3.7	2.4	15.7	29.9	11.3
α-リノレン酸	6.6	0.8	1.3	8.1	0.3	0.6	0.2	0	0.2	0.5	0.2	0.4	1.6	2.8	1.1

注1：脂肪酸総量，飽和脂肪酸量，一価不飽和脂肪酸量，多価不飽和脂肪酸量は，脂質1g当たりの量（mg）で表した．
注2：各脂肪酸量は，脂肪酸総量100g当たりの量（g）で表した．
注3：サフラワー油は，高リノール酸サフラワー油の組成を示した．
［文部科学省科学技術・学術審議会資源調査分科会：日本食品標準成分表2020年版（八訂）脂肪酸成分表編を参考に著者作成］

に用いられる．原料より得られた油は，原油という．原油は，不純物を含み，色や匂いなどが不良なため，以下のような精製操作を行い，食用とする．

①脱ガム：リン脂質，ガム質，炭水化物，たんぱく質を除去する．

②脱酸：食味を低下させる遊離脂肪酸を除去する．

③脱色：カロテノイドやクロロフィルなどの色素を，吸着剤を用いて除去する．

④脱臭：原料による特有の匂いを，水蒸気を吹き込んで除去する．

⑤脱ろう：冬季や冷却時に析出しやすい濁り成分（リン脂質など）を除去する．**ウインタリング**ともいい，サラダ油の精製に必要である．

　動物性油脂は，原料を釜に入れて加熱融解する炒り取り法，原料を熱湯に入れて，油脂を溶出させて採取する煮取り法，原料を高圧釜に入れて，100℃以上の蒸気で油脂を加熱溶出する高圧蒸熱法などの方法により，製造されている．

❸ 植物性油脂

a. 大豆油

　だいずの種子（脂質含量約20％）から，主に抽出法で採取した油である．てんぷら油，サラダ油として利用されるほか，水素添加後，マーガリンやショートニングに加工される．リノール酸が多い（50％以上）．だいずは，リポキシゲナーゼ活性が高いため，不飽和脂肪酸が酸化を受けやすく，戻り臭を生じやすい．

b. とうもろこし油（コーン油）

　とうもろこしの胚芽部分（脂質約35％）から採油したものである．**オレイン酸**，**リノール酸**が多い．サラダ油やてんぷら油に利用されるほか，マーガリンの原料にもなる．

c. 米油（米ぬか油）

　玄米を精米したときにできる米ぬか（脂質約20％）から採油したものである．**リノール酸**，**オレイン酸**含量が多い．リパーゼ活性が高いので，遊離脂肪酸が多い．抗酸化物質として，**オリザノール**を含んでいる．

d. なたね油

　菜の花の種子から採油したものである．従来用いられていた品種では，**エルシン酸（エルカ酸）**が45％程度含まれ，心臓障害を起こす可能性が指摘されていた．現在は，品種改良されて，エルシン酸含量の少ない品種（キャノーラ種）が利用されている．エルシン酸1％以下のなたね油には，JASマーク（第9章C.① 食品の規格と表示の概要，p.202参照）が付けられている．オレイン酸の含量が多い．

e. ごま油

　ごまの種子（脂質約50％）から採油したものである．ごま油の製造方法には，焙煎したごまから搾油する方法（焙煎ごま油）と，生のごまから搾油する方法（ごまサラダ油）がある．ごま油は，他の油より熱安定性が高いが，これはごま特有のフェノール性物質で

あるセサモール，セサミノールによるところが大きい．また，加熱調理中に，ごま油中のセサモリンからセサモールが生成し，調理食品と調理後の油の安定性に関与している．ごま油特有の芳香は焙煎時の成分間反応による．オレイン酸，リノール酸の含量が多い．

f. オリーブ油

オリーブ果実より搾油したもので，搾油したものを加工処理せずに製品にしたものをバージンオイル，精製処理したものをピュアオリーブオイルという．オレイン酸の含量が多い（70％以上）．

g. パーム油

アブラヤシの果肉から搾油される．南アメリカ，アフリカ，東南アジアでの生産量が多い．パーム油は，飽和脂肪酸（パルミチン酸）と不飽和脂肪酸（オレイン酸）が約40％ずつ含まれ，常温で固体の植物脂であり，マーガリンやショートニングに利用される．

アブラヤシの種子からは，パーム核油が搾油される．ラウリン酸などの飽和脂肪酸含量が多く，クリーム用油脂として利用される．

h. その他の植物油脂

サフラワー油は，ベニバナの種子から搾油されるもので，リノール酸の含量が多い．えごま油（しそ油）は，α-リノレン酸の含量が多い（全脂質の約60％）油であるが，不飽和度が高いために酸化されやすい．カカオバターは，カカオ豆の油脂で，特有の香気と体温で融けるくらいの融点を持ち，チョコレートの原料として利用される．

❹ 動物性油脂

a. 豚脂（ラード）

豚の内臓や皮下脂肪を溶解・精製し，製造したものである．パルミチン酸，オレイン酸の含量が多い．ショートニング性があり，融点が低い（36〜48℃）ので，口当たりがよい．

b. 牛脂（ヘット）

牛の脂肪組織を加熱・溶解して，精製したものである．オレイン酸，パルミチン酸，ステアリン酸の含量が多い．豚脂に比べて融点が高い（42〜49℃）ため，あまり食感がよくない．マーガリンやショートニングの原料として利用される．

c. 魚油

いわし，さばなど脂肪含量の多い魚を主原料として製造される．エイコサペンタエン酸（EPA，イコサペンタエン酸），ドコサヘキサエン酸（DHA）などの多価不飽和脂肪酸が多く，酸化を受けやすい．EPA，DHAは，抗血栓作用，抗アレルギー作用，血中コレステロール低下作用を有する脂肪酸として，機能性が注目されている．

d．バター

　乳を原料とした食用油脂で乳製品である．原料乳から分離した脂肪分（クリーム）を凝固させて作る．原料乳を乳酸発酵させてから作る発酵バターと，そのまま作る無発酵バターがあり，それらに食塩を添加した有塩バターと添加しない食塩不使用バターの4種類に分類される．バターに多く含まれる脂肪酸は，**パルミチン酸**，**オレイン酸**，ミリスチン酸，ステアリン酸である．

❺ 加工油脂

　食用油脂に，化学的処理や他の成分を加えて，いろいろな機能性を持たせた油脂である．

a．硬化油

　不飽和脂肪酸の二重結合に水素を付加し，飽和脂肪酸に加工した油をいう．水素の添加により不飽和結合が消失し，融点が高くなって固体状になる．**水素添加**の度合いによって，油の硬さを調節することが可能である．

b．マーガリン

　精製した動植物性油脂や硬化油に，水，食塩，色素，香料，乳化剤（レシチンなど）を加えてバター様に乳化製造したもので，油中水滴型のエマルションである．日本農林規格（JAS規格）では，油脂含有量が80％以上のものをマーガリン，75〜80％のものを調製マーガリン，35〜75％のものをファットスプレッドという．

c．ショートニング

　精製した動植物性油脂や硬化油，あるいは混合物に，窒素ガスを吹き込んで乳化させて作る．可塑性，乳化性，分散性，安定性などの機能を持たせることができるので，製菓や菓子パンなどに利用される．

d．粉末油脂

　油脂に乳化剤，炭水化物（少糖，多糖類），たんぱく質（カゼイン，ゼラチンなど）を加えて乳化させ，凍結乾燥して粉末化したものが**粉末油脂**である．油分は15〜100％と製品によって異なる．他の粉末への分散が可能であり，保存安定性にも優れているので，ケーキミックス，粉末スープ，インスタント食品などの油脂原料として使用される．

e．中鎖トリアシルグリセロール

　やし油やパーム核油から，オクタン酸やデカン酸など炭素数6〜10の飽和脂肪酸を取り出し，グリセロールとエステル結合させた合成トリグリセロールのことをいう．長鎖脂肪酸に比べて，胃リパーゼによって分解されやすく，ミセル化することなく小腸上皮細胞に入る．そして，トリアシルグリセロールに再合成されることなく，門脈を経て肝臓でβ酸化を受けてエネルギーを産生する．一般の食用油脂に比べて，効率のよいエネルギー源になることから，経腸・非経腸流動食用として利用されている．

> **column | トランス脂肪酸**
>
> 常温で液体の植物油や魚油から，水素添加によって半固体状または固体状の油脂（硬化油）を製造する過程で，不飽和脂肪酸の二重結合がトランス型になったトランス脂肪酸が生成する．また，水素添加によって製造されるマーガリン，ファットスプレッド，ショートニングや，それらを使ったパン，ドーナツなどの洋菓子や揚げ物などにトランス脂肪酸が含まれる．
>
> トランス脂肪酸の摂取量が増えると，血中 LDL コレステロール濃度の上昇，HDL コレステロール濃度の低下によって，動脈硬化症などによる心臓疾患のリスクが高まると報告されている．欧米諸国では，使用を制限する国が増えている．わが国では，現時点ではまだ食品中のトランス脂肪酸含有量の表示義務に関する基準値は定められていないが，2011（平成 23）年消費者庁は「トランス脂肪酸の情報開示に関する指針」を示し，食品事業者による自主的な情報開示を促した（『食品学 I』2 章 D.② h. 水素添加とトランス脂肪酸，参照）．

練 習 問 題

(1) 油糧食品に関する記述である．正しいのはどれか．1つ選べ．

① オリーブ油は，乾性油である．

② 動物性油脂は，n-3 系不飽和脂肪酸を多く含む．

③ サラダ油の精製工程では，低温時に凝固沈殿しないように，ウインタリング処理が行われる．

④ 硬化油は，不飽和脂肪酸の二重結合に窒素を付加して，飽和脂肪酸に加工したものである．

⑤ 中鎖トリアシルグリセロールは，吸収率が低く，エネルギー効率がわるい．

(2) 油糧食品に関する記述である．正しいのはどれか．1つ選べ．

① しそ油（えごま油）では，全脂質量の約 60 % がリノール酸である．

② なたね油の構成脂肪酸の多くは，多価不飽和脂肪酸である．

③ ごま油や米ぬか油は熱に不安定なので，製造過程で酸化防止剤を添加している．

④ 豚脂は牛脂より融点が低いので，口当たりがよい．

⑤ マーガリンは，水中油滴型のエマルションである．

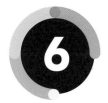

6 甘味料・調味料・香辛料・嗜好飲料

▌A 甘 味 料

　甘味料の代表は砂糖であるが，近年，より安価で，しかも砂糖とは異なる特性を持つ種々の甘味料が開発され，さまざまな加工食品などに利用されるようになった．また，最近の健康志向の高まりと味の面のライト志向の影響で，低カロリー，インスリン節約，ビフィズス菌増殖，非う蝕などの機能性をあわせ持つ甘味料の利用も増えている．

　甘味料は糖質系（砂糖など）と非糖質系（ステビオシド，アスパルテームなど）に大きく分けられるが，ここでは，天然糖，糖アルコール，オリゴ糖，配糖体，ペプチド・たんぱく質に分類し，その製法，特性，利用性，機能性などについて述べる．

❶ 天 然 糖

a. 砂 糖（sugar）

　砂糖は甘蔗（さとうきび sugar cane）や甜菜（さとう大根 sugar beet）から得られるショ糖（スクロース）を主成分とする甘味料である．わが国の砂糖は大半が甘蔗糖であり，圧搾法で得られた粗糖（原料糖）を輸入して精製される．

　砂糖は結晶粒子の大きいざらめ糖（白ざら糖，中ざら糖，グラニュー糖），粒子の細かい車糖（上白糖，中白糖，三温糖），加工糖（角砂糖，氷砂糖，粉糖，顆粒状糖）に分類される．車糖には，固結化防止としっとりとした感じを出すために，2％程度の転化糖（ビスコ）が蜜がけしてある．

　ショ糖は変旋光を示さないので，その甘味度は溶解後の温度や時間などの影響を受けず一定である（図6A-1）．カラメル化，アミノカルボニル反応（メイラード反応）により食品に色や香気を付与したり，デンプン質食品の老化防止に役立つ．高濃度に用いた砂糖は，防腐性を示す．

b. 転化糖（invert sugar）

　ショ糖（スクロース）にインベルターゼという酵素を作用させたり，酸で加水分解すると，ブドウ糖（グルコース）と果糖（フルクトース）の等量混合物が得られる．この混合物を転化糖という．異性化糖（次頁）の普及により，転化糖の利用度は減少した．

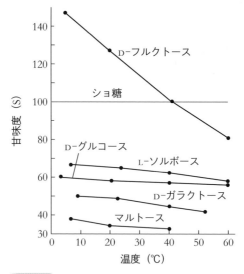

図 6A-1 種々の温度における糖類の甘味度

[都築洋次郎, 山崎潤三：果糖その他の糖類の甘味度について. 日本化学雑誌 **74**(8)：600, 1953 より引用]

c. ブドウ糖 （グルコース, glucose）

デンプンを糊化した後, **α-アミラーゼ**（液化酵素）と**グルコアミラーゼ**（糖化酵素）の作用により, ブドウ糖溶液を得（**図 6A-2**）, α-D-グルコピラノースとして結晶化したものが結晶ブドウ糖である. α 型の結晶ブドウ糖の甘味度はショ糖の約 3/4 であり, β 型は約 1/2 である. 結晶ブドウ糖を水に溶解すると, α 型の一部は変旋光を示し, 甘味の少ない β 型へと移行する. そのため, 甘味度は低下する. この反応は液温が高いほど, 速く進行する.

ブドウ糖は清涼感をともなう独特の甘味を示し, 清涼飲料などにも利用される. また, その多くは異性化糖やソルビトールの原料となる.

d. 異性化糖 （isomerized sugar）

ブドウ糖（グルコース）溶液を**グルコースイソメラーゼ**を固定化したリアクター中を通過させることにより, ブドウ糖の約半分を果糖（フルクトース）に異性化することができる. このブドウ糖と果糖の混合物を**異性化糖**という. 液状で利用されるので, 日本農林規格（JAS 規格）では**異性化液糖**と称する.

果糖の甘味度はショ糖より大きいので, この液糖もショ糖に匹敵する甘味を呈する. 果糖含量を 50 % 以上（90 % 未満）に高めた**果糖ブドウ糖液糖**では, ショ糖に匹敵, あるいはそれ以上の甘味度（ショ糖の 0.9 〜 1.2 倍）を示す. 異性化液糖は安価なので, 砂糖の代替品として大量に生産され, さまざまな加工食品に利用されている. 特に, ブドウ糖, 果糖と同様に低温において甘味が増すため（**図 6A-1**）, 清涼飲料や冷菓などに使用すると有利である.

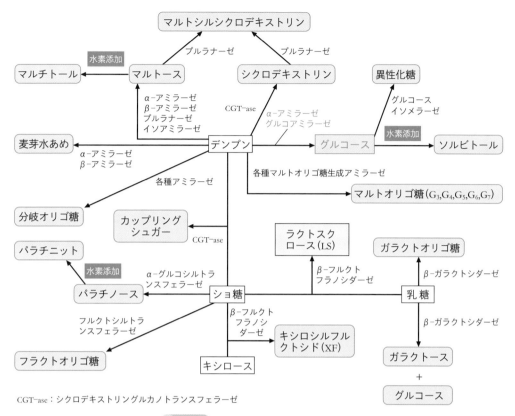

図 6A-2 酵素による各種糖質の調製

［桶本　尚：Bioindustry **9**：39，1992 より許諾を得て改変し転載］

e. 果　糖（**フルクトース**，fructose）

　果糖は味質のよい甘味を呈する．果糖の結晶は β 型で，その甘味度はショ糖の 1.8 倍である．α 型の甘味度は β 型の 1/3 である．温度が低いほど β 型の含有比率が増し，その甘味度は増加する（**図 6A-1**）．ゼリー，シャーベットなどに使用される．

❷ 糖アルコール

　糖アルコールは，一般に糖を還元（水素添加）して得られる．一部，微生物発酵によるものもある．これらの糖アルコールは低カロリーであるため（**表 6A-1**），肥満症や糖尿病患者に適した甘味料として利用される．糖アルコールの特性（冷たい食感，清涼な甘味，吸湿性，褐変抑制，非う蝕性など）を生かして，菓子，飲料，水産練り製品を始めとする種々の加工食品に利用される．

a. ソルビトール（sorbitol，**ソルビット**）

　ブドウ糖（グルコース）を還元して得られる糖アルコールで，白色粉末で吸湿性が高い．魚肉すり身などの保湿を必要とする食品にも使用される．小腸でゆっくりと吸収されるの

表6A-1 甘味料のエネルギー値と甘味度

種　類	エネルギー値（kcal/g）	甘味度
ソルビトール	2.9	60
マルチトール	1.8	80
エリスリトール	0	75
パラチニット	1.5	45
ラクチトール	1.5	34
キシリトール	2.8	100
ショ糖（スクロース）	4	100
グルコース（α）	4	74
パラチノース	4	42
トレハロース	4	45
カップリングシュガー	4	50
イソマルトオリゴ糖	4	45

で，血糖値を急激に上昇させない．

b. マルチトール（maltitol，マルチット）

　麦芽糖（マルトース）を還元して得られるので，還元麦芽糖とも呼ばれる．還元により甘味度は増し，ショ糖の80％程度になる．保湿性があり，ヒトの消化酵素で分解されず低カロリーであるため，菓子，飲料などに使用されるほか，糖尿病患者に適した甘味料となる．デンプンの老化を抑制する作用を示す．

c. エリスリトール（erythritol）

　果実，きのこ，ワインなどに含まれる．ブドウ糖（グルコース）を原料に酵母発酵法で得られる四炭糖の糖アルコールである．非う蝕性，ノンカロリー（エネルギー値0 kcal/g），冷涼感（溶解時の吸熱反応）を示し，飲料，キャンディーなどに利用される．

d. キシリトール（xylitol）

　五炭糖のキシロースを還元して得られる．歯垢細菌（*Streptococcus mutans*）による不溶性グルカンの形成や乳酸の生成を抑制する甘味料として，ガム，キャンディー，清涼菓子などによく利用される．キシリトールは，溶解した場合の吸熱量が大きいので冷涼感を示す．

❸ オリゴ糖

a. グルコオリゴ糖（gluco-oligosaccharide，カップリングシュガー coupling sugar）

　デンプンとショ糖（スクロース）の混合物にシクロ（マルト）デキストリングルカノトランスフェラーゼを作用させると，ショ糖のブドウ糖部位に数個のブドウ糖が転移したグルコシルスクロースが生成する．このオリゴ糖，デンプン分解物，ショ糖の混合物をカップリングシュガー（商品名）という．この糖は，歯垢細菌によるショ糖からの不溶性グルカンの生成を阻害する作用（非う蝕性）を有する．

b. フラクトオリゴ糖（fructo-oligosaccharide, ネオシュガー）

　ショ糖（スクロース）にフルクトシルトランスフェラーゼを作用させて得られるオリゴ糖で，ショ糖の果糖部位に1〜4個の果糖を結合させたものである．ヒトの消化酵素で分解されないため低カロリーであり，整腸作用に加え，腸内のビフィズス菌の増殖効果を示す．

c. パラチノース（palatinose, イソマルチュロース）

　ショ糖（スクロース）にα-グルコシルトランスフェラーゼを作用させて得られる．ブドウ糖（グルコース）と果糖（フルクトース）がα-1,6結合した二糖類である．非う蝕性を示し，う蝕予防代替甘味料として利用される．小腸でゆっくり吸収されるため血糖値の急激な上昇は起こらず，インスリン非刺激性である．

d. トレハロース（trehalose）

　トレハロースはきのこ，酵母，えびなどの動植物に含まれるブドウ糖（グルコース）2分子がα,α-1,1結合した非還元糖である．デンプンの還元性末端のブドウ糖を転移させる酵素および枝切り酵素を使用して，大量生産が可能となった．さっぱりとした，上品で切れのよい甘味を示し，うま味を引き立てたり，保湿効果，デンプンの老化防止，たんぱく質の変性防止，野菜類・肉類の組織安定化と鮮度保持，魚臭生成抑制など多様な機能特性を持つ．

e. ガラクトオリゴ糖（galacto-oligosaccharide）

　乳糖（ラクトース）にβ-ガラクトシダーゼを作用させ，酵素の転移反応で得られたβ-1,3結合を持つオリゴ糖である．ビフィズス菌増殖効果，整腸作用を有する．

❹ 配 糖 体

a. ステビオシド（stevioside）

　南米原産のステビアというキク科植物の葉から得られるジテルペン配糖体で，味質は砂糖に似ていて，砂糖の100〜250倍の甘味を有する．非発酵性であるため，漬物に利用される．熱に安定で，マイルドで清涼感もあり，低カロリー，非う蝕性であることから種々の加工食品やテーブルシュガーに使用される．

b. グリチルリチン（glycyrrhizin）

　甘草（かんぞう）の根から抽出されたトリテルペン配糖体で，甘味度は砂糖の50〜250倍である．甘味にくせがあるが，塩味を和らげる「塩なれ」効果を示すため，そのナトリウム塩がみそ，しょうゆに限って使用される．甘草エキスは天然物扱いとなり，種々の食品に添加することが可能である．

❺ ペプチド・たんぱく質

a. アスパルテーム（aspartame, APM）

　1983（昭和58）年に食品添加物として認可された合成甘味料である．L−アスパラギン酸とL−フェニルアラニンが結合したジペプチドのメチルエステルで，甘味度はショ糖の100 ～ 200倍である．

　味質も砂糖に近く，低カロリーであるので，ライト飲料，菓子類などに広く利用される．熱に対して不安定である．フェニルアラニンの摂取制限が必要なフェニルケトン尿症患者には，この甘味料の過剰利用は好ましくない．

b. ソーマチン（タウマチン）

　西アフリカに生育するクズウコン科植物の果実から得られるたんぱく質系の甘味料で，砂糖の1,600 ～ 3,000倍の甘味度を示す．食品の風味を増強させたり，苦味，渋味，不快臭などを緩和するマスキング効果を示すため，飲料，菓子類などに使用される．

B　調　味　料

　人々は古くから，それぞれの嗜好に合わせて食物にほどよく味をつけてきた．わが国においても，すでに縄文時代に辛味を添えるものが使われており，弥生時代には，塩という調味料が登場した．現在では，さまざまな塩味料，酸味料，うま味調味料，風味調味料などが広く使用されている．

❶ 調味料の種類と分類

　調味料とは，嗜好に合わせて，食品素材に塩味，甘味，酸味，うま味などを加えることにより，素材の味を調え，風味を向上させるものである．調味料の種類は多く，その分類もさまざまであるが，塩味・甘味・酸味・うま味によって分けることができる（**表6B-1**）．

❷ 塩　味　料

　食塩は調味料として不可欠なものであり，生体内においても体液の電解質バランスや浸透圧の維持，神経・筋線維の興奮などの重要な役割を果たす．

表 6B-1　調味料の味による分類

塩味を主体とする調味料	食塩，精製塩，特殊用塩
甘味を主体とする調味料	砂糖およびその他の甘味料
酸味を主体とする調味料	醸造酢，合成酢，天然果汁，クエン酸，乳酸，コハク酸
うま味を主体とする調味料	うま味調味料
総合された味を示す調味料	みそ，しょうゆ，みりん，ウスターソース，ケチャップ，マヨネーズ，ドレッシング，だしの素，ブイヨン，和風だし，中華だし，焼肉のたれ

食塩の原料は，主に海水と岩塩である．わが国における家庭用食塩のほとんどは，海水よりイオン交換膜（電気透析）法を利用して製造される．濃縮した塩濃度の高い（18〜20％）かん水を真空式蒸発缶で煮詰めて食塩を採る．副産物として塩化マグネシウム（主成分），硫酸マグネシウム，塩化カリウムなどを含むにがりが得られる．

家庭で利用される食塩の塩化ナトリウム含量は，**精製塩**で99.5％以上，**食卓塩**で99％以上である．これらの塩には固結防止のため炭酸マグネシウムなどが添加されている．加工用食塩として使用される並塩のナトリウム含量は，95％以上である．食塩中に混在する塩化マグネシウムは吸湿性を有し，苦味を呈するが，加熱した焼き塩では不溶性の酸化マグネシウムに変化し苦味も消失する．最近では，食のナチュラル志向の高まりとととともに，**天日塩**や**岩塩**（地殻変動によって封じ込められた塩湖が干上がり結晶化した塩で，無機質に富み，まろやかな風味を示す）が数多く出まわっている．

食塩は調理・加工において，塩味の付与，脱水・防腐作用，たんぱく質変性（パン，うどん，かまぼこ），酵素阻害などのさまざまな働きをする．食塩の過剰摂取は高血圧症，脳卒中，心筋梗塞などを引き起こす．1日の摂取量は，成人男性で7.5g未満，成人女性で6.5g未満にすることが望まれる（日本人の食事摂取基準（2020年版））．

❸ 酸 味 料

食品に酸味を付与し，味を調え，また清涼感を増すために使われるのが酸味料である．食酢，レモンやすだちなどの天然果汁のほか，食品工業においてはクエン酸，乳酸，コハク酸，リンゴ酸などが利用される．

❹ うま味調味料

うま味調味料は古くは化学調味料とも呼ばれた．**図6B–1**に示すように，単一調味料と複合調味料に分類される．品質に「ぶれ」がないので，いつも安定した味を再現することができる．また，価格も経済的であるので，特に加工食品や業務用の調味料として，多く使用される．

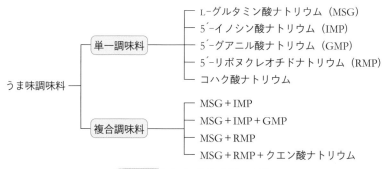

図 6B–1　うま味調味料の種類

a．L-グルタミン酸ナトリウム（MSG）

　こんぶのうま味成分であるL-グルタミン酸のナトリウム塩（MSG）は，うま味調味料の主体をなす．わが国においては，デンプン糖化液，廃糖蜜などを用いた微生物発酵法によってグルタミン酸を生産し，これよりモノナトリウム塩であるMSGを製造する．MSGは水に容易に溶け，熱に対して安定である．

　MSGの閾値は0.03％であり，ショ糖（スクロース）の0.7％に比較すると伸びのよい呈味成分である．MSGは食品にうま味を付与する．食塩を含む食品にMSGを加えると，塩味を抑制するとともに共同作用により食品の味を強調することができる．

　市販のMSGは1.5～2.5％程度の核酸系調味料を含むが，これは，少量の核酸系調味料の添加による，MSGの呈味増強作用を期待した利用法である．

b．核酸系調味料

　かつお節のうま味成分に関わる5′-イノシン酸ナトリウム（IMP），しいたけのうま味成分に関わる5′-グアニル酸ナトリウム（GMP），IMPやGMPなどのヌクレオチド類の混合物である5′-リボヌクレオチドナトリウム（RMP）は，核酸系調味料として使用される．これらの調味料は，酵母リボ核酸の酵素分解や，デンプン糖化液の発酵によって主に製造される．

　水に溶けやすく，食品のpHにおいては長時間加熱しても安定である．しかし，これらのヌクレオチド類はホスファターゼにより分解されるので，発酵食品や生鮮物を原料とする加工食品に使用する場合には，その添加時期に注意する必要がある．

c．複合調味料

　MSGはIMPやGMPなどと同時に使用すると，相乗効果によりうま味が増強する．MSG，IMP，GMPの味の閾値は，それぞれ0.03％，0.025％，0.015％である．MSGとこれらの核酸系調味料の混合物は，単独のものに比べて，1/10量以下の閾値でうま味を呈する．

　複合調味料には各種タイプがあるが，通常MSGに5～12％程度の核酸系調味料が加えられており，「だし（出汁）」に似た味を呈する．

d．天然調味料

　天然の原材料を熱水抽出して得られるエキス系天然調味料（スープストック*）と，たんぱく質を酸あるいは酵素で分解して製造されるアミノ酸系天然調味料に分類される．動物性たんぱく質を分解したHAP（hydrolyzed animal protein）や植物性たんぱく質を原料としたHVP（hydrolyzed vegetable protein）は，後者に属する調味料である．主に，風味調味料の原料となる．

---

*畜肉，魚介類，骨，海藻，野菜，きのこ，香辛料などの煮出し汁（エキス）を，スープストックという．スープ，シチュー，煮込み料理などの素として利用される．

❺ 風味調味料

　風味調味料とは「調味料（アミノ酸等）及び風味原料*に砂糖類，食塩等（香辛料を除く）を加え，乾燥し，粉末状，か粒状等にしたものであって，調理の際風味原料の香り及び味を付与するものをいう」と定義されている（日本農林規格）．手軽に一定の品質のだしがとれる簡便性と経済性から，調味料の主流を占めている．

❻ ドレッシング類（マヨネーズ）

　マヨネーズは食用植物油脂（サラダ油），醸造酢を主原料とし，さらに卵（卵黄または全卵），食塩，砂糖類，香辛料などを加えて混合・撹拌し，卵黄中のレシチン（リン脂質）の乳化作用により，水中油滴型（O/W）エマルションを形成したものである．

❼ ソース類

　ソースとは料理に添える液体の調味料の総称であり，多種多様なものがある．わが国で一般的にソースと呼ばれるウスターソース類は，野菜や果実の搾汁，煮出し汁，ピューレ（これらの濃縮物）に糖類，食酢，食塩，香辛料（その他，カラメル，酸味料，アミノ酸液，糊料など）を加えて調製（熟成）したものである．JAS法ではウスターソース，中濃ソース，濃厚ソースの3種類が基本となっている．

　ウスターソースは野菜や果実のパルプ質（不溶性固形分）をほとんど含まないため粘度は低く，辛口でさらりとした味を呈する．濃厚ソースは果実（りんごなど）を多く使用するため，古くは果実ソースとも呼ばれた．果実や野菜（トマトなど）のパルプ質の含量も多く，粘度は高く，甘口でソフトな風味を示す．このソースはとんかつソースとも呼ばれる．中濃ソースはウスターソースと濃厚ソースの中間的なものであり，辛味があり，甘口でソフトな呈味を持つ．

C　香　辛　料

　香辛料は古い時代には防腐剤や香水として利用された．肉食を中心とする西洋の人々にとってはくせのない食味を得るために，また食品の保存性を高める上からも不可欠なものであった．中国では生薬として長年使用されてきた．

　近年わが国でも，ハーブ類を含め，種々の香辛料を利用する機会が増えた．香辛料は一般にスパイスとも呼ばれ，植物の種子，果実，花，蕾，葉，茎，樹皮，根などを乾燥させたものである．食品に独特な香りや味を付与して風味を向上させるとともに，その抗酸化作用や抗菌作用のために食品の保存性を高める．最近では，香辛料成分のさまざまな生理機能が解明されつつある．

　一般に香辛料には，芳香や辛味に加え，苦味や甘味を呈するものが多い．ここでは，各

---

* 「節類（かつおぶし等），煮干魚類，こんぶ，貝柱，乾しいたけ等の粉末又は抽出濃縮物をいう」

種香辛料を嗜好性（辛味性，香味性，芳香性，着色性）の面から分類し，その製法，特性，利用性，生理機能などについて述べる．

❶ 辛味性スパイス

こしょうやとうがらしに代表されるホットな辛味を呈するものや，からしや粉わさびの持つシャープな辛味を呈する香辛料がある．

a．とうがらし（red pepper, chili pepper）

ナス科に属する果菜で，完熟した実と種子を乾燥して作られる．温帯から熱帯地方で多品種のものが栽培されており，辛味種（タカノツメ，タバスコ）と甘味種（パプリカ）に大別される．辛味成分は**カプサイシン（アミド類）**（**図6C-1**）で，果皮には色素として**カプサンチン**（赤色）やカロテン（黄赤）を含む．

防腐作用を持ち，ソース，カレー粉，キムチなどに利用される．辛味成分は副腎髄質の主要な神経ホルモンであるアドレナリンの分泌を促し，エネルギー代謝を亢進させる．そのほか，消化液分泌の亢進，血管拡張・収縮などの生理作用を示す．

b．こしょう（pepper）

香辛料の中で最も多く利用されるこしょうは，インド，マレーシア，ブラジルなどで主に栽培される．黒こしょうは未熟な漿果（緑〜黄緑色）を数日間堆積して発酵させた後，乾燥させたものである．外皮を含み，発酵中には酵素的褐変が進むため，製品は黒変する．白こしょうは完熟した漿果（黄〜赤色）を数日間水に浸漬し，外皮を取り除いた後に乾燥させるので，乳白色でつやのあるものとなる．黒こしょうの辛味や香味は，白こしょうより強い．

辛味成分は**ピペリン**，**シャビシン**（アミド類）である．**リモネン**（柑橘の香り）や**ピネン**（松の葉の香り）などのモノテルペンを含み，これらのテルペン類は，すり潰した際のさわやかな芳香に寄与する．これらの成分はともに外皮に多く含まれる．

こしょうは肉類の臭みを消す作用（矯臭作用）や防腐作用を持ち，肉料理や肉の加工品（ハム，ソーセージなど）に多く利用される．胃液の分泌を促し，食欲増進作用を示す．こしょう中のクマペリンは，発がん抑制成分として知られる．

c．からし（mustard）

アブラナ科のからし菜の種子を乾燥させたもので，黒からし（和からし）と白からし（洋からし）がある．黒からし中には**シニグリン**，白からし中には**シナルビン**と呼ばれる配糖体が含まれ，**ミロシナーゼ**（チオグルコシダーゼ）の作用で前者より**アリルイソチオシア**

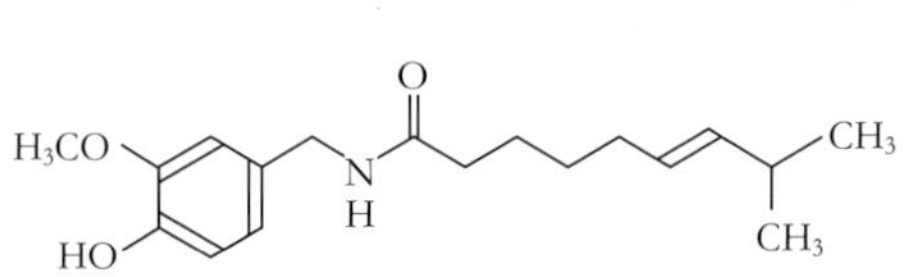

図6C-1 カプサイシンの化学構造

ネート（ツーンと鼻に抜けるようなシャープな辛味），後者よりパラヒドロキシベンジルイソチオシアネート（鈍い辛味）が生成する．

　からしは，粒からし（マリネ，ピクルス），からし粉（種子を圧搾脱脂後に粉末化），練りからしとして利用される．黒からしはハンバーグ，とんかつ，シューマイなどに，白からしはマヨネーズ，ドレッシングなどによく合う．日本の練りからしは，黒からしをベースに1～3割程度の白からしを混合して製造される．

　イソチオシアネート類は抗菌作用を示すほか，唾液や胃液の分泌を促して食物の消化を助ける．神経痛，痛風，打ち身の貼り薬としても利用される．

d. 粉わさび（horseradish powder, wasabi powder）

　西洋わさび（ホースラディッシュ）を低温乾燥した後，粉末化したものである．辛味成分は黒からしや沢わさびと同様，シニグリンより生成するアリルイソチオシアネートである．魚介類の刺身やすしの薬味として利用される．辛味成分は魚の生臭みを消すとともに，強い抗菌作用を示す．沢わさび中の6-メチルスルフィニルヘキシルイソチオシアネートは，突然変異抑制，抗がん作用，血栓形成抑制などの生体調節機能を示す．

❷ 香味性スパイス

　食品に芳香と味を付与するもの（香味料）で，大半の香辛料がここに属する．

a. クローブ（丁子・丁字, clove）

　モルッカ諸島（香料諸島）などの熱帯地域で栽培されるフトモモ科の常緑樹の花らいを乾燥したものである．精油成分としてオイゲノール，イソオイゲノールを含み，強い刺激的な芳香（百里香）とバニラ様の甘いさわやかな香味を呈する．矯臭作用を示し，ひき肉料理，ハム，ソーセージ，スープ，ソースなどに利用される．

　抗菌作用，抗酸化作用を示し，食品の保存性を高める働きをする．健胃，鎮痛，解熱などの生理・薬理作用を持つ．

b. ナツメグ（肉ずく, nutmeg），メース（mace）

　モルッカ諸島，西インド諸島などで栽培されるニクズク科の常緑樹の果実を原料とする．種子中の仁（仁果）を乾燥したものがナツメグであり，種子をおおう深紅色の仮種皮を乾燥したものがメースである．

　ナツメグとメースの香味は似ているが，前者のほうが芳香感，苦味感が強く，後者はマイルドであり上品で繊細である．精油成分としてα-ピネン，サビネン，β-ピネンなどを含み，甘い刺激性の芳香とまろやかなほろ苦さを呈する．ナツメグはハンバーグやミートボールなどのひき肉料理，肉加工品，ソース，ドーナッツなどに利用される．メースは，主にケーキ，クッキー，プディングなどの甘い香味のある焼菓子に利用される．

　健胃，食欲増進，嘔吐や吐き気の緩和などの生理・薬理作用を持つ．

c. シナモン（桂皮・肉桂，cinnamon）

クスノキ科の常緑樹の樹皮を乾燥したものである．スリランカで栽培されるセイロンニッケイの樹皮（シナモン）は，上品な芳香と甘味を呈する．ベトナム，インドネシアで栽培される近縁種のトンキンニッケイの樹皮（カシア）は刺激的な味を呈する．精油の主成分はシンナムアルデヒドであり，そのほか，オイゲノールなどを含む．甘い香味のあるものによく合い，ケーキ，クッキー，プディング，ジャム，シロップ煮などに利用される．

シナモンは末梢血行を刺激して，冷え性の予防効果を示す．その他，鼓腸（腹部にガスがたまった状態）の緩和，健胃作用，収斂作用などの生理・薬理作用を持つ．

d. オールスパイス（百味胡椒，allspice）

ジャマイカなどの西インド，中南米で栽培されるフトモモ科の常緑樹の完熟前の果実を乾燥したものである．シナモン，ナツメグ，クローブを混合した香りを呈する．精油成分として主にオイゲノールのほか，メチルオイゲノールなどを含み，強い香りを持つ．香り成分は果実の外皮に多く含まれるので，使用前にまるごとすり潰すとよい．カレー料理，ピクルス，ビスケット，畜肉製品，ソースなどに利用される．

抗菌作用，抗酸化作用のほか，消化促進，抗がん作用などの生理・薬理作用を持つ．

e. 粉しょうが（ginger powder）

しょうが（生姜）の根茎を乾燥して粉末化したもので，香りが強く，適度な辛味を呈するものがよい．香りの主成分はジンギベレンで，そのほか，カンフェン，ビザボレンなどの精油を含む．辛味成分として，ジンゲロール，ショーガオールなどを含む．生臭みを消す効果が強く，魚料理などに利用される．

身体を暖め，胃液の分泌を促して食物の消化を助ける．発汗，鎮咳，鎮吐などの生理・薬理作用を持つ．

f. 粉さんしょう（Japanese pepper powder）

ミカン科の落葉灌木に結実した果実を乾燥して粉末化したものである．香りの主成分はジペンテンで，そのほか，ゲラニオール，シトロネラールなどの精油を含む．辛味成分として，サンショオール（アミド類）などを含む．柑橘系の芳香とピリッとした辛さが珍重され，うなぎのかば焼き，焼き鳥，七味唐辛子に利用される．中国では花椒（近縁種）が花椒塩（ホウジャオエン）や五香粉（ウーシャンフェン）に使用され，鶏のから揚げや中華料理に利用される．

健胃，消炎，利尿，駆虫などの生理・薬理作用を持つ．

❸ 芳香性スパイス

食品に特に芳香を付与するもので，カルダモン，コリアンダー，タイム，バニラ，ローズマリー，ローレルなどがある（表6C-1）.

表 6C-1 芳香性スパイスの化学成分，利用法，生理・薬理作用

品　名	主な化学成分	利 用 法	生理・薬理作用
カルダモン	シネオール α-テルピニルアセテート	カレー，ケーキ，スープなど	消化促進，健胃，駆風
コリアンダー	リナロール α-ピネン β-ピネン	カレー，ソーセージ，卵料理，クッキーなど	抗酸化作用，抗菌作用，健胃，鎮咳・解熱
タイム	チモール カルバクロール p-シメン	肉料理，魚料理，クラムチャウダーなど	抗酸化作用，鎮咳，消化促進
バニラ	バニリン	菓子，アイスクリーム，プリンなど	（矯味，矯臭）
ローズマリー	シネオール カンファー α-ピネン	鶏肉の香草焼き，スペアリブ，ラム料理など	抗酸化作用，健胃，強壮
ローレル	シネオール リナロール α-ピネン	肉料理，乳料理，スープなど	利尿，消化促進

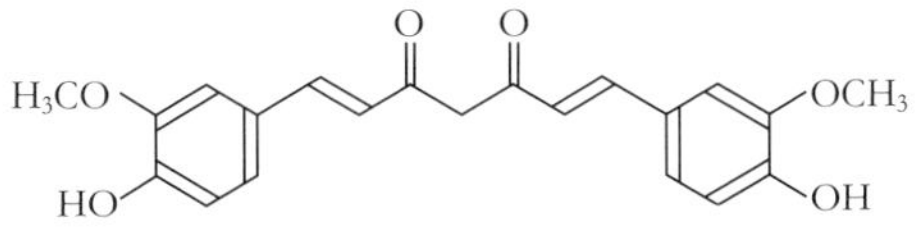

図 6C-2 クルクミンの化学構造

❹ 着色性スパイス

食品や料理の着色を目的として利用される香辛料である．

a. サフラン（saffron）

アヤメ科の多年草の花のめしべの柱頭を乾燥させたもので，黄橙色を呈する．色素成分はクチナシにも含まれる**クロシン**（黄色，配糖体）と**クロセチン**（赤色，アグリコン）である．香気成分として，ピクロクロシンとその分解産物である**サフラナール**を含む．柱頭は1つの花から3本しか採れないので，高価な香辛料である．パエリア，ブイヤベース，サフランライスなどに利用される．

鎮痛，発汗，健胃などの生理・薬理作用を持つ．

b. ターメリック（うこん，turmeric）

ショウガ科の多年生うこんの根茎を煮熟後，乾燥，粉末化したもので，黄色（酸性領域）を呈する．色素成分は**クルクミン**（**図6C-2**）であり，抗酸化作用，抗炎症作用，抗がん作用などを示す．カレー粉の黄色はこの色素による．たくあん，マーガリンなどにも利用される．

健胃，外傷止血作用などの生理・薬理作用を持つ．

❺ 混合スパイス

　七味唐辛子には，とうがらし，ごま，麻の実，粉さんしょう，陳皮（ちんぴ），けしの実，あおのり（しそ）などが含まれる．メキシコ料理に利用される**チリパウダー**は，チリペッパーにオレガノなどの数種類の香辛料を混合したものである．**カレー粉**には約 20 ～ 30 ％のうこんが含まれ，そのほか，コリアンダー，クミン，カルダモン，とうがらし，からし，こしょう，ナツメグなど多くの香辛料が使用されている．**五香粉**には花椒，クローブのほか，フェンネル，スターアニス（八角），陳皮のうち 2 種，カシア，シナモンのうち 1 種が混合されている．

D　嗜好飲料

　嗜好飲料とは，本来，食事の前後や食間に栄養素の補給を目的としないで，人の嗜好を満足させるために飲用するものであり，生活に豊かさと潤いを与えてくれる食品でもある．ここでは，非アルコール性（アルコール含量 1 ％未満）の嗜好飲料である，茶，コーヒー，ココア（世界の三大嗜好飲料），清涼飲料について，その種類，製法，特性，生理機能などについて述べる．

❶ 茶（tea）

　茶はツバキ科の常緑樹の新芽や若葉（茶葉）を加工したもので，通常その浸出液を飲用する．製造法の違いにより，**不発酵茶**（緑茶），**半発酵茶**（ウーロン茶），**発酵茶**（紅茶）などに分類される（**図 6D-1**）．

a．緑　茶（green tea）

　緑茶（日本茶）には**せん茶**や**番茶**などの露天茶，**玉露**や**抹茶**などのおおい茶がある．日本の緑茶の製造法における特徴は，茶葉の蒸熱工程にある（**図 6D-2**）．この工程で茶葉を蒸気で加熱し，ポリフェノールオキシダーゼ（酸化酵素）やクロロフィラーゼを酵素失活させるので，製品となる緑茶は酵素的褐変を受けることなく，緑色も保持される．ビタ

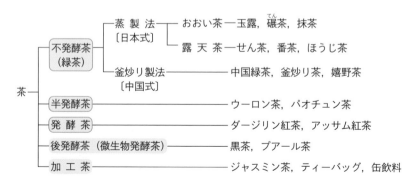

図 6D-1 茶の種類

$$\boxed{茶葉} \longrightarrow 蒸熱 \longrightarrow 粗揉 \longrightarrow 揉捻 \longrightarrow 再乾 \longrightarrow 精揉 \longrightarrow 乾燥 \longrightarrow 選別 \longrightarrow 火入れ \longrightarrow \boxed{緑茶}$$

図 6D-2　緑茶の製造工程

ミン C もアスコルビナーゼによる分解を受けず，緑茶中に残存する．中国茶では茶葉を釜で焙炒する（釜炒り製法）．

　緑茶はまろやかな苦味や渋味，うま味，甘味，芳香を呈する．苦味成分である**カフェイン**は，脳の覚醒作用，利尿作用を示す．渋味・苦味を示す**カテキン類（エピガロカテキンガレート（EGCG），エピカテキンガレート（ECG）など）**には，抗酸化作用，抗がん作用，血圧上昇抑制作用，コレステロール低下作用，抗菌・抗ウイルス作用，抗アレルギー作用，う蝕予防作用など多くの生理機能が報告されている．玉露などのおおい茶には，うま味成分である**テアニン**（γ-グルタミルエチルアミド）が多く含まれる．このアミノ酸には，リラックス効果が認められている．

b. 紅　茶（black tea）

　紅茶は茶葉を陰干ししてしおれさせた（萎凋）後，この葉をよく揉捻して酸化酵素の作用を十分に進行させる（発酵）．この工程でビタミン C やクロロフィルは分解されるが，カテキン類は酸化重合して**テアフラビン**（橙赤色）や**テアルビジン**（赤褐色）を形成する．発酵中には紅茶特有の芳香（リナロール，ゲラニオールなど）が生成する．テアフラビン類には，抗変異原性，血圧上昇抑制作用，抗ウイルス作用などが報告されている．

c. ウーロン茶（烏龍茶, oolong tea）

　ウーロン茶は主に中国で生産される半発酵茶であり，茶葉を日光にさらした後，室内でさらに萎凋させる．この間に発酵が進むが，紅茶のように茶葉を揉捻しないので，酵素反応は緩慢である．ウーロン茶特有の芳香が生成したところで，釜炒りを行って発酵を止める．製品は紅茶と緑茶の中間的な香味を呈する．台湾では，ウーロン茶より発酵の度合が低い**パオチュン茶**が製造される．

　ウーロン茶中の発酵時に生成される高分子ポリフェノール類は，う蝕の原因菌（*Streptococcus mutans*）の産生するグルコシルトランスフェラーゼ（GTase）を阻害することにより，抗う蝕作用を示す．

d. 後発酵茶（post fermented tea）

　一次加工された緑茶を加湿・堆積し，カビやバクテリアなどの微生物で発酵させた二次加工茶である．中国のプアール茶が有名である．

❷ コーヒー（coffee）

　アカネ科のコーヒー樹の成熟した果実の種子（生豆）を焙煎，粉砕したものが**レギュラーコーヒー**であり，通常，この熱湯浸出液を飲用する．この浸出液を凍結乾燥法や噴霧乾燥

法で水分を除去したものが，**インスタントコーヒー**である．コーヒー特有の色や芳香は，焙煎時のアミノカルボニル反応による．

コーヒー中の苦味成分であるカフェインは，神経興奮作用を示す．渋味成分である**クロロゲン酸類**は，活性酸素消去作用を示す．

❸ ココア（cocoa）

アオギリ科のカカオ樹の果実の種子（**カカオ豆**）を堆積・発酵させた後，乾燥してココア豆とする．この豆を焙煎後，外皮・胚芽を取り除いた胚乳部（ニブ）を圧搾し，ココアバターの一部を除去し微粉末化したものが**ピュアココア**である．これに，粉乳や砂糖などを加えたものが**ミルクココア**である．

ココアはニブ粉末を直接飲用するので，食物繊維などを有効に利用できる．ココア中の**テオブロミン**はカフェインと同様の生理機能を示すが，その作用はおだやかである．ココア豆にはカテキンや，複数のカテキンが結合した構造を持つプロシアニジンなどが豊富に含まれ，これらは抗酸化作用，胃粘膜傷害の予防作用，動脈硬化予防作用などを示す．

❹ 清涼飲料（soft drink）

清涼飲料とは，清涼感，爽快味を持つアルコールを含まない飲料（アルコール1％未満）である．**炭酸飲料**，**果実飲料**，**スポーツドリンク**，**茶系飲料**，**ミネラルウォーター**などがある．果実飲料は，濃縮果汁，果実ジュース（ストレート，濃縮還元），果実ミックスジュース，果粒入り果実ジュース，果実・野菜ミックスジュース，果汁入り飲料の6種類に大別される（JAS規格）．最近では，茶系飲料である緑茶やミネラルウォーターの普及が著しい．一方，健康志向を意識した機能性飲料やスポーツドリンクなども多く出まわっている．

練 習 問 題

(1)　甘味料に関する記述である．正しいのはどれか．1つ選べ．

①　結晶ブドウ糖（グルコース）を水に溶かすと，変旋光により α 型と β 型に平衡化する．液温が低いほど β 型の割合が多くなり，甘味度は高くなる．

②　異性化糖はショ糖（スクロース）にある種の酵素を作用させて得られる，ブドウ糖（グルコース）と果糖（フルクトース）の混合物であり，低温のほうがより甘味は強い．

③　甘味料として利用される糖アルコールは，工業的にはすべて原料糖を還元することにより得られる．

④　多くの機能特性を示すトレハロースは，ブドウ糖（グルコース）と果糖（フルクトース）が α-1,6 結合した糖で，デンプンを原料とした酵素法により量産できるようになった．

⑤　フラクトオリゴ糖はショ糖（スクロース）を原料とし，転移酵素を利用して製造される糖である．この糖はヒトの消化酵素では分解されない．

(2)　各種調味料に関する記述である．正しいのはどれか．1つ選べ．

①　精製塩の塩化ナトリウム含量は 95 % 以上である．

②　HAP は，植物性たんぱく質を原料とした天然調味料である．

③　5′-イノシン酸ナトリウムは，グルタミン酸ナトリウムと同様，通常の調理条件下においては熱に対して安定である．

④　ドレッシング類には各種ドレッシングやマヨネーズがあり，前者は水中油滴型，後者は油中水滴型のエマルションを形成している．

⑤　グルタミン酸ナトリウム塩は，水に溶けにくい．

(3)　香辛料に関する記述である．正しいのはどれか．1つ選べ．

①　辛味種のとうがらしにはホットな辛味を持つカプサンチンと，真っ赤な色を呈するカプサイシンが含まれる．

②　からしの辛味成分はイソチオシアネート類による．白からし中にはシニグリン，黒からし中にはシナルビンと呼ばれる配糖体が，前駆物質として存在する．

③　クローブの香味を呈する精油成分はオイゲノールである．

④　カレー粉の黄色は，サフラン中のクロシンによる．

⑤　黒こしょうは完熟した実の外皮を取り除いて利用するので，その辛味や香味は白こしょうより強い．

(4)　嗜好飲料に関する記述である．正しいのはどれか．1つ選べ．

①　茶葉をしおれさせた後，酸化酵素を十分に作用させたものは，緑茶である．

②　ウーロン茶は，不発酵茶である．

③　プアール茶は，緑茶をカビなどの微生物で発酵させた後発酵茶である．

④　緑茶のうま味成分であるテアニンは，露天茶に多く含まれる．

⑤　緑茶中のカフェインは，抗酸化作用，抗がん作用，コレステロール低下作用などを示す．

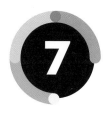

7 微生物利用食品

　人類は古くより，カビ，細菌，酵母などの微生物の働きを利用して多種多様の発酵食品（fermented food）を作り出してきた．発酵とは，「微生物の増殖過程で，その微生物の酵素によって，元来の成分を別の有用な成分に変化させること」を意味し，発酵過程を経ることによって，農水産物や畜産物は保存可能な食品に変化したり，原材料になかった味，香り，物性が付加されたりする．発酵食品には，清酒，ビール，ワインなどのアルコール飲料，みそ，しょうゆ，食酢のような発酵調味料，ヨーグルト，チーズなどの乳製品，漬物，納豆などがある．

❶ アルコール飲料

　アルコール飲料（酒類）とは，酒税法により「アルコール分を1度（容量比で1%）以上含有する飲料」と規定されており，清酒，合成清酒，焼酎，みりん，ビール，果実酒類，ウイスキー類，スピリッツ類，リキュール類，雑酒の10種類に分類される．さらに製造方法により，醸造酒，蒸留酒，混成酒に分けられる（図7-1）．また発酵過程は，果実類に含まれる糖類を，酵母によりアルコール発酵させる単発酵式と，穀類やいも類などのデンプンを糖化させた後，生成した糖類をアルコール発酵させる複発酵式に分類される．

a. 醸造酒

　アルコール発酵した発酵液をそのまま，あるいはろ過して飲用するものを醸造酒という．一般にアルコール含量（アルコール度数）が低く，エキス分（糖質や不揮発性成分の量）が多い．

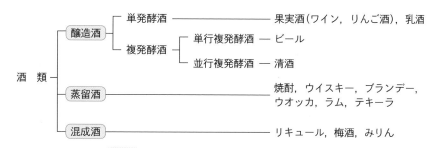

図7-1　アルコール飲料の製造法による分類

1）果実酒

　ワイン（ぶどう酒）は，ぶどう果汁中の糖質をワイン酵母（*Saccharomyces cerevisiae, Saccharomyces ellipsodeus*）により，アルコール発酵させて作る**単発酵酒**である．白ワインは，果皮の薄い緑色または赤色系の品種のぶどうを用い，果皮や種子を除いた搾汁液を発酵させて作る．赤ワインは，果皮が赤色または黒色系の品種を用い，圧搾して果皮，種子を含んだまま発酵させたもので，果皮の色素（アントシアニン類）やタンニン類が溶出している．ワインの製造工程では，雑菌の繁殖抑制，酸化防止，色素の安定化のために，**亜硫酸塩（メタ重亜硫酸カリウム）**を一般的に添加する．発酵は，20〜25℃で10日間程度行い，圧搾・ろ過した後に，樽に貯蔵して，2〜3年熟成させる．ワインのアルコール含有量は10〜13％のものが多く，酸味を呈する酒石酸やリンゴ酸などの有機酸，渋味を呈するカテキン類などのポリフェノール類を含んでいる．含有ポリフェノールの1つである**レスベラトロール**は，「適当量の赤ワイン摂取が種々の心血管病の罹患率を下げる」とする，いわゆる「フレンチパラドックス」に関与する物質として注目されている．

　果実酒としては，ワインのほかにりんご酒やチェリー酒などがある．

2）ビール

　ビールは，麦芽，**ホップ**，水を原料として，ビール酵母（*Saccharomyces cerevisiae*）で発酵させた発泡性酒である．おおむぎ麦芽や副原料（こめ，とうもろこしなど）に含まれるデンプンを，麦芽中のアミラーゼにより完全に糖化した後，酵母によるアルコール発酵を行う単行複発酵酒である．

　ビールの製造工程を**図7-2**に示す．粉砕した麦芽に，副原料および水を混合して加温し，デンプンの糖化を行う．糖化後ろ過し，麦汁を作る．これに，ホップを加えて煮沸，冷却後，ビール酵母を加えて二段階発酵（主発酵と後発酵）を行う．主発酵は5〜10℃で1週間程度，後発酵は0〜2℃で約2ヵ月行い，熟成させる．後発酵したビールを除菌ろ過し，無菌的に容器に充填したものが**生ビール（ドラフトビール）**である．通常は，加熱殺菌したものを容器に充填して，製品にする．原料中の麦芽重量（麦芽比率）は67％以上と規定されており，これ以下の場合は，酒税法上，ビールではなく**発泡酒（雑酒）**として取り扱われる．

　発酵に使われる酵母の種類によって，上面発酵ビールと下面発酵ビールに分類される．**上面発酵ビール**は，発酵終期に酵母が浮上し，液の表面に集まって膜を作る発酵形式で，アルコール度数が高く，色が濃い．**下面発酵ビール**は，発酵終期に酵母が発酵タンクの底

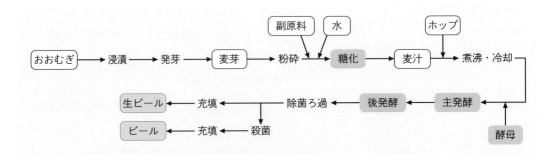

図7-2　ビールの製造工程

に凝集・沈殿する発酵形式で，色が淡く，すっきりとした味わいのビールである．日本を始めとして世界的には，下面発酵ビールが主流である．

　ビールのアルコール濃度は 4 ～ 8 ％で，酸味成分として炭酸や乳酸，香気成分として酢酸エステルや高級アルコールなどを含んでいる．また，ホップに含まれる難水溶性の**フムロン**は，製造工程中の煮沸により可溶性の**イソフムロン**に変化し，ビール特有の苦味と芳香を付与する．

3）清　酒

　清酒は日本酒とも呼ばれ，日本特有の醸造酒である．こめを原料として，麹菌（コウジカビ，*Aspergillus oryzae*）による米デンプンの糖化と，酵母（*Saccharomyces cerevisiae*）によるアルコール発酵を同時に進行させて製造する**並行複発酵酒**である．使用する原料米と製造法の違いから，一般酒，吟醸酒，純米酒および本醸造酒に分けられる．清酒の種類を**表7-1**に示す．

　清酒の製造工程は，**図7-3**に示すように，まず蒸した精白米の一部に，麹菌を接種して米麹を作る．次に，蒸米，水，酵母を米麹に加えて，酒母を作る．さらに，米麹，蒸米，水を酒母に添加して，もろみ（醪）を作る．添加作業は 3 回に分けて行われ（三段仕込み），約 20 日間発酵させてもろみを熟成させていく．この間に，米デンプンの糖化とアルコール発酵が同時に進行する．出来上がったもろみを圧搾して酒粕を除去し，沈殿物をおり引

表 7-1 清酒の種類

名　称	原 材 料	精米歩合 (%)	特　徴
一般酒	こめ・米麹・醸造アルコール	70 以上	
純米大吟醸酒	こめ・米麹	50 以下	低温（10 ～ 11 ℃）でゆっくり発酵させる
純米吟醸酒	こめ・米麹	60 以下	
大吟醸酒	こめ・米麹・醸造アルコール	50 以下	
吟醸酒	こめ・米麹・醸造アルコール	60 以下	
特別純米酒	こめ・米麹	60 以下	
純米酒	こめ・米麹	70 以下	
特別本醸造酒	こめ・米麹・醸造アルコール	60 以下	こめ 1,000 kg 当たり醸造アルコール 120 L 以下を添加
本醸造酒	こめ・米麹・醸造アルコール	70 以下	

精米度合（%）＝（白米重量/玄米重量）×100

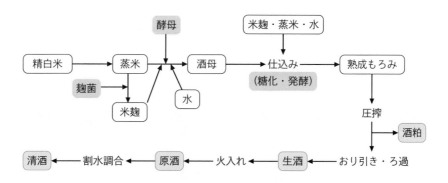

図 7-3 清酒の製造工程

き，ろ過したものが生酒である．生酒を火入れ（65℃前後）により加熱殺菌して，製品とする．

清酒のアルコール濃度は15 〜 16 ％で，主な呈味成分はグルコース（ブドウ糖），マルトース（麦芽糖）などの糖類，乳酸，コハク酸，リンゴ酸などの有機酸，グルタミン酸などのアミノ酸であり，香気成分はイソアミルアルコールなどのアルコール類，酢酸イソアミルなどの脂肪酸エステルである．

b. 蒸留酒

醸造酒を蒸留してアルコール濃度を高めた酒類を，蒸留酒という．エキス分が少なく，独特の強い香気を持つ．

1）ブランデー

果実酒を蒸留した酒類の総称であるが，一般にはワインを蒸留したものをいう．白ワインを蒸留した後，樫樽に詰めて，3 〜 5 年以上熟成させる．熟成中に独特の芳香が付与され，色調は琥珀色に変化していく．ブランデーのアルコール濃度はウイスキーとほぼ同程度で，37 〜 45 ％である．

2）ウイスキー

穀類を原料として，糖化，アルコール発酵を行い，発酵液を蒸留して，樽貯蔵・熟成させたものである．おおむぎ麦芽のみを使うモルトウイスキーと，おおむぎ以外の穀類（ライむぎやとうもろこしなど）デンプンを麦芽で糖化して，発酵，蒸留したグレインウイスキーがある．ウイスキーのアルコール濃度は37 〜 45 ％で，香気成分はエステル類や高級アルコール類である．

3）焼　酎

日本独特の蒸留酒で，甲種と乙種に分けられる．甲種焼酎（新式焼酎，ホワイトリカー）は，糖蜜などをアルコール発酵させたもろみを連続式蒸留機で蒸留し，得られる高純度のアルコール（アルコール濃度95 ％）に水を加えて，アルコール濃度20 〜 35 ％（36 ％未満）に調製したものである．風味は淡白である．乙種焼酎（本格焼酎）は，穀類やいも類（こめ，むぎ，そば，さつまいもなど）などの糖質原料を黒麹菌（*Aspergillus awamori* など）で糖化した後にアルコール発酵させたもろみを，単式蒸留機により蒸留したものである．アルコール濃度は20 〜 45 ％（45 ％以下）で，原料由来の独特の香気を有する．

c. 混成酒

醸造酒や蒸留酒に，糖類，香料，色素あるいは植物の花，根，茎，葉などを加えて作られるものが混成酒で，再製酒とも呼ばれる．

1）みりん

みりんは，日本独特の調味料であるが，酒税法では酒類として取り扱われる．本みりんは，蒸したもち米と米麹を混合してから，焼酎またはアルコールを加えてもち米を糖化させた後に，ろ過したもので，アルコール濃度は約14 ％である．飲料用の本直しは，本みりんのもろみが熟成する前に，焼酎やアルコールを加えてアルコール濃度を22 ％以上にしたもので，甘味が薄められている．白酒は，みりんのもろみをすりつぶしたもので，アルコール濃度は約7 ％である．

2）リキュール

　醸造酒や蒸留酒に，植物の花，根，茎，葉，果実，あるいは動物や香料などを浸漬して，その香り，味，色，有効成分などを抽出して調整した酒類である．一般に食欲増進のための食前酒，食後の清涼飲料，健康増進のための薬用酒，製菓原料などとして用いられる．キュラソー，ベルガモット，ペパーミント，梅酒，プラム酒，まむし酒など多種である．

❷ 発酵調味料

a．みそ

　みそは日本の伝統的調味料であり，地域の気候や食習慣などの特徴によって，多種類のものが存在する．蒸煮にしただいずに，麹菌を繁殖させた，こめ，だいず，おおむぎを加え，食塩と水を混合して，発酵，熟成させて製造する（**図7-4**）．発酵，熟成中には，耐塩性の酵母や乳酸菌が増殖する．麹原料により，米みそ，豆みそ，麦みそに分けられる．また，色調により，赤みそ，白みそなどにも分類される（**表7-2**）．

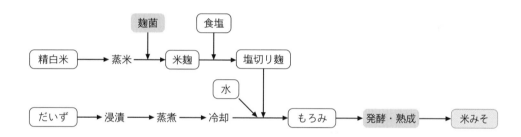

図 7-4 米みその製造工程

表 7-2 みその種類

種　類	原料による分類	味による区分	色による区分[*]	通　称	塩分濃度（%）
普通みそ	米みそ	甘	白色	白みそ，西京みそ，府中みそ，隠岐みそ	5〜7
			赤色	江戸甘みそ	5〜7
		甘口	淡色	相白みそ，中甘みそ	7〜12
			赤色	御膳みそ，中みそ	11〜13
		辛口	淡色	信州みそ，白辛みそ	12〜14
			赤色	赤みそ，仙台みそ，津軽みそ，越後みそ，佐渡みそ，秋田みそ	12〜14
	麦みそ		淡色	麦みそ	9〜11
			赤色	麦みそ，田舎みそ	11〜13
	豆みそ			豆みそ，八丁みそ，三州みそ，名古屋みそ	10〜12
なめみそ	醸造なめみそ			金山寺みそ，ひしおみそ	10〜12
	加工なめみそ			鯛みそ，柚みそ，山椒みそ，鉄火みそ	10〜12

[*]白色とはクリーム色に近い色，淡色とは淡黄色または山吹色，赤色とは赤褐色または濃赤褐色を指す．

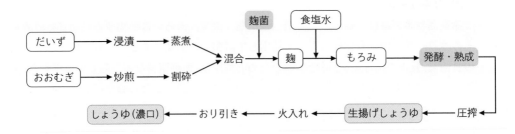

図7-5 しょうゆ（本醸造方式）の製造工程

麹菌（*Aspergillus oryzae, Aspergillus sojae*）は麹原料で増殖して，アミラーゼやプロテアーゼなどを産生し，麹原料中のデンプンやたんぱく質を加水分解して，糖やアミノ酸を生成する．さらに，酵母（*Zygosaccharomyces rouxii, Candida versatillus*）によって，エチルアルコール，イソアミルアルコール，エチルエステルなどの香気成分が生成する．また，乳酸菌（*Pediococcus halophilus* など）によって生成される有機酸は，原料臭の除去や酸味の生成に貢献している．発酵・熟成過程において生成する，糖類の甘味，アミノ酸のうま味，食塩の塩味，各種香気成分などが調和して，みそ独特の風味を形成している．

b. しょうゆ

しょうゆは，だいず，こむぎ，食塩を原料として，麹菌（*Aspergillus oryzae, Aspergillus sojae*），酵母（*Zygosaccharomyces rouxii, Candida versatillus* など）および乳酸菌（*Pediococcus halophilus* など）の発酵・熟成を利用して製造される．日本農林規格（JAS規格）により，しょうゆの製造は，本醸造方式，新式醸造方式および酵素処理液・アミノ酸混合方式に分類されるが，約80％以上が本醸造方式しょうゆである．

本醸造方式しょうゆの製造工程を**図7-5**に示す．蒸煮しただいずまたは脱脂大豆と炒った割砕小麦を混合し，麹菌を接種して麹を作る．次に，麹に食塩水を加えてもろみとし，半年～1年間発酵，熟成させる．みそと同様にこの過程で，麹菌が産生する酵素（プロテアーゼやアミラーゼなど）によって，原料中のデンプンやたんぱく質が分解され，生成する糖類やアミノ酸はしょうゆの甘味やうま味成分になる．熟成2～3ヵ月後から，耐塩性の乳酸菌が増殖して乳酸を生成し，もろみのpHが低下する．もろみのpHが5.5付近になると，酵母による発酵が活発になり，アルコール類やエステル類などしょうゆ特有の香気成分が生成する．また，アミノカルボニル反応も起こり，しょうゆ特有の色調，うま味，香気を呈する．熟成後，もろみを圧搾すると，生揚げしょうゆ（生しょうゆ）となる．これに火入れ（80～85℃）を行って殺菌をし，沈殿物をおり引きした後，製品とする．

新式醸造方式しょうゆは，しょうゆもろみまたは生しょうゆにアミノ酸や酵素処理液を加えて，発酵，熟成させて製造するもので，本醸造方式より熟成期間を短くすることができる．酵素処理液・アミノ酸混合方式しょうゆは，本醸造方式あるいは新式醸造方式のしょうゆにアミノ酸液や酵素処理液を混ぜたもので，発酵過程を省略することができる．

さらに，用いるだいずとこむぎの割合および製造方法から，JAS規格によってしょうゆは，こいくち，うすくち，たまり，しろ，さいしこみの5種類に分類される．**表7-3**に，

表 7-3 しょうゆの種類

種類	特徴	塩分濃度 (%)
こいくちしょうゆ	だいずに等量のこむぎを加えたものを原料とする 最も一般的なしょうゆ（生産量の約 80 %）	16 ～ 18
うすくちしょうゆ	原料はこいくちしょうゆと同じ 色を淡く仕上げるために食塩使用量を多くし，製造工程での色沢の濃化を抑制する．仕上げに甘酒を加えて甘味をつけることもある	約 19
しろしょうゆ	こむぎを主原料（だいず：こむぎが約 1：4）とする うすくちしょうゆよりさらに色が薄く（琥珀色），糖度が高い	13 ～ 14
たまりしょうゆ	だいずのみ，あるいはだいずと少量のこむぎを原料とする 色が濃く，濃厚な味と香気を特徴とする	12 ～ 13
さいしこみしょうゆ	原料はこいくちしょうゆと同じ 食塩水の代わりに，生しょうゆを使って熟成する こいくちしょうゆより塩分濃度は低いが，色，味は濃厚で，「甘露しょうゆ」といわれている	11 ～ 13

各しょうゆの特徴と塩分濃度を示す．減塩しょうゆは，高血圧症や腎臓病の患者など，減塩食を必要とする人のためのしょうゆで，食塩相当量はこいくちしょうゆの約 50 ％である．

c. 食酢

食酢は，4 ～ 5 ％の酢酸を主成分とし，乳酸，コハク酸，リンゴ酸などの有機酸，糖類，アミノ酸，エステル類などを含む芳香とうま味を持った酸性調味料である．醸造酢と合成酢に大別されるが，生産量の大部分は醸造酢である．

醸造酢は，穀類や果実類を原料として，酵母（*Saccharomyces cerevisiae* など）によるアルコール発酵によって生成したアルコールを，酢酸菌（*Acetobacter aceti*, *Acetobactor suboxydance* など）で酢酸発酵させて作られる．原料の違いにより，穀物酢（米酢，麦芽酢など）と果実酢（りんご酢，ぶどう酢（ワインビネガー）など）に分けられる．

合成酢は，酢酸の希釈液に糖類，食塩，うま味調味料などを加えたものに，醸造酢を混合したもので，JAS 規格では，醸造酢の割合を家庭用では 60 ％以上，業務用では 40 ％以上としている．

❸ 発酵乳製品

乳酸菌，カビなどの発酵を利用して製造される発酵乳製品は，チーズ，ヨーグルト，乳酸菌飲料などである．

a. チーズ

牛乳中の乳たんぱく質を凝固させて，分離した加工食品である．牛乳を乳酸発酵させるか，凝乳酵素剤レンネット（たんぱく質分解酵素キモシンを主成分とする）によって凝固させた後，凝乳（カード）から乳清（ホエー）を除いてさらに熟成させたもので，乳等省令により成分規格などが定められている．

　　乳酸発酵を開始させるものは**スターター**と呼ばれ，乳酸菌やカビを純粋培養したものである．乳酸菌では，*Lactococcus lactis* subsp. *lactis* や *Lactococcus lactis* subsp. *cremoris*，カビでは *Penicillium camemberti* や *Penicillium roqueforti* が，スターターとして利用されている．スターターは，乳の凝固を促進するとともに，熟成中に増殖と死滅を繰り返して，チーズの風味形成に重要な働きをしている．

　　チーズは，ナチュラルチーズとプロセスチーズに分けられる．さらにナチュラルチーズは，固さと熟成方法により，軟質チーズ，半硬質チーズ，硬質チーズ，超硬質チーズに分類される（ナチュラルチーズの種類と特徴は第4章 B.④ c. チーズ，p.127 参照）．プロセスチーズは，種々のナチュラルチーズを混合して加熱融解し，リン酸塩，クエン酸塩などを加えて乳化後，成型・固形化して製造される．加熱により，微生物や酵素の作用が停止し，熟成が進行しないため，長期保存が可能になり，品質を一定に保つことができる．

b. ヨーグルト・乳酸菌飲料

　　ヨーグルトは，乳等省令により発酵乳の1つに位置付けられており，発酵乳は「乳またはこれと同等以上の無脂乳固形分を含む乳等に乳酸菌または酵母で発酵させ，糊状または液状としたもの，またはこれらを凍結したもの」と定義され，規格が定められている．ヨーグルトは，製品の規格に合わせるために，乳原料の乳脂肪分と無脂乳固形分の割合を調整して殺菌後，スターターを添加して一定温度で発酵させて製造する．スターターには，*Lactobacillus bulgaricus* や *Streptococcus thermophilus* などの乳酸菌が用いられる．乳酸菌による乳酸発酵によって乳酸が生成すると，乳原料は酸性となり，カゼインが等電点現象で沈殿凝固する（ヨーグルトの酸度は，0.9 ～ 1.0％）．ヨーグルトには，カードをゼラチンや寒天で固めたハードヨーグルトと，カードを砕いたソフトヨーグルトがある．また，乳原料を発酵させただけで，砂糖や香料を加えていないプレーンヨーグルト，プレーンヨーグルトにバニラ，チョコレート，果実などのフレーバー物質を加えたフレーバーヨーグルトなどに分類される．

　　乳酸菌飲料は，乳または乳製品を乳酸菌または酵母で発酵させたものを加工したものである．無脂乳固形分3％以上の乳製品乳酸菌飲料と，3％未満の生菌乳酸菌飲料がある．また，殺菌乳酸菌飲料は，加熱殺菌されているので，長期保存が可能である．

　　ヨーグルト，乳酸菌飲料では，各種栄養素が乳酸菌により消化されやすい形に分解されている．特に，たんぱく質の一部はペプチドやアミノ酸に分解されているので，牛乳に比べて消化吸収効率は約2倍になる．また，乳原料中のカルシウムは，乳酸と結合して乳酸カルシウムとなり，吸収率が上昇する．

❹ その他の微生物利用食品

a. 漬　物

　　漬物は，貯蔵性を高めた野菜の加工食品である．酢漬やしょうゆ漬のように，発酵させないで食塩の浸透圧作用によって作られるものと，ぬか漬やみそ漬などのように微生物によって発酵させるものがある．発酵させる漬物では，乳酸菌と酵母が重要な働きをしており，乳酸菌では *Leuconostoc mesenteroides* や *Lactobacillus plantarum* など，酵母では *Zygosaccharo-*

myces rouxii などが関与している．乳酸菌による乳酸の生成は，pH を低下させることによって腐敗菌の増殖を抑制するとともに，酸味を付与する．酵母は，原料臭を除去し，漬物に香味を付与する．また，添加する食塩は，塩味を付与するだけでなく，食塩水の高浸透圧性によって腐敗菌の増殖を抑制し，漬物の保存性を高める．

b. 納　豆

　糸引き納豆は，蒸煮だいずに納豆菌（*Bacillus subtilis*（*natto*））を接種し発酵させたものである．納豆菌のプロテアーゼとアミラーゼの作用によって組織は軟化し，消化されやすくなる．独特の粘質物は，グルタミン酸のポリペプチドとフルクタンの混合物である．

　浜納豆（塩納豆）は，蒸煮だいずにこむぎを混合して大豆麹を作って麹菌（*Aspergillus oryzae*）で発酵させた後，塩水中で長期間熟成させ，天日乾燥したものである．食塩含量が多いため，貯蔵性がある．塩水で熟成させない大徳寺納豆もある．

練習問題

(1)　アルコール飲料に関する記述である．正しいのはどれか．1つ選べ．
　① 酒税法により，酒類とはアルコールを 1% 以上含む飲料をいう．
　② ビールは，麦芽，ホップ，水を原料として，酵母によってアルコール発酵させる単発酵酒である．
　③ 清酒は，麹菌と酵母によって製造する単行複発酵酒である．
　④ 蒸留酒は，醸造酒よりアルコール度数が低い．
　⑤ ホワイトリカーは，乙種焼酎である．

(2)　微生物利用食品に関する記述である．誤っているのはどれか．1つ選べ．
　① しょうゆとみその製造には，麹菌，酵母，乳酸菌が関与している．
　② しょうゆの原料は，だいず，おおむぎ，食塩である．
　③ 食酢は，酢酸菌がアルコールを発酵させることによって作られる．
　④ チーズの製造において，凝乳酵素剤としてキモシンを主成分としたレンネットが用いられる．
　⑤ みりんは，蒸したもち米と米麹に，焼酎またはアルコールを加えて作られ，酒税法上では酒類に分類される．

8 バイオ食品

　世界的な人口の増加や，地球温暖化により農耕可能地の砂漠化が進んでいる結果，現有の技術等を用いて地球上で得られる食糧では，全人類を養うことが今後は不可能になることが危惧されている．また，栄養不足による発育阻害や衰弱などを示す子どもの問題に関しては，開発途上国ではおよそ6人に1人が低体重の状態にあると推定される．一方，日本国内では高齢化が継続するとともに，2015（平成27）年の国勢調査では，調査開始以来初めて国内総人口が減少に転じた．今後は健康維持や健康寿命の延伸につながる食生活を実行していくこと，またそれを可能にする食品の需要がますます高まることとなる．加えて，日本国内の食料自給率はカロリーベースで38％（2019（令和元）年）であり，品目別にみると，主要農産物である小麦は16％，だいずは6％となっている．このような世界的な課題および国内における課題を解決するために，バイオテクノロジー技術の利用が期待され研究開発が行われてきており，実用化も進められている．

　バイオテクノロジーは，「生物が持つ機能そのものを利用して，生物の改良につなげたり，有用物質等を生産する技術」であり，このような技術を利用して開発される食品が，**バイオ食品**である．微生物のはたらきを利用して製造されるみそ，しょうゆ，納豆，ヨーグルト，チーズ，各種酒類などの伝統的な発酵・醸造食品も広い意味でバイオ食品ということができる．

　バイオテクノロジーの主な手法は，①遺伝子情報を直接的に改良する技術，②発生分化を活用する技術，③その他の生体機能を利用する技術，に分類される（**図8-1**）．

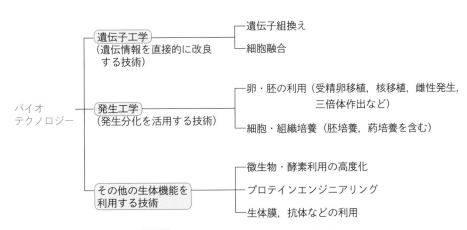

図8-1　バイオテクノロジーの主な手法

本章では，遺伝子組換え技術を利用して品種改良がなされた遺伝子組換え作物や，細胞融合により品種改良した家畜・農作物の例およびゲノム編集技術を利用した食品などについて述べる．

❶ 遺伝子工学を用いたバイオ食品

a．遺伝子組換え技術

1）概　要

　遺伝子組換え技術とは，遺伝情報を伝達する物質である DNA を人工的に組換えた後に微生物や動植物などの遺伝子にはめ込み，微生物・動植物などの形質を改良するための技術である．遺伝子組換え技術は，制限酵素（DNA の特定塩基配列を特異的に切断する酵素），DNA 断片を連結する DNA リガーゼ，目的の遺伝子を細胞に導入するためのベクターを利用して，大腸菌など特定の細胞を形質転換し，目的の遺伝子を大量に合成することを可能にしたクローニング技術の発展や，ごく微量の DNA をもとに特定領域を短時間で大量に増幅することを可能にした PCR（polymerase chain reaction，ポリメラーゼ連鎖反応）法の開発とともに進歩してきた．

　具体的な手法として，有用物質を産生する微生物，動物，植物細胞から，その有用物質をコードするメッセンジャー RNA（mRNA）を単離した後，逆転写反応により cDNA（complementary DNA，相補的 DNA）を合成するかまたは有用物質の遺伝子を PCR 法により増幅する．制限酵素で切断したプラスミドに cDNA または有用遺伝子をリガーゼで連結し挿入する．このプラスミドを導入して得られた形質転換大腸菌を大量培養することで，目的とする有用物質を大量に生産することが可能となる（図 8-2）．

2）遺伝子組換え技術を用いた有用物質の生産と遺伝子組換え作物

　チーズは，牛乳に凝乳酵素であるレンネット（主成分キモシン）を添加し製造される．キモシンにより一部の乳カゼインのポリペプチドを切断することで，カゼインミセルの親水性が失われ，牛乳が凝固する．その際に使われるキモシンについては，大腸菌やカビなどの微生物を宿主として，遺伝子組換え技術を用いた生産が実用化されている．

　また，ヒトのインターフェロンや成長ホルモン，インスリンの遺伝子を微生物や動物細胞に導入することにより，これらの有用物質の生産が行われている．

　植物では，タバコ，シロイヌナズナ，ペチュニアなどの植物で，遺伝子組換え作物が作出され，その後，食糧として重要な作物であるだいず，とうもろこし，じゃがいも，イネなどで遺伝子組換え作物の作出も成功し，一部は商業的栽培に至っている．

3）遺伝子組換え技術により作られた食品

　最初に実用化された遺伝子組換え作物はトマトである．これは，果実の未熟段階に収穫するのではなく，ある程度成熟した段階で収穫しても収穫後の保存期間を長くすることができるように，トマト果実に含まれる多糖類ポリガラクツロン酸の分解に関係するポリガラクツロナーゼの遺伝子発現を抑制したものである．「フレーバーセイバー」と名付けられ，1994（平成 6）年にアメリカで承認された（現在は販売されていない．わが国では未承認．『食品学 I』 *Column* 世界で最初に商品化された遺伝子組換え作物，p.122 参照）．1996（平成 8）年以降，世界全体における遺伝子組換え作物の栽培面積は増加の一途をたどっている．作物別にみると，栽培面積の多い順に，だいず，とうもろこし，綿，なたね

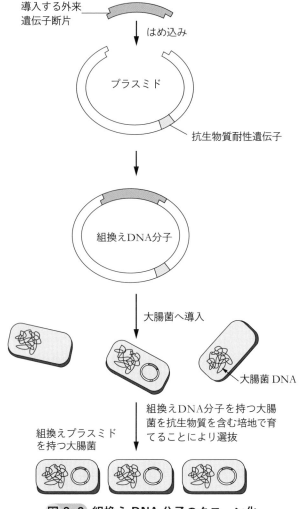

導入する外来
遺伝子断片

はめ込み

プラスミド

抗生物質耐性遺伝子

組換えDNA分子

大腸菌へ導入

大腸菌DNA

組換えDNA分子を持つ大腸
菌を抗生物質を含む培地で育
てることにより選抜

組換えプラスミド
を持つ大腸菌

図 8-2　組換え DNA 分子のクローン化

となっている（**図 8-3**）.

　国内で承認されている遺伝子組換え作物は，とうもろこし，だいず，なたね，綿，パパ
イヤ，アルファルファ，てんさい，じゃがいも（2019（令和元）年現在）で，主な用途
は**表 8-1** に示す通りである.

　また，上述したキモシンのほかに，食品添加物の加工助剤として使用される酵素（α-
アミラーゼ，リパーゼなど）や，栄養強化のためのビタミンの一部（リボフラビン）の中
には，安全性審査を経た上で，遺伝子組換え微生物の使用が認められているものがある.

b. 細胞融合

　細胞融合とは，通常では交配等ができない異種細胞どうし，または細胞質，核を電気刺
激，ポリエチレングリコール（PEG）処理などによって融合させる技術をいい，双方の
性質を兼ね備えたり，優良形質の導入が可能となる.

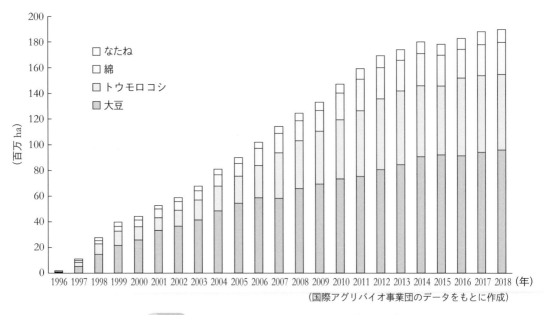

(国際アグリバイオ事業団のデータをもとに作成)

図 8-3 遺伝子組換え作物の栽培面積（作物別）

表 8-1 遺伝子組換え農作物の種類と用途

作　　物	用途	具　体　例
	飼料	
とうもろこし	デンプン	異性化液糖，水飴，製紙，ダンボール
	グリッツ	フレーク，菓子
	製油	大豆油，脂肪大豆
だいず	食品	豆腐，油揚げ，納豆，みそ，しょうゆ
	飼料	
なたね	製油	なたね油
綿	製油	綿実油
パパイヤ	食品	

［厚生労働省医薬食品局食品安全部「遺伝子組換え食品の安全性について」より引用］

　植物細胞の場合，ペクチナーゼ（細胞塊を分散させるために細胞壁のペクチン質を分解する酵素）とセルラーゼ（細胞壁のセルロースを分解する酵素）で細胞壁を除去した裸の細胞（プロトプラスト）にしてから融合を行う．植物細胞には，分化全能性（細胞から植物体を再生する能力）が備わっているため，融合した細胞を条件の整った培地で生育すると，植物体が再生される．これまでの例として，じゃがいも（耐寒性）とトマトの雑種を細胞融合により作出した**ポマト**，オレンジとカラタチ（耐寒性）から作られた**オレタチ**，キャベツと白菜から作られた**バイオハクラン**などがある．

　また，微生物では，酵母や麹菌の育種に細胞融合技術が一部応用されている．ワイン酵母とキラー酵母（他の系統の酵母にとって有毒となる成分を分泌する酵母）を融合してキラー活性を有する酵母の育種がされている例があるほか，焼酎，日本酒などの酒類やパン

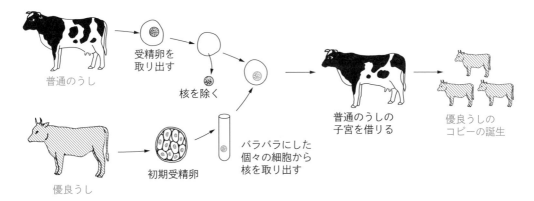

図 8-4 核移植による優良うしコピーの生産

などの生産に細胞融合技術を利用して得られた微生物が一部実用化されている.

c. ゲノム編集食品

　農作物などの新しい育種技術として**ゲノム編集技術**の利用が進められている. ゲノム編集技術とは, 染色体上の特定の塩基配列を認識する酵素を利用して特定の部位を改変する技術であり, この技術を利用した**ゲノム編集技術応用食品**（ゲノム編集食品）の開発が始まっている.

　現在国内で開発中のゲノム編集食品として, γ-アミノ酪酸（GABA）を多く含むトマトや特定の卵白アレルゲンたんぱく質（オボムコイド）を含まない鶏卵などがある. また, アメリカではゲノム編集技術を利用してオレイン酸を多く含むだいずなどが開発されている.

❷ 発生工学を用いたバイオ食品

　発生工学は, 生物の配偶子（精子, 卵子）や初期胚を操作して, 有用生物を育種あるいは増産する技術である. ここでは, 核移植技術の利用による優良家畜の生産と植物細胞の培養による有用物質の生産について述べる.

a. 核移植

　核移植は, 牛や羊などのクローン家畜の生産に応用されている. **クローン**とは, 「1個の細胞または生物から無性生殖的に増殖した生物の一群」のことを示しており, 受精卵クローン技術と体細胞クローン技術がある. 核を除去した卵に受精卵核または体細胞核を挿入し, 仮親に移植して個体発生させ, 同一の遺伝形質を持つ個体群であるクローンを得ることが可能である（**図 8-4**）.

1）受精卵クローン

　発生初期の受精卵から割球を分離し, 細胞核を除核した卵子に移植し, 電気刺激により細胞融合を導いた後に仮親へ移植する. 受精卵クローン牛は 1993（平成 5）年から食肉として出荷された. 現在は, 受精卵クローン牛の食肉の出荷は皆無に等しいと考えられる.

2) 体細胞クローン

牛などの家畜の皮膚や筋肉などの体細胞を培養し，その核を除核した卵子に移植する．1996年に英国のロスリン研究所で体細胞クローン技術により，成長した哺乳類の体細胞を使った世界で初めての体細胞クローン羊「ドリー」が誕生した．また，1998年には石川県畜産総合センターで，成牛の体細胞を使った体細胞クローン牛としては世界初の「のと」，「かが」が誕生した．その後，国内の畜産関連研究機関などで体細胞クローン牛の生産と飼育がなされた．これまでに，体細胞クローン技術により得られた家畜が食肉等として出荷されたり流通したことはない．

b. 細胞培養

植物細胞の大量培養により，各種有用物質を生産する技術が確立されてきている．ムラサキ科の植物に含まれる赤色色素のシコニンについては，細胞培養による工業的生産が確立されている．

また，抗酸化活性などが認められ機能性成分としての利用が期待されるカロテノイド化合物の一種のアスタキサンチンを，藻類の大量培養により生産する技術も開発されている．

❸ バイオ食品の安全性

新たに開発・導入されたバイオ食品は，これまでになかった新しい技術を利用して作られた食品でもあるため，技術の確立や安全性の評価とともに，消費者が安心して利用できるようにすることが重要である．そのためには，食品としての安全性を確認した上で，その食品が安全であることを消費者に適正に理解してもらいながら普及につなげていく必要がある．

遺伝子組換え食品については，国内の野生動植物に影響がないこと，また，食品としての安全性が確実なものであることを科学的に評価した上で確認されたもののみが，輸入，流通，生産されるしくみになっている（**図8-5**）．食品安全基本法の施行（2003（平成15）年）にともない設置された食品安全委員会の中の遺伝子組換え食品等専門調査会において食品衛生法にも関連して，たんぱく質の毒性，アレルゲンの誘発性など，食品としての安全性評価が行われる．

また，遺伝子組換え生物の開発段階においては，「遺伝子組換え生物等の使用等の規制による生物の多様性の確保に関する法律」（カルタヘナ法）の制定（2003（平成15）年）にともない策定されたガイドラインに沿って，研究開発が行われることになっている．

遺伝子組換え食品の表示に関しては，日本農林規格（Japanese Agricultural Standard, JAS）および食品衛生法に基づき表示ルールが定められ，2001（平成13）年から表示が義務化された（**表8-2**）．その後，2015（平成27）年に施行された食品表示法に他の食品表示ルールとともに一元化されている．表示内容としては，IPハンドリング（分別生産流通管理 identity preserved handing）＊が適切に行われたとしても，完全な分別は困難であり，遺伝子組換え原料が最大で5％程度混入する可能性が否定できないことから，分別生産流通管理が適切に行われている場合は，5％以下の意図せざる混入が認められている．

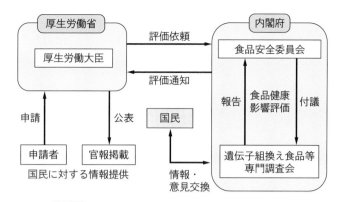

図 8-5 遺伝子組換え食品の安全性審査の流れ
[厚生労働省「遺伝子組換え食品の安全性に関する審査」より引用]

表 8-2 遺伝子組換え食品の表示制度

商品ラベルへの表示	対象となる農作物
「遺伝子組換え」（義務表示）	IP ハンドリングされた遺伝子組換え農作物
「遺伝子組換え不分別」（義務表示）	IP ハンドリングされていない農作物（遺伝子組換え農作物が混じっている可能性がある）
「遺伝子組換えではない」（任意表示）原材料のみ（表示なし）	IP ハンドリングされた非遺伝子組換え農作物

注 1：ただし，製造の過程で組込まれた遺伝子やその遺伝子が作る新たなたんぱく質が技術的に検出できない場合には，表示は義務付けられていない（例：油，しょうゆなど）．
注 2：加工食品については，その主な原材料（全原材料に占める重量の割合が上位 3 位までのもので，かつ原材料に占める重量の割合が 5 ％以上のもの）に当たらない場合は，表示が省略できることになっている．
[厚生労働省医薬食品局食品安全部「遺伝子組換え食品の安全性について」より引用]

❹ 開発段階の遺伝子組換え作物

　現在までに実用化されている遺伝子組換え作物は，害虫抵抗性や特定の除草剤耐性など，主に生産者側にとってメリットのあるものが大部分である．今後，消費者にとって直接利益のある遺伝子組換え作物が実用化されることを目指した研究および安全性審査が行われている．

1）ゴールデンライス

　開発途上国において，深刻なビタミン A 欠乏に苦しむ多くの子どもたちを救うための農作物開発を目的として，トウモロコシの β-カロテン遺伝子をイネに導入し，種子中でビタミン A の前駆体である β-カロテンを合成する遺伝子組換えイネの「ゴールデンライス」が開発されている．このこめの摂取により，ヒトの体内で β-カロテンが一定の割合

---

*IP ハンドリング（分別生産流通管理）とは，遺伝子組換え農作物と非遺伝子組換え農作物を生産・流通・加工の各段階で混入が起こらないよう管理し，そのことが書類などにより証明されていること．

でレチノール（ビタミンA）に変換されることが明らかになっている．フィリピンにある国際イネ研究所（International Rice Research Institute, IRRI）において，フィリピンイネ研究所（The Philippine Rice Research Institute）と共同で野外栽培試験が実施されてきた結果，2019（令和元）年までにフィリピン，アメリカ，カナダなどの国で食品として承認されている．今後，他のアジア諸国での安全性承認と，フィリピンを始めとした国々におけるゴールデンライスの商業的栽培と市場への流通が期待されている．

2）スギ花粉米

国立研究開発法人農業・食品産業技術総合研究機構が中心となり，スギ花粉アレルゲンの遺伝子の一部をイネの細胞に導入し，イネ種子特異的に発現するようにした遺伝子組換えイネの開発が試みられてきた．その後，他の研究機関により医薬品としての承認を目指した臨床試験などが実施されている．まだ実用化には至っていないが，この「スギ花粉米（スギ花粉ペプチド含有米）」を食べることにより，スギ花粉症の症状が緩和されることが期待されている．

❺ バイオ食品に関する課題

世界人口の増加に見合った食糧の供給方法としての，バイオ食品の利用が今後も期待される中で，遺伝子組換え食品に関しては，ガイドライン等に基づいた研究開発と，法令に基づいた安全性審査を受け認可されたものだけが流通することを周知し，消費者の懸念・不安・疑問などを解消していく必要がある．

一方，日本国内の低い食料自給率をみてわかる通り，主要な農作物の多くを輸入に頼らざるをえないのが現状である．遺伝子組換え作物の栽培面積は増加しており，今後も海外との関わりから，日本国内でもこのトピックを避けることができないといえる．

今後，ゴールデンライスやスギ花粉米，高栄養・高機能性の大豆たんぱく質（グリシニン）をイネ種子で発現させた機能性強化米などの，消費者に直接恩恵をもたらす遺伝子組換え作物の開発が進められることで，消費者がより受け入れやすくなるかもしれない．また，近年開発が進められているゲノム編集食品に関しては，新たに流通させる前の開発者からの届出または安全性審査について厚生労働省が定めている．しかし，ゲノム編集食品について，開発の目的・意義・安全性などの正確な情報が消費者側に伝わっているとはいえない状況である．

バイオテクノロジーを使用した新しいバイオ食品は，安全性の評価などについて，消費者，事業者やその他の関係者間でリスクコミュニケーションを行い，情報を互いに交換し相互理解を深めつつ普及していくことが重要である．

練 習 問 題

(1) 遺伝子組換え食品に関する記述である．正しいのはどれか．1つ選べ．

① 世界で初めて商業的栽培がされた遺伝子組換え作物はじゃがいもである．

② 世界で最も多く栽培されている遺伝子組換え作物はなたねである．

③ 日本では現在，遺伝子組換え作物を使用した食品は流通していない．

④ 遺伝子組換え食品の表示に関して，分別生産流通管理（IP ハンドリング）が行われている場合も 3 ％ 以下の意図せざる混入が認められている．

⑤ チーズの製造に用いられるキモシンは，遺伝子組換え技術による生産が実用化されている．

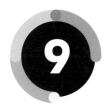

9 食品の生産・加工・流通

　食品の多くは生物由来である．生物の構成成分は変質しやすい性質を持っているため，食品は本来変質しやすい性状のものである．一方，穀類，果実類，野菜類の多くは年間を通じて収穫できるわけではなく，収穫期は限定されている．同様に，魚介類も漁獲期がある．さらに，農産物は農村で生産され，魚介類も漁場で漁獲され，その多くは遠く離れた都会で消費される．したがって，食品は生産されてから消費者が食品を消費するまでの間，食品の劣化を防止し，品質を保持して貯蔵・輸送することが必要である．ここでは，そのための食品の加工・貯蔵・流通などに関して述べる．

A　食品の生産

　農産物の成分は生産する場所や収穫時期によって大きく異なる．気象条件や品種，栽培土壌，施肥，生産技術など，さまざまな要因の影響を受け，栄養価や食味も変動する．畜産物についても，家畜の飼育条件や季節などの影響を受け，食肉としての成分が変動する．水産物も，漁業と養殖業による生産法の違いなどによっても成分組成は異なることがある．

❶ 農産物の生産条件と成分

　農産物，特に野菜や果物にはさまざまな品種があり，ビタミンやミネラルなどの栄養成分含量には大きな違いがある．また，季節によっても差がみられる．たとえば，ほうれんそうは元来冬野菜の代表的なものであるが，近年では1年中市場に出まわるようになった．ほうれんそうの1982（昭和57）年のビタミンCの平均含有量は65 mg/100 gであったが（四訂日本食品標準成分表），2020（令和2）年に公表された日本食品標準成分表2020年版（八訂）では，35 mg/100 gと低下している．これは，ビタミンC含量が低い時期のものも含めて含有量が平均して示されたためである．

❷ 畜産物の生産条件と成分

　農林水産省の「食料需給表」によると，わが国における食肉の消費動向としては，1990（昭和62）年頃から畜産物の供給量は，ほぼ横ばい状況である．
　畜産物としては，鶏肉，豚肉，牛肉などの畜肉類のほか，鶏卵，牛乳などが含まれる．そして，これらの原料を用いたハム，ソーセージ，チーズ，ヨーグルトなどのさまざまな

加工食品もあり，現在の日本人の食生活に欠かせないものとなっている．

　畜産物も生産条件によって栄養成分組成は影響を受ける．鶏肉は近年，脂肪含量が少ないものが求められている．一般に，冬季生産のほうが夏季生産よりも脂肪含量は多くなる．豚肉では，体脂肪の量よりも質が問題とされている．豚脂の硬さは，それを構成する脂肪酸組成によって変化し，不飽和脂肪酸，特にリノール酸を多く含むと軟脂になるが，これは飼料の質に影響を受けることが知られている．牛肉においても，脂肪酸組成が肉の風味やおいしさに関係するが，これは品種や系統だけでなく，飼育方法や飼料内容によっても変化する．

　また，乳（牛乳）の成分のうち，最も大きな変動を受けやすいのは乳脂肪分である．脂肪含量は夏季に少なく，冬季に多い傾向がある．

❸ 水産物の生産条件と成分

　水産物は，わが国において動物性たんぱく質源として重要な役割を果たしてきた．しかし，食生活の欧米化とグローバル化が進み，動物性たんぱく質源としての水産物の役割は減少してきた．最近では水産物の輸入量が増え，水産物の自給率は徐々に低下している．一方で，近年，水産物が生活習慣病予防などの健康増進に効果を示す研究報告もされるようになり，機能性食品としての水産物が見直されている．

　魚介類の一部は養殖によって生産管理されているが，多くの魚介類は漁期，漁場，漁獲量が不安定で，農産物や畜産物に比べて計画生産がむずかしい．特に魚肉の成分組成は，漁獲する場所や季節によって大きく異なる．たとえば，いわしの年間の脂質含量の変動は大きく，少ないときでは 0.5 %，多いときには 40 % にも達することがある．一般に，いわしのような回遊性の赤身魚は，脂質が蓄積する季節には水分が減少し，脂質が減少する季節には水分が増加する．脂の乗った時期の魚は味がよいので，昔から「旬」として珍重されている．

B　食品の加工

❶ 食生活と加工食品

　現在，私たちの身のまわりには，さまざまな加工食品があふれている．食生活において，加工食品はなくてはならない存在になっている．また，価値観や意識が多様化している現代において，消費者は食品の質に強い関心を示すようになってきている．すなわち，食生活は生産者が作る多種多様な加工食品に依存するようになり，加工食品に対する正しい知識がますます必要な時代になってきている．

　総務庁（現総務省）の「家計調査」によると，全国平均 1 世帯当たりの食料費支出において，1965（昭和 40）年では食料消費支出に占める生鮮食品の割合は 48.8 %，加工食品 41.4 %，調理食品と外食 10.2 % であったものが，2015（平成 27）年には生鮮食品は 27.4 % に低下し，加工食品 52.1 %，外食 20.5 % に変化し，その後も，特に加工食品のウェイトが増大している．

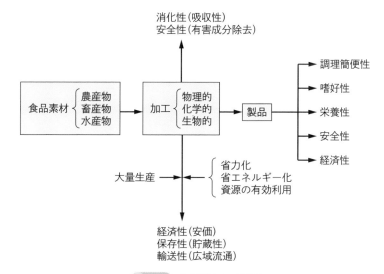

図 9-1 食品加工の原則

[小川 正，的場輝佳（編）：新しい食品加工学，第2版，p.2，南江堂，2017 より許諾を得て転載]

❷ 食品加工の意義，目的

　食物は一般に腐敗，変質しやすく，その収穫量や捕獲量は，季節的あるいは地域的な変動が大きいものであった．したがって，安定した生活を送るためには，いかにして食物を長い期間，保存（貯蔵）するかが古くから求められ，乾燥，塩漬けなど，さまざまに手が加えられるようになった．このような経験的な技術の蓄積が食品加工の原点である．現在でも，食品の劣化を制御することが食品を加工する意義の1つであることは変わりない．

　しかし，食品の加工は，単に保存（貯蔵）のためや調理の肩代わりとしてだけでなく，その生産（加工）過程を通じて，食品素材に対して，①不要な部分の除去とその有効利用，②人体に不都合な成分の除去や変質の防止による安全性の付与，③おいしさ（嗜好性）の付与，④栄養性，機能性の付与，⑤保存性の向上，⑥利便性・簡便性の付与，⑦経済性の改善，といった消費者のニーズにかなった付加価値も求められている（**図 9-1**）．特に，加工食品は食品であると同時に商品であるため，加工によって食品素材に商品的価値を付与することは食品加工の重要な目的である．

　加工食品の利用は現代社会においては避けて通れないが，健全な食生活を営むには，加工食品を上手に正しく利用することが重要である．そのためには，食品の加工がいかなる方法で行われているか，原料，成分組成，加工にともなうそれらの変化，栄養価，安全性などについての情報を十分に理解することが大切である．

❸ 調理加工食品

　わが国の伝統的な加工食品としては，みそ，しょうゆ，漬物などがあるが，近年，これらの加工食品に多くの材料を組み合わせた，半調理あるいは完全調理済みの調理加工食品

の種類や生産量が増加している．ここでは，冷凍食品とレトルト食品を取り上げる．

a. 冷凍食品

食品を冷凍して保存する方法は冷凍食品に限らず広く行われているが，「冷凍食品」としては，一般的に以下の4つの条件を満たすものとして定義されている．

① 前処理：原料の選別，洗浄，主要部分の除去，整形，ブランチングなどの処理，衣付け，調味，加熱などの調理を行うことにより，食品の高品質化や消費者の利便性を高める．

② 急速冷凍：食品を冷凍する際，組織が壊れて品質が変わらないよう，非常に低い温度で急速冷凍する．急速冷凍した食品は，氷結晶が小さくなるため，解凍後も凍結前の状態に近い状態となる．

③ 包装：凍結した食品を，乾燥，酸化，細菌汚染，光などの影響による品質劣化を防止するために包装する．

④ 凍結貯蔵と流通：冷凍食品は，−18℃以下で貯蔵すれば，1年間品質が保持される．したがって，生産，貯蔵，輸送，販売の各段階を通じて一貫して温度が−18℃以下を保っている．

冷凍食品利用の増加は，冷凍食品の保存性のよさ（家庭の冷蔵庫で2〜3ヵ月高品質のまま保存可能），利便性（調理の省力化），安全性（厳しい衛生管理のもとで生産・貯蔵），品質の安定性，種類が豊富，経済的（大量生産のため価格が安定）などの理由による．また，外食機会の増加で，業務用（産業給食，学校給食，レストラン，弁当など）の冷凍食品が全需要の7割を超えている．

b. レトルト食品

レトルト食品（レトルトパウチ食品）とは，食品をレトルト（加圧加熱殺菌装置）で，気密性のある殺菌可能な袋や成形容器に詰め，ヒートシールで密封後，120〜130℃で4分間以上，加圧加熱殺菌した製品であり，常温流通が可能である．製造工程は，前処理，加工，充填，密封，殺菌，冷却であり，基本的には缶詰やびん詰と同じであるため，アルミ箔やスチール箔を重ね合わせたラミネート包材を用いたレトルト食品は光や空気を通さないため，1年以上の保存が可能とされている．

レトルト食品は，缶詰やびん詰に比べて，軽く，容積が少ないといった点で貯蔵性や運搬性に優れているため，生産量は増加を続けている．特に近年では，業務用のレトルト食品が著しく増加しており，レストランを始めとする外食産業で多く利用されている．

C 食品の流通

❶ 食品の規格と表示の概要

食品が適切に流通し，消費者が安心して食品を消費するためには，正しい食の情報が伝わらなければならない．食品についての製造の基準，品質の規格，内容についての情報を正しく伝達するため，食品の規格，表示方法に関する多くの法的規制や製造者の自主的な

規制が定められている.

　食品の規格に関して，日本では JAS（Japanese Agricultural Standard，日本農林規格）における「日本農林規格等に関する法律」（**JAS 法**）に基づいて決められている．JAS 法は古くから制定されていたが，2017（平成 29）年 6 月に法律が大きく改正され，新たな JAS マークも制定された．新たな JAS マークは，2022（令和 4）年 3 月までに移行することとなっている.

　一方，食品表示に関しては，食品衛生法，JAS 法および健康増進法の食品の表示に関する規定を統合して食品の表示に関する包括的かつ一元的な制度が，**食品表示法**として2015（平成 27）年 4 月に施行された．新たに制定された食品表示法は，経過措置期間の5 年（生鮮食品は 1 年半）を経て，2020（令和 2）年 4 月に完全施行となった．ここでは，主に 2017 年に改正された JAS 法における食品の規格制度と，2015 年に制定された新しい食品表示法に関して述べる.

❷ 食品の規格

a. 国内規格── JAS 規格

　前述したように，2017 年に JAS 法が改正された．この法律改正では，JAS 規格の対象が「モノ」以外に拡大され，多様な JAS 規格の制定がなされるようになった．以前の JAS法における食品規格は，食品の品質を一定の水準にそろえる「平準化」を目的とした制度であった．すなわち，食品の品質規格については個々の食品ごとに，その名称の定義や加工原料の使用量，品質，製造法などについて規定し，品質表示の基準を定めていた．しかし，近年，市場のニーズは品質以外の価値や特色にまでも多様化するようになった．また，海外に対して日本産品の品質や特色を説明・証明する機会が増大してきた．こうしたことから，改正された JAS 法では，事業者や産地の多様な価値や特色を差別化できるように工夫され，国際化も視野に入れた内容になっている.

　表 9-1 に，従来の平準化規格である JAS（**一般 JAS**）が設けられている食品の一覧を示した．2017 年の法律改正では，一般 JAS については，マークに規格の内容を表示することとなった（**図 9-2**）.

　また従来，有機農産物と有機農産物加工食品については，登録認証機関が生産工程を検査して，規格に合ったものは**有機 JAS** マークを付けることができることとなっていた．有機 JAS マークに関しても，2017 年の法律改正によりマークに規格の内容を表示することとなった（**図 9-2**）．また，2020 年 7 月からは，有機の畜産物および加工食品にも，有機 JAS マークを表示することが必要となった.

　一般 JAS は，品位，成分，性能などの品質についての基準を定めたものであるが，生産の方法に関する基準を定めた**特定 JAS** もある．特定 JAS は，2020（令和 2）年現在，熟成ハム類，熟成ソーセージ類，熟成ベーコン類，地鶏肉，手延べ干しめん，りんごストレートピュアジュースが規格化されている（**表 9-1**）．また，トレーサビリティを規格化した**生産情報公表 JAS** がある．生産情報公表 JAS 規格は，2020 年現在，牛肉，豚肉，農産物，および養殖魚について制定・施行されている．さらに，流通方法に特色のある農林物資についての消費者の選択に資するため，流通の方法についての基準を内容とする**定温**

表 9-1 一般および特定 JAS 規格が設けられている食品（2020（令和 2）年 12 月現在）

即席めん	食用植物油脂	ハンバーガーパティ
乾めん類	ぶどう糖	チルドハンバーグステーキ
マカロニ類	異性化液糖および砂糖混合異性化	チルドミートボール
植物性たんぱく	液糖	削りぶし
しょうゆ	ジャム類	煮干魚類
ウスターソース類	果実飲料	パン粉
風味調味料	炭酸飲料	熟成ハム類
ドレッシング	りんごストレートピュアジュース	熟成ソーセージ類
醸造酢	豆乳類	熟成ベーコン類
トマト加工品	農産物缶詰および農産物瓶詰	そしゃく配慮食品
にんじんジュースおよびにんじん	畜産物缶詰および畜産物瓶詰	手延べ干しめん
ミックスジュース	水産物缶詰および水産物瓶詰	地鶏肉
乾燥スープ	農産物漬物	人工種苗生産技術による水産養殖
マーガリン類	ハム類	産品
ショートニング	プレスハム	障害者が生産行程に携わった食品
精製ラード	ソーセージ	持続生産性に配慮した鶏卵・鶏肉
食用精製加工油脂	ベーコン類	

［農林水産省：JAS 一覧 飲食料品，より引用］

JASマーク
品位，成分，性能などの品質についての JAS 規格（一般 JAS 規格）を満たす食品や林産物などに付される．

特色 JAS マーク
相当程度明確な特色のある JAS 規格を満たす製品などに付される．特定 JAS，生産情報公表 JAS，定温管理流通 JAS マークは，特色 JAS マークに統合された．

有機JASマーク
有機 JAS 規格を満たす農産物などに付される．このマークが付されていない食品には「有機○○」などと表示できない．

試験方法 JAS
試験方法 JAS を使用した試験の結果などに付される．

図 9-2 JAS マークの一覧

［農林水産省：JAS について，より引用］

管理流通 JAS 規格も制定されていた．2017 年の法律改正では，これら特定 JAS，生産情報公表 JAS，定温管理流通 JAS の 3 種類のマークを統合し，**特色 JAS** マークとして新たなマークが制定されることになった（**図 9-2**）．新しいマークには，その規格の内容を端的に示す標語をマークに付与することも求められている．これは，特色のある JAS 認証の内外における訴求力を高めることを目的としている．

b．国際規格

1）国際食品規格（Codex）

コーデックス（Codex）とは，1962（昭和 37）年に，FAO（Food Agriculture Organization，国際食糧農業機関）および WHO（World Health Organization，世界保健機関）が合同食品計画の実施機関として設立した国際政府間組織で，国際食品規格の策定を通じて消費者の健康を守るとともに，食品貿易における公正を確保することを目的としている．

コーデックスが策定した食品規格は，WTO（World Trade Organization，世界貿易機関）の多角的貿易協定の下で，国際的な制度調和を図るものとして位置付けられている．コーデックスの規格は，直接の強制力があるものではないが，国内法規に重要な影響を与えることが多い．

2）国際標準化機構（ISO）

ISO とは，International Organization for Standardization の略称で，日本語では「国際標準化機構」と訳されている．ISO は，電気・電子技術分野を除く全産業分野（鉱工業，農業，サービス業など）の国際規格を作成している審議団体であり，さまざまな規格・基準を作成している．食品に関係するものとしては，ISO9001，ISO22000 などがある．ISO9001 は，品質マネジメントシステムの国際規格であり，多くの食品企業で採用されている．一方，ISO22000 は食品安全マネジメントシステムの規格であり，2005（平成17）年に発行された．ISO22000 は，HACCP（hazard analysis critical control point，危害分析重要管理点）システムを ISO のマネジメントシステムに組み込んだものである．

❸ 食品の表示

a. 栄養成分表示

新食品表示法において，原則として一般の消費者に販売されるすべての加工食品の容器包装や添付文書に，食品表示基準に基づき，栄養成分表示が義務付けられた．ただし，きわめて短期間（3 日以内）で原材料が変更されるもの（日替わり弁当など）などは，表示を省略してもよいこととなっている．栄養成分表示には義務表示成分と任意表示成分があり，義務表示成分はエネルギー（熱量），たんぱく質，脂質，炭水化物，ナトリウムである．ナトリウム量は食塩相当量に換算して表示しなければならない（**図 9-3**）．義務表示成分5 項目以外のものが，任意表示成分である．任意表示成分で表示が推奨されるものとしては，飽和脂肪酸と食物繊維の 2 項目が定められている．

なお，「高○○」，「○○入り」など，その栄養成分が補給できる旨の表示，または「低○○」，「○○控えめ」など適切な摂取ができる旨の表示をすることを強調表示という．このような表示をする場合は，定められた基準を満たす必要がある．また，栄養表示基準には，栄養機能食品の表示に関する基準についても定められており，2016（平成 28）年 8月現在，ビタミン 13 種類，ミネラル 6 種類，n-3 系脂肪酸についての基準が規定されている（『食品学 I』第 6 章食品の機能性，表 6B-7，を参照）．

栄養成分 1 本（200 mL）当たり	
エネルギー	139 kcal
たんぱく質	6.8 g
脂質	0.8 g
炭水化物	10.0 g
食塩相当量	85 mg

図 9-3 栄養成分表示の例

表9-2 表示されるアレルギー物質（特定原材料について）

必ず表示される7品目（特定原材料）	卵，乳，こむぎ，そば，らっかせい，えび，かに
表示が勧められている21品目（特定原材料に準ずるもの）	アーモンド，あわび，いか，いくら，オレンジ，キウイフルーツ，牛肉，くるみ，さけ，さば，だいず，鶏肉，バナナ，豚肉，まつたけ，もも，やまいも，りんご，ゼラチン，ごま，カシューナッツ

個別表示

原材料名	白いんげん豆，小麦粉，砂糖，栗甘露煮，卵黄（卵を含む）/炭酸水素 Na，カゼインナトリウム（乳由来）

一括表示

原材料名	白いんげん豆，小麦粉，砂糖，栗甘露煮，卵黄/炭酸水素 Na，カゼインナトリウム，（一部に小麦・卵・乳成分を含む）

図9-4 アレルゲンの個別表示と一括表示の例

［東京都福祉保健局健康安全部：食品衛生の窓，を参考に著者作成］

b. アレルギー表示

　近年，食品中のアレルギー物質（アレルゲン）に関する正確な情報の提供が求められている．2020（令和2）年12月現在，必ず表示する必要がある品目（特定原材料）は，卵，乳，こむぎ，そば，らっかせい，えび，かにの7品目である．また，特定原材料に準じてアレルギーを起こしかねないものとして，あわび，いか，いくらなど21品目についても，任意ではあるが表示が奨励されている（**表9-2**）．新食品表示法においては，特定原材料の名称を個別に表示することが決められ，個々の原材料や添加物の直後に括弧書きで記載しなければならなくなった（**図9-4**）．ただし，表示面積に限りがあり，個別表示が困難な場合などでは，例外的に原材料の直後にまとめて括弧書きする方法（たとえば，「一部に○○を含む」と表示）も認められている．

c. 添加物表示

　食品の製造・加工の際に用いられた添加物の表示も食品表示法で定められている．加工工程で使用されるが，除去されたり，中和されたりして，ほとんど残らないもの（加工助剤）や，原料中には含まれるが，使用した食品には微量で効果が出ないもの（キャリーオーバー）などは表示が免除されている．また，ある種の添加物は別名表示も許可されている．たとえば，ビタミンCの化学物質名は「ʟ-アスコルビン酸」であるが，一般には，「ビタミンC」と書いたほうがわかりやすい．さらに，用途を表示すべき添加剤や，用途が同じ添加物のいくつかは一括名で表示してもよいことも規定されている．

d. 期限表示

　期限表示は食品の品質を保証するもので，食品の劣化の速度の指標となるものである．食品の期限表示は，以前はJAS法に定められていたが，2015（平成27）年の法律改正により，新食品表示法において規定されることとなった．食品の期限表示には消費期限と賞味期限があり，一部を除くほぼすべての加工食品にどちらかの表示が義務付けられている．

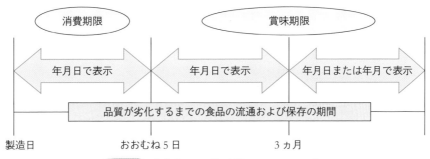

図 9-5 消費期限と賞味期限のイメージ図

　消費期限とは,「定められた方法により保存した場合において, 腐敗, 変敗その他の品質の劣化にともない安全性を欠くこととなるおそれがないと認められる期限を示す年月日をいう」と定義されている. 一方, 賞味期限は,「定められた方法により保存した場合において, 期待されるすべての品質の保持が十分であると認められる期限を示す年月日をいう. ただし, 当該期限を超えた場合であっても, これらの品質が保持されていることがあるものとする」と定義されている. すなわち, 消費期限とは, 品質が劣化しやすく, 製造日を含めておおむね 5 日以内で品質が急速に劣化する食品に表示する期限表示の用語であり, 容器包装を開封する前の期限を示すものである. そのため, 消費期限を表示すべき食品には, 弁当, 調理パン, そう菜, 生菓子類, 食肉, 生めん類などが該当する.

　これに対し, 賞味期限とは, 消費期限に比べ, 品質が比較的劣化しにくい食品などに表示する期限表示の用語であり, 消費期限と同様, 容器包装を開封する前の期限を示すものである. 賞味期限を表示すべき食品は, 消費期限を表示すべき食品以外の食品であり, たとえば, スナック菓子, 即席めん類, 缶詰などがあり, 期限を過ぎたからといってすぐに食べられないということはない.

　このように, 一般的に傷みやすい食品には消費期限, 比較的傷みにくい食品には賞味期限を表示する, ということができる. なお, いずれの期限表示とも,「年月日」までを表示するが, 賞味期限を表示すべき食品のうち製造日から賞味期限までの期間が 3 ヵ月を超えるものについては,「年月」で表示してもよいことになっている (**図 9-5**).

e. 遺伝子組換え食品の表示

　遺伝子組換え農産物とその加工食品について表示義務の対象となるのは, 2016 (平成28) 年 8 月現在, だいず (えだまめおよび大豆もやしを含む), とうもろこし, じゃがいも, なたね, 綿実, アルファルファ, 甜菜, パパイヤの 8 種類の農産物で, 加工食品は, これらの農産物を主な原料とするものである. ただし, 遺伝子組換え原材料が重量の 5 % 以上で, 原材料の上位 3 位までに入っているものに限られる.

　そして, 従来のものと組成, 栄養価などが同等である遺伝子組換え農産物およびこれを原材料とする加工食品で, 加工工程後も組換えられた DNA またはこれによって生じたたんぱく質が検出可能であるものは,「遺伝子組換え」である旨または「遺伝子組換え不分別である旨」の表示が義務付けられている. 油やしょうゆなどは, DNA などの検出が不可能なので, 遺伝子組換えの表示義務はないが, 任意で表示することは可能である (**表 8-**

2，p.191参照）．ただし，任意表示制度は2023（令和5）年4月より制度の変更が予定されている．

f. 生鮮食品と加工食品の表示

　以前は生鮮食品と加工食品の区分がJAS法と食品衛生法とで異なっていた．しかし，2015（平成27）年の法律改正により，JAS法に基づく区分に統一，整理された．たとえば，生干しなどによる簡単な加工を施したもの（乾燥果実など）は，食品衛生法では生鮮食品として扱われていたが，新基準では加工食品に分類されることになり，加工食品としての表示義務に従うことが求められるようになった．生鮮食品においては，共通事項として名称と原産地を表示することが義務付けられており，その他，農産物，畜産物，水産物それぞれにおいて，詳細な表示内容の規定が定められている．一方，加工食品で義務付けられている共通表示事項としては，名称，原材料名，添加物，内容量，消費期限または賞味期限，保存方法，食品関連事業者，製造所，栄養成分の量および熱量である．原材料名表示では，加工食品中で最も重量の多い原材料の原産地表示が義務化され，原材料が生鮮食品の場合は「その産地」を表示し，原材料が加工食品の場合は「その製造地」を表示しなければならなくなった（原料原産地表示）．

g. 製造所固有記号の表示

　以前は製造所の所在地などの表示が義務付けられていたが，表示スペースの問題などで製造所固有記号と呼ばれる記号で代替的に表示することが認められていた．しかし，新食品表示法では，製造所固有記号の使用は原則として同一製品を複数の工場で製造する場合に限り利用可能となった．また，製造所固有記号を使用する場合には，①所在地などの情報提供を求められたときの回答者の連絡先，②所在地などの表示したウェブサイトのアドレス，③製品製造を行っているすべての製造所所在地のいずれかを表示することが義務付けられた．

❹ 食品の包装

a. 包装の意義

　包装とは，日本産業規格（JIS Z0108）によると「物品の輸送，保管，取引，使用などに当たって，その価値及び状態を維持するための適切な材料，容器それらに物品を収納する作業並びにそれらを施す技術又は施した状態」と定義されている．包装には，①個装，②内装，③外装の3種がある．個装は物品の個々の包装で最終的な販売単位であり，食品を直接包む缶詰，びん詰，あるいはプラスチック袋詰などがこれに当たる．内装は，包装貨物の内部包装で，缶詰，びん詰，袋詰などを，商品説明などを印刷した箱に詰めて，商品価値と保護性を高めるものである．外装は，包装貨物の外部包装で，木箱やダンボール箱などがこれに当たり，外圧からの保護と輸送保管の効率化のためのものである．

　食品を包装する場合，包装する食品の品質，状態，特徴，形状，用途，輸送および貯蔵保管の方法などの違いにより，それぞれ異なった包装材料，包装形態，包装条件が選択される．包装は，単に包むだけでなく，食品の保存性を高め，品質の劣化を防ぎ，運搬を容

易にし, 表示によって商品価値を向上させ, 消費者に必要な情報を伝えるなど, 包装の果たしている役割は大きい. 近年では, 環境問題に関連して, 包装材料のリサイクルや廃棄の際の面でも業界, 消費者ともに対応を求められている. 2007 (平成 19) 年より改正容器包装リサイクル法も施行され, 金属, 紙, ガラス, プラスチックがこの法令の対象となっている.

b. 包装材料と包装容器

1) 金 属

薄い鋼板にスズをメッキしたブリキ缶が主体であるが, 近年は鋼板に酸化クロムの薄膜を付けて耐蝕性を高めた **TFS** (tin free steel) 缶や, 飲料用のアルミニウム缶なども多く使用されている.

金属は複雑な形に加工でき, 耐久性があり, 熱に強く, 熱伝導性がよいことから, 殺菌に耐える, 光を遮断するなどの利点がある. 欠点としては, 酸・塩類に弱く, 金属が溶出されやすく, 開缶しにくいなどがあげられる. これらの欠点をなくすため, 缶の内面をエナメルやプラスチックでコーティングしたものや, 開缶を容易にするイージーオープン機構 (缶切り不要) のものも多く利用されるようになっている.

2) ガラス

中身が見え, 清潔感があり, 金属のように化学反応を起こさないので, 腐食や缶臭も発生せず衛生的である. リサイクルにも適しているが, 重く, 破損しやすい, また光を通しやすいなどの欠点がある. それらの欠点を補うために, 表面をプラスチックでコーティングして破損しにくくした強化びんや, 光の透過を少なくした着色びんも普及している.

3) 紙

紙は安価で包みやすく, 印刷性に優れ, 重量の割には強さもあり, 遮光性を備え, リサイクル, 焼却にも適している. しかし, 破損しやすく, 水に弱く, 気密性に欠けるなどの欠点がある. そのため, 最近ではプラスチック材料をラミネートして包装材としての価値を高めたものが, 牛乳, 果汁飲料, しょうゆ, 清酒などの容器に使用されている. また, 外装材としては段ボール箱が広く利用されている.

4) プラスチック

プラスチックは石油を原料とする重合高分子で, 1960 年代より包装材料として急激に使用が増えてきた. 特性としては, 成形が容易なこと, 軽量なこと, 防水性があり, 化学的に安定で, 透明性があり, 密封が容易で開封もしやすく, 安価であることなどである. また, プラスチック材料は性状の異なるものどうし, たとえば紙などと貼り合わせるラミネート包装材としても優れている.

一方, 欠点としては, 光を通す, 水分や酸素の透過性のあるものは食品の成分変化を起こしやすい, 衝撃や圧力によっては破損しやすい, などがあげられる. また, プラスチックは化学的に安定なため, 腐食しにくく, 燃やすと有害物質を生じる危険もあるため, 現在, 使用後の処理が社会問題にもなっている.

表 9-3 には, 食品包装に用いられる主なプラスチックフィルムの特性をまとめた. ポリエチレンはエチレンを重合して作られたものであり, 衛生的に安全性が高く, ヒートシール性も広い温度帯にわたって非常に良好なので, 広く利用されている. ガス透過性が

表 9-3　食品包装に用いられる主なプラスチックフィルムの特性

種　　類		防湿性	防水性	気体遮断性	耐油性	強度
ポリエチレン	低密度	○	◎	×	△	△
	中密度	○	◎	×	○	○
	高密度	○	◎	×	○	○
ポリプロピレン	無延伸	○	◎	×	△	○
	延伸	○	◎	×	○	◎
ポリスチレン		△	○	×	△	○
セロファン	普通	×	×	×〜○	◎	○
	防湿	○	△	◎	◎	○
ポリ塩化ビニル	硬質	○	◎	○	◎	○
	軟質	△	○	×	△	△
塩化ビニリデン		◎	◎	◎	◎	○
ポリエステル		◎	◎	○	◎	◎
クラフト紙/ポリエチレン		○	×	×	△	○
アルミ箔/ポリエチレン		◎	◎	◎	◎	○
酢酸セルロース		△	◎	×	○	◎
ナイロン		△	◎	○	◎	◎
エバール		△	△	◎	◎	○
ビニロン		×	△	◎	◎	○

◎：優，○：良，△：可，×：不可

大きいのが欠点であるが，他の材料とラミネートの形で使用することで改善される．**ポリプロピレン**は軽く，耐熱性が高いが，低温に弱い欠点がある．**ポリスチレン**は透明性があり，水蒸気を通し通気性がよいことから，野菜などの包装フィルムとして包装材などに使用されている．

　このほか，ポリエステルの代表的なものとして，**ポリエチレンテレフタレート**（PET，polyethylene terephthalate）がある．これは安全性が高く，透明で強度が大きく，ガス透過性が小さいなどの性質を有するため，近年ペットボトルとして炭酸飲料，食用油，しょうゆなどに利用されている．また，レトルト食品や冷凍食品のラミネート材としても利用されている．

c. 包装方法

1）無菌充填包装

　牛乳，乳製品，果汁などを滅菌した後に無菌充填したものである．LL（long life）食品は，アルミ箔とプラスチックフィルムで多層にラミネートした容器中に超高温瞬間殺菌した食品を無菌充填包装している．

2）脱酸素剤封入包装

　密封包装内の酸素濃度を低下させるために用いられている．鉄粉を封入し，酸化反応を利用して酸素を吸収する方法が一般的であるが，糖などの酸化反応を利用する方法もある．ラミネート材のようなガスバリア性が高い容器が用いられる．

3）ガス充填包装

　主に食品の酸化劣化を防ぐため，窒素や二酸化炭素などのガスで置換し，包装するものである．ガスバリア性の高い容器を用いて空気を抜く真空包装も，同じ目的で使われる．

4）レトルトパウチ包装

調理済み食品を，耐熱性に優れたプラスチックフィルムや金属箔をラミネートしたフィルムを用いたレトルトパウチ（耐熱性袋容器）に充填し，高圧殺菌釜（レトルト）で加圧加熱殺菌したものである．常温保存が可能である．

練習問題

(1)　食品の規格に関する記述である．正しいのはどれか．1つ選べ．
　①　JASとは，日本産業規格の略称である．
　②　検定認証に合格した有機農産物は有機JASマークを付けることができるが，有機畜産物については，有機JASマークの表示制度は定められていない．
　③　生産情報公表JASが規定されているのは，牛肉だけである．
　④　特定JAS，生産情報公表JAS，定温管理流通JASの3種類のマークを統合した特色JASマークが定められている．
　⑤　コーデックスとは国際標準化機構のことであり，世界的に通用する食品規格が定められている．
(2)　食品の表示に関する記述である．正しいのはどれか．1つ選べ．
　①　消費期限は，品質の劣化が速いもの（おおむね製造後5日以内）に適用される．
　②　栄養成分表示で，ビタミンは表示が義務化されている．
　③　食物アレルギーを起こす特定原材料として，だいずは表示が義務付けられている．
　④　食品添加物を表示する際には，用途を表示する必要はない．
　⑤　加工食品に原材料名を表示する場合は，50音順に表示しなければならない．
(3)　食品包装に関する記述である．正しいのはどれか．1つ選べ．
　①　TFSは，鋼板に酸化クロムの薄膜を付けて耐蝕性を高めたものである．
　②　ガラスは，容器包装のリサイクル法の対象外である．
　③　アルミニウムは，プラスチックと比べて光透過性が高い．
　④　PETは，プロピレンを原料として製造される．
　⑤　ポリスチレンは透明性があり，水蒸気を通さない．

参考図書

● 第1章　序　論

1) 中山　勉, 和泉秀彦 (編)：食品学Ⅱ―食品の分類と利用法, 第3版, 南江堂, 2017
2) 香川明夫 (監)：八訂日本食品標準成分表 2020 年版, 女子栄養大学出版会, 2020
3) 国立研究開発法人農業・食品産業技術総合研究機構野菜茶業研究所：日本における野菜の種類, 2001 (https://www.naro.go.jp/project/results/laboratory/vegetea/index.html, 最終アクセス 2021 年 11 月 18 日)
4) 農林水産省：食事バランスガイド (https://www.maff.go.jp/j/balance_guide/, 最終アクセス 2021 年 11 月 18 日)
5) アメリカ農務省：ChooseMyPlate.gov. (https://www.choosemyplate.gov, 最終アクセス 2021 年 11 月 18 日)

● 第2章　食品成分表

1) 文部科学省：日本食品標準成分表 2020 年版 (八訂), 2020 (https://www.mext.go.jp/a_menu/syokuhinseibun/mext_01110.html, 最終アクセス 2021 年 9 月 24 日)

● 第3章　植物性食品

A. 穀　類

1) 菅原龍幸 (監)：新版食品学Ⅰ・Ⅱ, 建帛社, 2016
2) 香川明夫 (監)：八訂日本食品標準成分表 2020 年版, 女子栄養大学出版会, 2020
3) 小原哲二郎：雑穀―その科学と利用, 樹村房, 1981
4) 櫻井芳人 (監)：新・櫻井総合食品事典, 同文書院, 2012
5) 農林水産省, 特集 1 米 (2) [WORLD] 生産量と消費量で見る世界の米事情 (https://www.maff.go.jp/j/pr/aff/1601/spe1_02.html, 最終アクセス 2021 年 11 月 18 日)
6) 農林水産省, 特集 1 麦 (2) [WORLD] 生産量と消費量で見る世界の小麦事情 (https://www.maff.go.jp/j/pr/aff/1602/spe1_02.html, 最終アクセス 2021 年 11 月 18 日)
7) 公益社団法人米穀安定供給確保支援機構：平成 28 年産水稲うるち米の品種別作付動向について, 2016

B. いも類

1) 香川明夫 (監)：八訂日本食品標準成分表 2020 年版, 女子栄養大学出版会, 2020
2) 財団法人いも類振興会 (編)：ジャガイモ辞典, 全国農村教育協会, 2012
3) 財団法人いも類振興会 (編)：サツマイモ辞典, 全国農村教育協会, 2010
4) 太田英明ほか (編)：食べ物と健康 食品の加工, 増補, 南江堂, 2016
5) 菅原龍幸ほか (編)：新訂原色食品図鑑, 第 2 版, 建帛社, 2008

C. 豆　類

1) 香川明夫 (監)：八訂日本食品標準成分表 2020 年版, 女子栄養大学出版会, 2020
2) 国分牧衛 (編)：豆類の栽培と利用, 朝倉書店, 2011
3) 喜多村啓介ほか (編)：大豆のすべて, サイエンスフォーラム, 2010

4）太田英明ほか（編）：食べ物と健康 食品の加工，増補，南江堂，2016

5）菅原龍幸ほか（編）：新訂原色食品図鑑，第2版，建帛社，2008

D. 種実類

1）菅原龍幸（監）：新版食品学Ⅰ，建帛社，2016

2）香川明夫（監）：八訂日本食品標準成分表2020年版，女子栄養大学出版会，2020

3）櫻井芳人（監）：新・櫻井総合食品事典，同文書院，2012

4）特集 ゴマの健康効果，食の科学34，光琳，2005

E. 野菜類

1）高宮和彦（編）：野菜の科学，朝倉書店，1993

2）矢澤 進（編）：図説野菜新書，朝倉書店，2003

3）平 宏和（総監）：食品図鑑，女子栄養大学出版部，2006

4）櫻井芳人（監）：新・櫻井総合食品事典，同文書院，2012

5）農畜産業振興機構：野菜ブック 食育のために，2005

F. 果実類

1）中山 勉，和泉秀彦（編）：食品学Ⅱ—食品の分類と利用法，第3版，南江堂，2017

2）農林水産省：農林水産統計（2013年）（https://www.maff.go.jp/j/tokei/，最終アクセス2021年11月18日）

3）財務省：貿易統計（2014年）（https://www.customs.go.jp/toukei/info/，最終アクセス2021年11月18日）

4）香川明夫（監）：八訂日本食品標準成分表2020年版，女子栄養大学出版会，2020

5）小宮山美弘ほか：果実類の熟度と貯蔵条件に基づく糖組成の特徴．日食工誌32(7)：522，1985

6）三浦 洋，荒木忠治：果実とその加工，建帛社，1988

7）伊藤三郎（編）：果実の科学，朝倉書店，1991

G. きのこ類

1）林野庁：特用林産物の生産動向（https://www.rinya.maff.go.jp/j/tokuyou/tokusan/，最終アクセス2021年11月18日）

2）髙野克己（編著）：食べ物と健康Ⅱ—新訂食品学各論，樹村房，2008

3）河岸洋和（監）：きのこの生理活性と機能，シーエムシー出版，2005

4）安田和男（編著）：食べ物と健康Ⅳ—改訂 食品の安全と衛生，樹村房，2014

5）日本食品衛生学会（編）：食品安全の事典，朝倉書店，2009

H. 藻　類

1）井上 勲：藻類ハンドブック，エヌ・ティー・エス，2012

2）今田節子：海藻の食文化，成山堂書店，2003

● 第4章　動物性食品

A. 食肉類

1）沖谷明紘（編）：肉の科学，朝倉書店，1996

2）齋藤忠夫ほか（編）：最新畜産物利用学，朝倉書店，2006

B. 牛　乳

1）上野川修一（編）：乳の科学，朝倉書店，2015

C. 卵　類

1）渡邊乾二（編）：食卵の科学と機能—発展的利用とその課題，アイ・ケイコーポレーション，2008

D. 魚介類

1）阿部宏喜，福家眞也編：魚の科学，朝倉書店，1994

●第5章　油糧食品

1）久保田紀久枝，森光康次郎（編）：食品学—食品成分と機能性，東京化学同人，2016
2）田主澄三ほか（編）：食べ物と健康2，化学同人，2003
3）長澤治子（編）：食品学・食品機能学・食品加工学，第3版，医歯薬出版，2017

●第6章　甘味料・調味料・香辛料・嗜好飲料

1）橋本　仁ほか（編）：砂糖の科学，朝倉書店，2006
2）吉積智司ほか：甘味の系譜とその科学，光琳，1986
3）橋本壽夫ほか：塩の科学，朝倉書店，2003
4）福場博保ほか（編）：調味料・香辛料の事典，朝倉書店，1991
5）村松敬一郎（編）：茶の科学，朝倉書店，1991
6）村松敬一郎ほか（編）：茶の機能—生体機能の新たな可能性，学会出版センター，2002
7）櫻井芳人（監）：新・櫻井総合食品事典，同文書院，2012

●第7章　微生物利用食品

1）森　友彦ほか（編）：食べ物と健康3，化学同人，2004
2）長澤治子（編）：食品学・食品機能学・食品加工学，第3版，医歯薬出版，2017

●第8章　バイオ食品

1）清水俊雄：食品バイオの制度と科学—遺伝子組換え食品からニュートリゲノミクス，同文書院，2007
2）厚生労働省：遺伝子組換え食品の安全性に関する審査（https://www.mhlw.go.jp/stf/seisakunitsuite/bunya/kenkou_iryou/shokuhin/bio/idenshi/anzen/anzen.html，最終アクセス2021年9月10日）
3）国際連合食糧農業機関，世界保健機関（編）：コーデックス・アリメンタリウス—バイテク由来食品のリスク分析と安全性評価ガイドライン，国際食糧農業協会，2005

●第9章　食品の生産・加工・流通

1）小川　正，的場輝佳（編）：新しい食品加工学—食品の保存・加工・流通と栄養，第2版，南江堂，2017
2）本間清一，村田容常（編）：食品加工貯蔵学，東京化学同人，2016
3）西村公雄ほか（編）：食品加工学，第2版，化学同人，2012

4）田島　眞（編著）：ガイドラインまるごと理解　食べ物と健康，医歯薬出版，2005

5）薄木理一郎ほか：健康からみた応用食品学，アイ・ケイコーポレーション，2004

6）農林水産省：JAS について．（https://www.maff.go.jp/j/jas/jas_kikaku/index.html，最終アクセス 2021 年 6 月 7 日）

7）農林水産省：JAS 一覧　飲食料品．（https://www.maff.go.jp/j/jas/jas_kikaku/kikaku_itiran2.html，最終アクセス 2021 年 6 月 7 日）

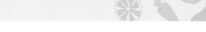

練習問題解答

●第1章 序 論

(1) ②

① 「食生活指針」を具体的な行動に結び付るためのツールである.

③ 1食で摂る量ではなく，1日で摂る量である.

④ 「主菜」ではなく，「副菜」である.

⑤ 身体活動量を示したものではない.

●第2章 食品成分表

(1) ③

① 収載食品数が最も多いのは，魚介類である.

② あんパンは菓子類に分類されている.

④ 食塩相当量は，ナトリウム量に2.54を乗じて算出されている．ナトリウム量には食塩に由来するもののほか，原材料となる生物に含まれるナトリウムイオン，グルタミン酸ナトリウム，アスコルビン酸ナトリウム，リン酸ナトリウム，炭酸水素ナトリウムなどに由来するナトリウムも含まれる.

⑤ 還元型と酸化型の合計.

(2) ④

① 一般成分とは水分，成分項目群「たんぱく質」に属する成分，成分項目群「脂質」に属する成分（ただし，コレステロールを除く），成分項目群「炭水化物」に属する成分，有機酸および灰分である.

② レチノール，α-カロテン，β-カロテン，β-クリプトキサンチン，β-カロテン当量およびレチノール活性当量が記載されている.

③ 食物繊維総量の測定法には，プロスキー変法，プロスキー法，AOAC 2011.25法がある.

⑤ 差引き法による利用可能炭水化物とは，100gから，水分，アミノ酸組成によるたんぱく質（あるいはたんぱく質），脂肪酸のトリアシルグリセロール当量として表した脂質（あるいは脂質），食物繊維総量，有機酸，灰分，アルコール，硝酸イオン，ポリフェノール（タンニンを含む），カフェイン，テオブロミン，加熱により発生する二酸化炭素などの合計（g）を差し引いて算出したもの.

●第3章 植物性食品

A. 穀 類

(1) ④

① オリゼニンは，グルテニンの1つである.

② 精白米は，必須アミノ酸のリシンが不足している.

③ グルテンを形成すると粘性や粘弾性は上昇する.

⑤ ツェインはプロラミンの1つである.

(2) ⑤

① ビタミンB_1は，玄米のほうが精白米より多い.

② 白玉粉はもち米から，上新粉はうるち米からそれぞれ作られる．

③ 小麦粉のたんぱく質含量に基づいて薄力粉，中力粉，強力粉が分類される．

④ そばのルチンはフラボノイド類である．

(3) ③

① うるち米はアミロースとアミロペクチンを含み，もち米はアミロペクチンが100％である．

② 米油には抗酸化作用を持つオリザノールが含まれている．

④ アミノ酸スコアは，小麦粉より精白米のほうが高い．

⑤ 押麦，麦茶の原料はおおむぎである．

B. いも類

(1) ③：だんしゃくいもは粉質で，メークインが粘質である．

(2) ①：じゃがいもに比べて，さつまいもはカリウムやカルシウムが多い．

(3) ④：じゃがいもには，その発芽を抑制するために，放射性同位体であるコバルト60から発生するγ線が照射されている．

(4) ③

① じゃがいもの食用部は，塊茎である．

② さつまいもの主な炭水化物は，デンプンである．

④ こんにゃくいもの主な炭水化物（グルコマンナン）は，こんにゃくの原料となる．タピオカの原料となるのは，キャッサバの主成分のデンプンである．

⑤ さといもの粘性物質は，ガラクタンなどの多糖とたんぱく質の複合体によるものである．

(5) ①：じゃがいものデンプンが糖化してショ糖や還元糖が増加するのは，じゃがいもを0〜2℃の冷所に保存したときである．

C. 豆 類

(1) ①：だいずやらっかせいは炭水化物が少なくて脂質が多く，その他の豆類は炭水化物が多くて脂質が少ない．

(2) ⑤：湯葉を，大豆たんぱく質を加熱変性させて製造する．

(3) ①：だいずの炭水化物は，主にセルロースやショ糖，オリゴ糖である．

(4) ⑤：ビタミンCは，乾燥豆にはほとんど含まれないが，もやしになる過程で生合成される．

D. 種実類

(1) ②

① くりは，デンプンを多く含む．

③ ひまわり油はリノール酸を多く含む．

④ ごま油にはリグナン類やビタミンEといった抗酸化物質が含まれるので酸化されにくい．

⑤ えごま油は，不飽和脂肪酸のα-リノレン酸を多く含む．

(2) ①，④

② アーモンドは，果肉を取り除いた仁を食する．

③ ココナッツから飽和脂肪酸が多いやし油が得られる．

⑤ くるみは脂質が多く，また，ビタミンB_1，Eが多い．

E. 野菜類

(1) ⑤

① ビタミンCも濃緑色部に多く含まれる.

② リコピンはビタミンA効力を示さない.

③ なす中のビタミンC含量は低い（4 mg／100 g）.

④ カロテンは，通常の調理加熱の条件下では安定である.

(2)　④

① ゴイトリンは，ゴイトロゲンと呼ばれる配糖体（前駆体）から，ミロシナーゼの作用によって誘導される.

② コハク酸でなく，シュウ酸である．コハク酸は貝類や清酒のうま味成分として知られている.

③ ホモゲンチジン酸は，チロシンより誘導される.

⑤ なす中のナスニンやヒアシンは，アントシアニン系の色素である.

(3)　⑤

① キャベツ，はくさいの最適の貯蔵温度は0℃である.

② 野菜の呼吸作用によりMA包装内の酸素濃度は低く，二酸化炭素濃度は高くなっている（簡易CA貯蔵）.

③ ブランチングとは，加熱処理を意味する.

④ 食酢や食塩は，野菜や果物の酵素的褐変を抑制することができる.

F. 果実類

(1)　②

① 赤い果肉のすいかの赤色はカロテン類のリコピン（リコペン）による.

③ いちごの赤色はアントシアニン類による.

④ レモンの酸味はクエン酸による.

⑤ うんしゅうみかんに含まれる β-クリプトキサンチンはカロテン類に分類され，プロビタミンA活性を示す.

(2)　②

① 成熟するにつれてデンプンは減少する.

③ ぶどうやオレンジなどは非クリマクテリック型の果実である.

④ 水溶性ペクチンは酸と糖との共存によりゼリー化する.

⑤ 果実類の中にはパパインやブロメリンなどのたんぱく質分解酵素を含むものがあり，食後のデザートとして食事の消化・吸収を促進する効果がある.

(3)　④

① ポリフェノールオキシダーゼの作用による.

② 糖酸比は，糖量を酸量で除したものである.

③ タンニンはアセトアルデヒドと反応して水に不溶性となる.

⑤ 一般に果実には，ビタミンCとカリウムが多い.

G. きのこ類

(1)　④

① しいたけの主要なうま味成分は，5′-グアニル酸である.

② ぶなしめじは菌床栽培が可能である.

③ まつたけは95％以上が輸入されている.

⑤ エリンギはわが国には自生していない．すべて人工栽培されたものである.

(2) ③

① 100 g で比較すると，乾しいたけのほうが生しいたけよりも炭水化物を多く含む.

② エリンギはビタミン C を含まない.

④ 乾燥きくらげはビタミン D を豊富に含んでいる.

⑤ なめこにも食物繊維が比較的豊富に含まれている.

(3) ②

① 乾しいたけで，かさが 7 分開きにならないうちに採取したものを冬菇_{どんこ}という.

③ 「なめ茸」は，えのきたけのしょうゆ炊きやびん詰めのことである.

④ ほんしめじは生きた樹木の根と共生する外生菌根菌である.

⑤ 市販されているきくらげは，95 % 以上は輸入品で，ほとんどが中国からのものである.

H. 藻　類

(1) ②，③

① 海藻は縄文時代から食されていた.

④ あおのりやあおさなどの緑藻も食用とされている.

⑤ 市場に流通している 99 % 以上はならわすさびのりである.

(2) ④：海藻のミネラルで最も多く含まれるのはカリウムである.

● 第 4 章　動物性食品

A. 食肉類

(1) ①

② 生肉の色は主にミオグロビンによる.

③ ミオグロビンは酵素と結合するとオキシミオグロビンとなる.

④ 食肉を放置すると，メトミオグロビンとなる.

⑤ 肉の発色を助けるのはビタミン C である.

(2) ④：食肉の保水性は熟成により回復する.

(3) ③：食肉中に多いミネラルはカリウムである.

B. 牛　乳

(1) ②：牛乳中の脂質を構成する脂肪酸には，短鎖脂肪酸や中鎖脂肪酸が含まれる.

① 主な糖質は，ラクトース（乳糖）であり，約 4.4 % 程度含まれる.

③ 牛乳のカルシウム含量は人乳よりも多い.

④ 牛乳中のカルシウムは，不溶性のほうが多い.

⑤ 加熱により変性するのはホエーたんぱく質である.

(2) ③

① 牛乳は，乳脂肪分が 3.0 % 以上のものをいう.

② LL（ロングライフミルク）牛乳は，超高温短時間滅菌法で製造される.

④ コーヒー牛乳は乳飲料に分類される．原料に乳製品以外のものが含まれると加工乳には分類されない.

⑤ ナチュラルチーズの製造では，カゼインが凝固する.

(3) ③：ラクトフェリンは，1 分子につき鉄 2 分子と結合するたんぱく質である.

① カゼインホスホペプチド（CPP）は，カゼインたんぱく質をペプシン消化したもので，カルシウムの吸収を促進する効果がある.

② 動物性食品にはコレステロールが含まれる.

④ 乳清（ホエー）たんぱく質が乳脂肪を巻き込んで膜を形成する．これをラムスデン現象という.

⑤ 牛乳にはラクトース（乳糖）が含まれる．乳糖不耐症は，ラクターゼの低下あるいは欠損によって起こる.

C. 卵　類

(1) ①：新鮮卵の pH は 7.5 〜 7.6 であるが，卵の鮮度が低下すると pH 9 以上となる．これは，卵から炭酸ガスが放出され，炭酸イオン（CO_3^{2-}）が減少するためである.

② 卵殻の主成分は，炭酸カルシウムである.

③ 卵白 100 g 当たりの脂質含量は，微量「tr」である.

④ 卵黄係数は卵黄の高さ/卵黄の直径で算出され，鮮度の低下により値が低下する.

⑤ 鶏卵はアミノ酸価 100 であり，制限アミノ酸はない.

(2) ②：卵黄のリン脂質はレシチンであり，卵黄の乳化性に寄与している.

① オボムコイドは熱や酵素の影響を受けにくく，ゆで加熱により凝固しない．そのため，卵のアレルギー原因たんぱく質の 1 つである.

③ オボアルブミンは，卵白の主要たんぱく質である.

④ ビタミン C は卵白にも卵黄にも含まれない.

⑤ 卵黄の色素の主成分は，エサとして摂取したとうもろこし由来のカロテノイド系色素（ルテインやゼアキサンチン）である.

(3) ⑤：卵白にはほとんど脂質は含まれない.

① 卵白に多いのはたんぱく質（卵白の約 10 %）で，鉄は含まれない.

② 卵白は約 88 % が水分であるのに対して，卵黄の水分含量は約 48 % である．したがって，卵白のほうが卵黄よりも水分含量は多い.

③ 卵の主要アレルゲン（オボアルブミン，オボムコイド，リゾチームなど）は，卵白たんぱく質であるので，卵白のほうがアレルギーを引き起こしやすい.

④ リゾチームは，卵白に含まれるたんぱく質である.

D. 魚介類

(1) ④

① 季節変動しやすいのは，水分と脂質である.

② 貝類の脂質含量は，魚類よりも少ない.

③ 魚類のたんぱく質の栄養価は，肉類と同等である.

⑤ 魚類のアミノ酸スコアはほとんどが 100 である.

(2) ③

① K 値は，ATP 関連化合物に対するイノシンとヒポキサンチンの割合である.

② いか類は AMP がうま味となる.

④ 海水魚の臭気成分は，トリメチルアミン（TMA）である.

⑤ 淡水魚のほうが，匂いが強い.

●第5章　油糧食品

(1)　③

① オリーブ油は，不乾性油である．乾性油は，リノール酸やリノレン酸などの不飽和脂肪酸の含量が多く，ひまわり油やサフラワー油などがこれに分類される．

② 動物性油脂のうち，うし，ぶたなどの陸上動物由来の油脂は飽和脂肪酸を多く含む．魚油には n-6 系不飽和脂肪酸が多く含まれる．

④ 硬化油は，不飽和脂肪酸に窒素ではなく水素を付加して作られる．水素の添加によって不飽和結合が消失し，融点が高くなって固体状になる．

⑤ 中鎖トリアシルグリセロールは，胃リパーゼによって分解されやすく，吸収率が高い．また，一般食用油脂に比べてエネルギー効率がよいので，経腸・非経腸流動食用に利用されている．

(2)　④

① しそ油（えごま油）の全脂質中，約 60 % が α-リノレン酸である．

② なたね油は，一価不飽和脂肪酸であるオレイン酸の含量が多い．

③ ごま油にはセサモールやセサミノール，米ぬか油（米油）にはオリザノールという抗酸化物質が含まれているので熱安定性が高い．

⑤ マーガリンは，油中水滴型のエマルションである．

●第6章　甘味料・調味料・香辛料・嗜好飲料

(1)　⑤

① ブドウ糖溶液は，低温になるほど，甘味度のより強い α 型の占める割合が多くなる．

② 異性化糖は，ブドウ糖にグルコースイソメラーゼを作用させて作られる．

③ エリスリトールは，発酵法によって作られる．

④ トレハロースは，ブドウ糖 2 分子が α, α-1,1 結合した二糖類（非還元性）である．

(2)　③

① 精製塩の塩化ナトリウム含量は 99.5 % 以上である．

② HAP は，動物性たんぱく質を原料とした天然調味料である．

④ ともに水中油滴型である．

⑤ グルタミン酸ナトリウム塩は水に容易に溶ける．

(3)　③

① ホットな辛味を持つのはカプサイシン，赤色を呈するのはカプサンチンである．

② 白からし中にはシナルビン，黒からし中にはシニグリンが含まれる．

④ カレー粉の黄色は，ターメリック中のクルクミンである．

⑤ 黒こしょうは，未熟な実を堆積して発酵させた後，乾燥させたものである．

(4)　③

① 茶葉をしおれさせた後，酸化酵素を十分に作用させたものは，紅茶である．

② ウーロン茶は，半発酵茶である．

④ 緑茶のうま味成分であるテアニンは，おおい茶に多く含まれる．

⑤ 抗酸化作用，抗がん作用，コレステロール低下作用などの生理作用を示すものは，カテキン類である．

● 第7章　微生物利用食品

(1)　①
② ビールは，麦芽中のデンプンを糖化した後に，酵母によるアルコール発酵を行って製造するので，単行複発酵酒である．
③ 清酒は，こめのデンプンの糖化と酵母によるアルコール発酵を同時に進行させて製造するので，並行複発酵酒である．
④ 蒸留酒は，醸造酒を蒸留して作るので，アルコール度数は醸造酒より高くなる．
⑤ ホワイトリカーは，甲種焼酎（新式焼酎）である．

(2)　②
② しょうゆの原料は，だいず，こむぎ，食塩である．
③ 食酢（醸造酢）は，酵母によるアルコール発酵によって生成したアルコールを，酢酸菌によって酢酸発酵させて製造される．
④ レンネットは，乳たんぱく質中のカゼインミセルに作用し，凝乳（カード）を作る．
⑤ みりんは，混成酒に分類される．

● 第8章　バイオ食品

(1)　⑤
① 初めて商業的栽培がされた遺伝子組換え作物はトマトである．
② 最も多く栽培されているのはだいずである．
③ 加工食品の原材料として海外から遺伝子組換え作物を輸入している．
④ 分別生産流通管理（IP ハンドリング）が行われている場合も 5 ％以下の意図せざる混入が認められている．

● 第9章　食品の生産・加工・流通

(1)　④
① 日本農林規格である．
② 2020 年 7 月より有機畜産物についても，JAS マークを付けることができるようになった．
③ 牛肉だけでなく，豚肉，農産物，養殖魚についても制定されている．
⑤ コーデックスは国際食品規格のことであり，国際標準化機構は ISO のことである．

(2)　①
② 義務表示成分は，熱量，たんぱく質，脂質，炭水化物，ナトリウム（食塩相当量）である．
③ だいずは表示が勧められている成分であるが，義務付けはされていない．
④ 用途名も表示しなければならない．
⑤ 50 音順ではなく，最も重量の多い順から表示する．

(3)　①
② ガラスは容器包装リサイクル法の対象になっている．
③ アルミニウムは光透過性がない．
④ プロピレンを原料として製造されるのは，ポリプロピレンである．
⑤ ポリスチレンは水蒸気を通す．

索引

食品学Ⅱ（改訂第4版）—食品の分類と利用法

2007年10月 5 日　　第 1 版第 1 刷発行	編集者 和泉秀彦，熊澤茂則
2011年11月25日　　第 2 版第 1 刷発行	発行者 小立健太
2017年 9 月15日　　第 3 版第 1 刷発行	発行所 株式会社 南 江 堂
2021年 8 月10日　　第 3 版第 4 刷発行	〶113-8410 東京都文京区本郷三丁目42番6号
2022年 2 月20日　　改訂第 4 版発行	☎(出版)03-3811-7236　　(営業)03-3811-7239

ホームページ https://www.nankodo.co.jp/
印刷・製本 壮光舎印刷
装丁 渡邊真介

Chemistry of Food Components
© Nankodo Co., Ltd., 2022

定価は表紙に表示してあります．
落丁・乱丁の場合はお取り替えいたします．
ご意見・お問い合わせはホームページまでお寄せください．

Printed and Bound in Japan
ISBN978-4-524-23007-5